보건교육학 2판

HEALTH EDUCATION

저자 소개

이계희 수성대학교

차남현 안동대학교

김정희 호산대학교

박민아 선린대학교

송명경 안동과학대학교

이호진 대구과학대학교

보건교육학 2판

HEALTH EDUCATION 2nd Edition

2012년 1월 11일 1판 1쇄 발행
2018년 1월 30일 2판 1쇄 발행
2020년 12월 30일 2판 3쇄 발행

지은이 | 이계희 외
펴낸이 | 김진환
펴낸곳 | 학지사메디컬 HAKJISA MEDICAL
04031 서울특별시 마포구 양화로 15길 20 마인드월드빌딩
대표전화_ 02-330-5188 팩스_ 02-326-0338
등 록 | 2010년 2월 8일 제313-2010-36호
메 일 | hakjisamd@hakjisamd.co.kr
홈페이지 | http://www.hakjisamd.co.kr

ISBN 978-89-6069-679-2 93510

가 격 | 25,000원

보건교육학 2판

HEALTH EDUCATION

이계희 · 차남현 · 김정희 · 박민아 · 송명경 · 이호진 공저

HEALTH
EDUCATION

학지사메디컬
HAKJISA MEDICAL

머리말

최근 보건의료 환경의 변화에 따라 국민건강에 대한 관심과 사회적 책임에 대한 요구가 증대되고 있으며, 건강한 생활습관 실천이 국민건강 확보전략의 핵심이 되고 있다. 현대의 지역사회 보건사업은 질병예방에 국한된 보건사업이 아닌, 생활양식이나 환경의 적극적인 개선과 관련된 건강증진사업으로의 전환이 필요하며, 국민의 건강 잠재력을 향상시킬 수 있는 영양, 운동, 금연, 절주, 스트레스 관리, 건강 위험요인의 통제, 환경개선 등으로 접근방식의 변화가 요구되고 있다. 건강증진을 위한 개인의 노력뿐만 아니라 개인과 정부, 사회 전체의 적극적인 노력으로 건강한 환경이 조성되어야 하는 포괄적 건강증진 시대로 진입하면서 국민건강권 확보를 위해서는 보건교육이 중심적 역할을 수행해야 한다.

이 책은 지역사회 주민의 건강증진과 삶의 질 향상을 위해 개인과 지역사회의 건강생활 실천 능력을 배양하고 환경 조성에 필요한 전문지식과 기술을 습득하며 보건교육과 건강증진의 기본개념 및 원리를 학습하도록 구성하였다.

제1장은 건강증진 이해편으로, 건강 및 건강증진 개념의 시대적 변화를 살펴보고, 21세기 건강증진 전략을 제시하였다. 또한 Tannahill과 Pender의 건강증진모형의 개념구성과 적용 사례를 소개하고 국내 · 외 건강증진사업의 특성, 건강증진 프로그램 및 제도화에 대해 기술하였다.

제2장은 보건교육 이해편으로, 보건교육의 정의를 설명하고, 생활양식 및 건강행동을 변화시켜야 하는 보건교육의 중요성을 이해하며, 보건교육의 목적과 목표를 구체화하였다. 또한 보건교육의 내용과 범위를 파악하고 건강증진과 보건교육의 관계를 규명하며 보건교육의 변천과정 및 우리나라 보건교육사 제도와 역할에 대해 기술하였다.

제3장은 보건교육 관련 이론편으로, 행동주의, 인지주의 및 인본주의에 근거한 학습이론을 살펴보았다. 개인 수준, 개인 간 수준, 조직 및 지역사회 수준의 보건교육 관련 행위이론과 모형을 소개하고, 적용사례를 제시하였다.

제4장은 보건교육 실행편으로, 보건교육 사정으로 학습자의 건강요구를 사정하고 우선순위를 설정할 수 있는 기초 지식과 기술을 연마할 수 있도록 구성하였다. 또한 보건교육 계획 및 방법과 매체 활용 전략 기법, 보건교육의 평가방법을 설명하였다.

제5장은 보건교육 적용편으로, 지역사회, 학교, 산업장 및 보건의료기관에 따른 보건교육의 필요성, 기본방향 및 수행전략을 다루었으며, 보건교육 계획안 예제를 제시하였다.

머리말

이 책을 통하여 건강결정요인으로 건강 관련 행동의 중요성을 이해하며, 건강 관련 행동의 특성을 결정하는 다양한 사회 · 심리적 요인을 파악하여 행동의 선택, 변화, 지속을 유도하는 보건교육의 기본원리를 습득할 수 있을 것이다. 또한 보건교육 프로그램의 개발과 수행, 평가단계를 이해하며, 각 단계에 필수적인 기초 지식과 기술을 학습하고 보건교육의 목적과 상황에 적절한 교육방법과 매체를 선택하여 생활터와 대상별로 차별화된 보건교육의 적용 원리와 지향점을 습득할 수 있을 것이다. 따라서 이 책을 공부한 학생들은 보건교육 실무자로서의 역할과 책임을 이해하고, 이러한 역할 수행을 위한 핵심 역량을 쌓아 보건교육 분야 발전에 주도적 역할을 할 수 있는 태도를 형성할 것이다.

이 책이 출간되기까지 정성을 다해 지원해 주신 정담미디어 사장님과 임직원 여러분께 진심으로 감사의 마음을 전한다.

2018년 1월

저자 일동

차례

CHAPTER

01

건강증진의 이해

학습목표

- 건강의 정의 및 개념을 설명할 수 있다.
- 건강의 결정요인에 대하여 설명할 수 있다.
- 건강행동에 대하여 설명할 수 있다.
- 건강증진의 정의 및 개념을 설명할 수 있다.
- 건강증진모형의 유형을 설명하고 실무에 적용할 수 있다.
- 건강증진의 발전과정을 설명할 수 있다.
- 건강증진의 원칙과 전략을 설명할 수 있다.
- 국내 · 외 건강증진사업을 설명할 수 있다.
- 건강도시에 대하여 설명할 수 있다.

1절 건강의 이해

건강이란 단순히 질병이 없는 상태를 의미하는 것이 아니라 총체적 완전성을 향해 가는 과정이라고 할 수 있다. 이는 신체적 · 정신적 · 사회적 · 영적인 인간유기체가 가족, 지역사회 공동체 속에서 조화를 이루면서 안녕상태를 유지하며 살아가는 것을 의미한다.

개인과 가족의 건강문제는 지역사회, 국가의 건강문제와 얽혀 있다. 최근 개인의 건강뿐만 아니라 가족과 지역사회의 건강이 전 세계 인류의 건강을 증진시키는 데 중요한 역할을 한다는 인식이 증대되어 가고 있는 추세이다.

과거의 건강의 개념이 대체로 정적인 상태를 의미하는데 비해 오늘날의 건강은 역동적이고 보다 적극적인 건강(positive health)을 주창하고 있다.

따라서 건강은 다각적 측면을 고려한 다차원적인 접근이 요구되며, 보다 적극적이고 주체적이며 능동적인 활동을 통해 건강을 부단히 창출하고 개발해 나가야 한다.

1. 건강의 정의

1) WHO의 건강개념

오늘날 건강을 논할 때 가장 일반적이며 대중적인 정의는 1948년 세계보건기구 헌장에서 '건강이란 다만 질병이 없거나 허약하지 않다는 것만을 말하는 것이 아니다. 이는 신체적 · 정신적 및 사회적으로 완전히 안녕한 상태에 놓여 있는 것이다.' 라고 정의한 것이다.

지난날에는 건강이란 질병이 없고 허약하지 않은 상태라고 흔히 생각하였다. 그러나 이제는 건강을 논할 때 신체적인 면뿐만 아니라 정신적인 면까지도 생각해야 하며, '건전한 정신은 건전한 신체에 수반된다'는 격언과 같이 정신과 신체는 분리해서 생각할 수 없으며, 또한 건강한 인간은 사회에서 사회적 역할을 다하면서 생활하는 것인 만큼 생활 개념으로서의 건강현상을 중시함으로써 건강의 사회적인 측면이 강조되고 있다. WHO의 건강 정의에서 사회적인 안녕이란 사회에서 그 사람 나름대로의 역할을 충분히 수행하는, 사회생활을 영위할 수 있는 상태로 사회 속에서 자신에게 부과된 사회적 기능을 다한다는 뜻이다. 사회가 복잡해질수록 개인에게 기대되는 역할도 복잡해지게 되는데 자신의 복잡한 사회적 관계에 대해서 무리 없이 적응해 나갈 수 있는 상태를 사회적 안녕이라 할 수 있다.

WHO는 다시 1957년에 건강에 대한 실용적인 정의를 내렸는데, 유전적으로나 환경적으로 주어진 조건하에서 적절한 생체 기능을 나타내고 있는 상태라고 하였다. 구체적으로 말하면 연령, 성, 지역 등 기본적인 특성에 따라 정해진 기준 가치의 정상 범위 내에서 정상적으로 기능을 영위하고 있는 사람을 건강하다고 보았다. 1974년 WHO는 건강에 대한 정의를 총체성(wholeness)과 건강의 긍정적인 질적 측면에서 강조하였다. WHO가 내린 건강의 정의는 개인을 부분의 합으로 보기보다는 전체로서의 인간으로 보았다는 점, 환경이라는 맥락 내에 건강을 놓았다는 점, 건강을 생산적이고 창조적인 삶과 연결시켰다는 점에서 매우 혁신적인 것이었다. 그러나 WHO의 건강에 대한 정의는 규범적인 상태로서, 성취하기 어려운 이상적인 목표로서 기술되었다는 점, 애매한 건강개념이 똑같이 애매한 안녕이라는 개념으로 대치된 점, '완전한 안녕' 측정이 어렵다는 점과 건강이 '정지된 어떤 상태'가 아니라 역할 이행의 만족과 같은 목표를 달성하는 과업 또는 수단이라는 점 때문에 비판을 받기도 하였다.

총체적 · 전인적 건강 개념이 대두되면서 영적 측면의 건강 개념이 추가되어야 한다는 보건의료계의 자성이 높아짐에 따라, 1998년 5월 WHO 총회에서는 그동안의 영적 안녕 개념의 도입에 대한 많은 주장들의 타당성을 받아들여 기존의 건강의 정의에 영적인 부분을 삽입하여 '건강은 단순히 질병이 없거나 허약하지 않은 상태만을 의미하는 것이 아니라 신체적 · 정신적 · 사회적, 그리고 영적 안녕이 완전한 역동적 상태를 말한다.'라고 제안하였다.

피쉬와 셸리(Fish & Shelly, 1983)는 인간의 영적 안녕에 대해서 '개인의 신앙 유무와는 상관없이 인간의 궁극적 관심사가 되는 것으로서 인간에게는 자기 삶의 의미와 목적을 발견하고, 타인과 절대자와의 관계에서 사랑과 관심을 주고받으며, 자신과 타인을 용서하고 용서를 받고자 하는 영적 기본 욕구가 있다.' 고 설명하였다. 이는 곧 절대자와의 개인적이고 역동적인관계 속에서 이러한 영적 욕구가 충족될 수 있고, 이러한 영적 기본 욕구들이 충족될 때 개인의 안녕감과 온전함을 성취할 수 있게 되고, 이 3가지 중 어느 한 가지라도 상실하거나 부족할 때는 영적 지지를 필요로 하게 된다고 하였다.

2) 영역별 건강의 정의

건강의 의미와 개념을 신체적 · 정신적 · 사회적 · 영적 · 지적 · 지구 환경적 영역으로 분류하여 정의해 볼 수 있다.

(1) 신체적 개념의 건강

신체의 건강은 신체의 모든 기관이 완전하게 기능을 하여 다른 기관과 조화를 이룬 상태이다. 또한 체온, 맥박, 호흡, 혈압 등의 모든 생리적 측정치가 정상범위이며 물질대사가 원만하게 이루어지는 상태를 말한다. 즉 저항력(the force of resistance), 생명력(vitality), 파괴력(the force of destruction) 사이의 균형이 유지된 상태(equilibrium or homeostasis)를 말한다.

인간은 자기의 몸을 잘 관리하고 건강증진 전략을 배워 실천해야 하고, 암 등의 질병예방 및 관리방법을 배워야 하며 술, 담배, 약물 등 인체에 해로운 물질로부터 보호받는 법을 터득해야 한다. 자기의 몸을 적절히 관리하였을 때, 몸은 고통에서 해방되고 생명력이 넘치며, 효과적으로 기능할 수 있게 된다. 그러나 몸 관리를 소홀히 하면 정신적 · 사회적 · 영적 건강에도 좋지 못한 충격을 주게 되어 자기 몸을 잘 관리하고자 하는 의욕이 상실되고 지속적인 건강 실천을 위한 힘을 잃게 된다.

(2) 정신적 개념의 건강

정신적 건강이란 평온의 상태를 말하는데, 이는 환경의 변화에도 불구하고 늘 평정을 유지하는 상태이다. 이렇게 되려면 마음에 분노, 원한, 증오, 질투, 적개심, 시기, 자책, 절망, 우울 등이 없어야 한다. 정신건강은 변화하는 환경에 효율적으로 적응하고 원만한 인간관계를 유지하는 것으로 어느 정도의 스트레스나 정신적인 고통은 감수해 나갈 수 있는 상태를 말한다. 웹스터 사전에는 '질병이란 평안함이 결여되어 있는 상태 또는 몸의 건강이 장애를 받고 있는 상태'로 정의되어 있다. 이 중 평안함이 결여되어 있는 상태가 정신적인 질병상태이며, 감정을 적절하게 조절하지 못하고 우월감이나 열등감에 사로잡히는 상태를 말한다.

자기 몸을 잘 돌보는 것은 정신적 건강을 증진시키는 데 도움이 되며 마음을 어떻게 쓰느냐에 따라서 자기 몸의 건강을 유지 · 증진시키는 데 도움이 될 수도 있고, 자기를 병들게 할 수도 있다. 만성적인 무력감과 절망감에 젖어 있으면 몸은 갖가지 질병에 걸리기 쉬우며 만일 희망에 차 있다면 더 빨리 치유될 수 있고 몸은 더 건강한 상태로 살아갈 수가 있다.

(3) 사회적 개념의 건강

사회적 건강은 본질적으로 인간과 인간 사이의 관계 문제이며 사회적인 문제이다. 개인과 가족의 건강문제는 지역사회, 국가, 나아가서 우리가 사는 지구의 건강문제와 얽혀 있다. 사람을 사랑하고 좋은 관계를 맺지 아니하면 매 순간 부딪히는 인간관계 속에서 스트레스가 증가하여 질병 발생의 가능성이 높아진다. 누구를 미워하고 시기하면 그 사람이 평생 자기를 지배하며 끌고 다니게 된다. 건강을 향상시키고 잘못된 인간관계를 치유하기 위해서는 사랑을 키워 주는 전략을 배우고 효과적인 의사소통 및 갈등해소 기법을 적용하는 것이 바람직하다.

사회적 건강은 타인과 원만하게 어울리며, 환경이나 상황에 적응하는 능력을 말하며, 사회적 건강 수준이 높은 사람은 타인과의 사회적 관계를 이해하며, 타인에 대한 책임감도 갖고 있다. 사회적 건강 수준은 지지집단, 지도력, 문화에 대한 이해, 집단 여가활동과 스포츠 등에 의해 높아질 수 있다. 사회적 지지란 오타와 헌장에서 제안하는 건강에 지지적인 환경조성을 의미하므로, 이는 곧 사회가 건강에 대해 책무를 지니고 있음을 뜻한다.

(4) 영적 개념의 건강

영적 건강은 물론 나아가 신체적 · 정신적 · 사회적 건강을 이루기 위해서는 우리의 기본적인 영적 건강에 필요한 것들을 건전하고 성장 지향적인 방법으로 충족시킬 수 있어야 한다. 피쉬와 셸리(Fish & Shelly, 1978)는 인간의 영적 건강은 개인의 신앙 유무와는 상관없이 인간의 궁극적 관심사가 되는 것이라고 하였다. 또한 인간에게는 자기 삶의 의미와 목적을 발견하고(의미와 목적의 욕구), 타인 또는 신과의 관계에서 사랑과 관심을 주고받으며(사랑과 관심의 욕구), 용서하고

용서를 받고자 하는(용서의 욕구) 영적 기본욕구가 있다고 하였다. 이러한 영적 욕구들이 충족될 때 영적 건강이 성취되며 이 3가지 영적 욕구영적 욕구 중 어느 한 가지라도 상실하거나 부족할 때는 영적 지지가 필요하게 된다고 하였다.

그런데 인간의 영적 요구는 새로운 상황이나 문제에 부딪칠 때 더욱 혼란이 오고 대내외적으로 불균형과 부조화로 인해 인간의 전체적인 평형을 잃게 되므로 영적 욕구는 더욱 커지게 된다. 따라서 질병이나 생의 위기 상황에 처해 있는 사람들은 그 어느 때보다 더 영적 욕구가 높은 상황에 처하게 되며, 영적 욕구가 충족되지 않을 때 영적 측면의 전인건강에 문제가 발생하게 된다.

(5) 지적 개념의 건강

지적 건강은 일, 학교, 지역사회서비스, 취미, 교양추구 등을 통해 얻는 생의 성취와 관련되는 능력이다. 지적 건강 수준은 교육과 건강한 생활습관, 실직과 질병, 사회경제적 상태와 의료 이용, 자존심, 자신감과 건강실천 사이의 관계를 통해서 전반적으로 영향을 받는다.

사람의 본성인 호기심도 지적 건강의 한 예로 자신이 가진 잠재력을 개발하고 발휘하여 지적 성취를 이루고자 한다. 다양한 평생교육제도, 즉 문화센터, 학점은행제, 독학사 학위제, 원격교육, 온라인 교육 등이 활성화되고 있는 것도 이와 같은 지적 건강에 대한 욕구를 충족시키고자 하는 일련의 사회적 변화라 할 수 있다.

(6) 지구 환경적 개념의 건강

우리가 살고 있는 지구는 대기오염으로 인해 오존층이 파괴되고, 온실효과로 인해 기후가 상승되며, 빙하가 녹아 해수면이 높아지고 있다. 미숙한 산림 관리와 산성비로 인해 산림이 훼손되고 있으며 수질오염으로 어패류가 위기에 처해 있고, 무리한 간척사업으로 지표 열이 조절되지 못하는 등 하나밖에 없는 지구는 총체적 질병의 위기에 처해 있다.

이러한 상호 의존적인 세계에서 자신이라는 테두리를 넘어서서 손상된 지구환경을 치유하는 방향으로 자기의 시간과 정열을 투자한다는 것은 자기 유익을 위한 사려 깊은 행동이라 할 수 있다. 자연이 병들면 인간도 병들어 살 수 없게 된다. 그러므로 우리는 환경오염의 피해자인 동시에 가해자로서 지구 살리기 운동에 적극적으로 동참해야만 손상된 지구가 회복될 것이며, 우리의 건강 또한 보장받게 될 것이다.

2. 건강결정요인

1) 건강결정요인의 의미와 특성

건강의 결정요인이란 어떤 특정한 인구집단이나 개인의 건강의 수준을 높이거나 낮추는 요인들을 총칭한 것이다. 건강의 결정요인들은 다음과 같은 몇 가지 특성을 가지고 있다.

① 건강의 결정요소들은 각각 건강에 긍정적 효과나 혹은 부정적 효과를 미친다.

② 대부분의 요소들은 그 연관되는 효과가 "전적으로 있거나 전혀 없는 것(all or nothing)"이 아니라 폭로되는 시간의 흐름에 따라 그 효과가 점진적으로 증가 혹은 감소한다.

③ 이들 요소들은 질병을 발현시키는 "상대적 위험(relative risk)"과 "절대적 위험(absolute risk)"을 나타내는 정도에 따라 양상을 달리할 수 있다. 즉 상대적 위험을 대표하는 요소들은 질병을 발현시키는 위험요인에 폭로된 사람들의 비율과 연관이 있어서 이 같은 위험요인의 유병률(prevalence)은 적을 수 있고, 질병을 발현시키는 사람의 절대 수도 적을 수 있다. 절대적 위험을 대표하는 위험요인들은 위험요인에 폭로된 사람들의 비율과 연관이 있어서 결정요소들의 변화의 수준이 비록 낮을지라도 질병을 발생시키는 사람들의 절대수의 변화는 클 수가 있다.

④ 건강의 결정요소들은 만성퇴행성질병과 그 합병증의 지속과 예후에도 영향을 미칠 수 있다.

⑤ 이들 요소들은 개인의 사회 활동과 참여하는 방법에도 영향을 미칠 수 있다.

2) 세계보건기구의 건강의 결정요인

개인과 지역사회의 건강은 여러 가지 요인들이 조합되어 동시에 영향을 받는다. 어떤 인구집단이 건강한가 혹은 건강하지 않은가는 그 인구집단이 처하고 있는 주위의 사정과 환경에 의해 상당히 결정된다. 거주하는 장소, 환경의 객관적 상태, 유전적 특질, 수입의 수준과 교육의 수준, 그리고 이웃이나 가족과의 관계 등 여러 요인들이 복합적으로 건강에 큰 영향을 미친다. 반면에 보건의료서비스에 대한 접근이나 서비스의 이용 등과 같은 요인들은 일반적으로 생각해온 정도보다는 그 영향이 의외로 낮다. 구체적인 건강결정요인은 다음과 같다.

(1) 대 요소

세계보건기구(2010)는 건강의 결정요소들을 크게 보아 사회 경제적 환경, 물리적 환경, 사람의 개인적 특성과 행동의 세 가지로 제시하고 있다.

(2) 세부 요소

- **수입과 사회적 신분:** 높은 수입의 수준과 높은 사회적 신분은 좋은 건강과 연계되어 있다. 부유층과 빈곤층 간에 격차가 클수록 건강의 차이가 그만큼 크다.
- **교육:** 낮은 교육 수준은 나쁜 건강상태, 더 많은 스트레스, 자신감의 부족과 연계되어 있다.
- **물리적 환경:** 안전한 물, 깨끗한 공기, 건강에 이로운 작업장, 안전한 가옥, 안전한 지역사회, 그리고 안전한 도로 등은 모두 좋은 건강에 기여한다.
- **고용과 작업조건:** 작업이 있는 사람은 없는 사람에 비하여 더 건강하고, 자신의 작업조건을 보다 더 많이 통제할 수 있는 사람들은 특히 더 건강하다.
- **사회적지지망:** 가족들, 친구들, 그리고 지역사회 등으로부터 지지를 더 많이 받는 것도 좋은 건강과 연계되어 있다.
- **문화:** 가족들과 지역사회의 관습과 전통, 그리고 신념들도 건강에 영향을 미친다.
- **유전적 특질:** 유전형질은 수명, 건강상태, 특정한 질환의 발현 가능성을 결정하는 데 일정한 몫을 한다.

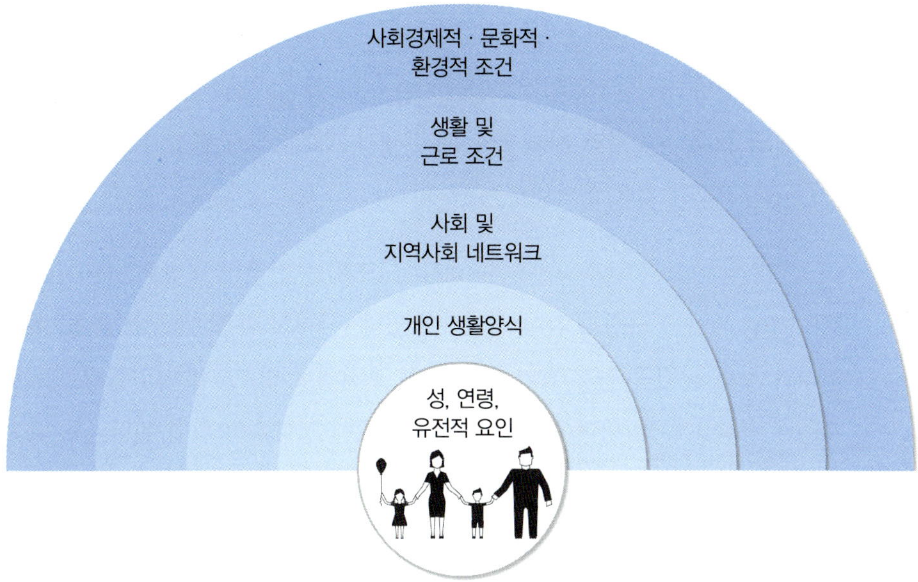

그림 1-1 달그렌과 화이트헤드의 건강결정요인

출처: Dahlgren G and Whitehead M.(1991). Policies and Strategies to promote Social Equity in Health, Institute of Future Studies, Stockholm

- **개인의 행동과 대처 수기:** 균형 잡힌 식사, 계속되는 활동, 흡연, 음주, 스트레스와 도전을 다루는 방법 등도 건강에 영향을 미친다.
- **건강서비스:** 질병을 예방하고 치료하는 서비스에 대한 접근과 이용 역시 건강에 영향을 미친다.
- **성(性):** 사람은 성에 따라 즉 남성인가 혹은 여성인가에 따라 각각 상이한 질병으로 고통을 당한다.

달그렌과 화이트헤드(1991)는 건강결정요인을 5개 군으로 분류하였다(그림 1-1). 첫째 성(sex), 연령(age) 및 유전적 요인(hereditary factor)으로, 개인이 가지는 고정된 유전자를 중심으로 그 주변에 변화될 수 있는 다양한 영향 요인이 있다. 둘째 개인의 생활양식 요인(individual lifestyle factor)으로 건강을 증진시키거나 손상시킬 수 있는 개인적 행태와 살아가는 방식, 셋째 사회및 지역사회 네트워크(social and community networks)이며, 넷째 생활 및 근로 조건(living and working condition), 다섯째 일반적인 사회 · 경제적, 문화적, 환경적 조건(general socio-economic, cultural and environmental conditions) 등을 포함한다. 이는 건강결정요인에 대한 다양한 접근을 의미하며 건강은 보건 분야만의 노력이 아니라 사회 모든 분야에서 파트너십을 형성하는 통합적인 접근이 필요하다는 것을 나타낸다.

에반스와 스토다트(Evans & Stoddart, 1990)는 건강의 결정요인에 대한 개념적 구조를 다음의 그림과 같이 제시하고 있다. 사회적 환경, 물리적 환경, 유전적 환경은 사회 전체의 건강과 기능, 건강과 보건의료 및 그 사회의 질병이나 사고 수준에 영향을 주게 되며 이것은 개인의 행태에 영향을 미치게 된다. 즉, 개인의 행태와 사회적 환경, 물리적 환경 및 유전적 환경(생물학적 특성)이 복합적으로 영향을 주어 궁극적인 건강 수준을 결정하게 된다(그림 1-2).

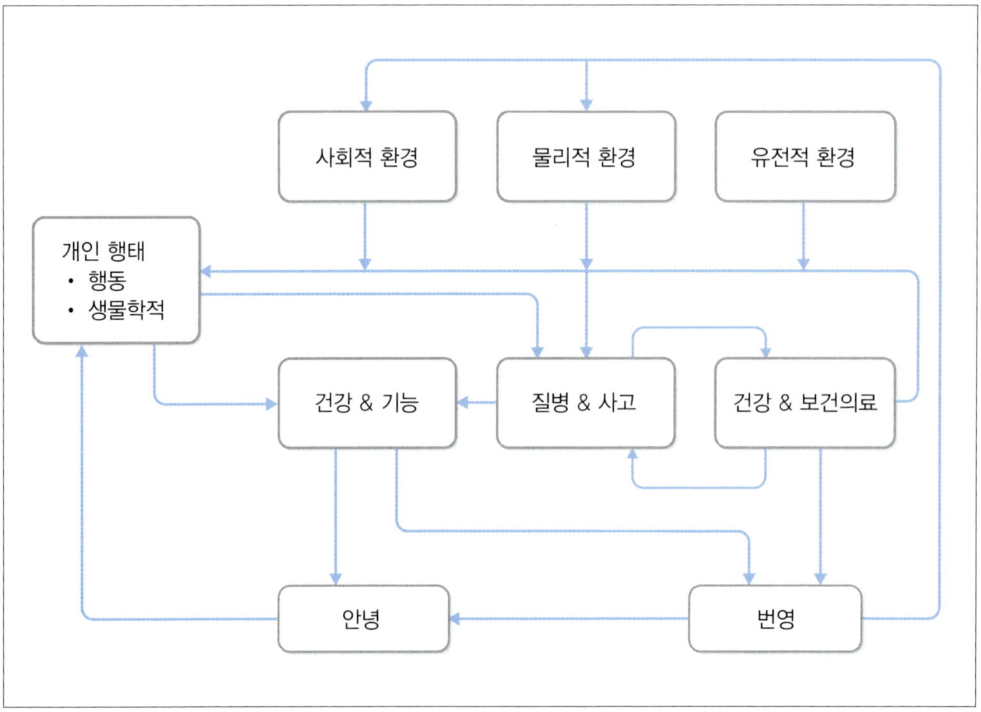

그림 1-2 에반스와 스토다트의 건강결정요인 모형

출처: Alberta, Health Service(2011)

유전적 환경은 환경이나 개인의 행태와는 달리 개인의 노력으로 변화시킬 수 없다. 전혀 과식을 하지 않고 운동도 열심히 하는 사람도 양쪽 부모가 모두 당뇨병인 경우 유전적 요인에 의해 당뇨병에 걸릴 수 있다. 그러나 이 경우에도 그렇지 않은 사람보다 훨씬 더 많은 노력을 기울여 위험요인을 줄이고 건강 행위를 실천함으로써 건강 수준을 유지할 수 있다.

물리적 환경이나 사회적 환경 역시 건강의 결정인자로서 중요한 역할을 한다. 물, 공기, 날씨, 거주지 등의 생활환경이 건강과 직접적인 연관성을 가지고 있으며, 최근에는 거주 공간의 소음, 채광 등으로 인한 정신적인 건강을 해치는 일도 자주 발생하고 있다. 현대 사회에는 교육제도나 실업, 사회적 관계망 등의 사회적 환경으로 인한 건강 문제의 발생 또한 적지 않다.

표 1-1 빌리(Birley, 2011)의 건강결정요인

구분	특정 건강결정요인	
	세부 분류	사례
개인/가족	생물적	유전, 연령, 특수한 감각, 성, 면역, 영양상태 등
	행동/생활양식	위험인식, 행동, 직업, 교육 등
	정신건강	자아존중감, 주관적 규범, 정신 질환 등
	가족 환경	가난, 권한, 가족 구조
환경	물리적	대기, 수질, 토질, 환경변화, 소음, 기반시설, 해충, 주거 공간, 에너지, 토지사용, 오염, 농작물, 음식, 교통, 녹지, 기후 등
	사회적	지역사회구조, 가족구조, 문화, 범죄, 차별, 사회적 응집성, 성별 등
	경제적/재정적	실업률, 투자율, 금리, 인플레이션 비율, 환경 통제의 비용 등
제도	보건의료제도	일차의료, 병원서비스, 접근성, 약품의 이용 가능성, 의료의 질 등
	기타제도	화재 예방, 구급차, 민간단체, 시민단체, 복지서비스, 응급서비스, 교통량규제, 범죄에 대한 두려움 감소 등
	정책	규제관련 법제도(금연구역, 금연빌딩, 학교주변 식품안전구역 등), 주택 공급, 쓰레기 처리, 교육, 지역사회 동기부여

출처: Matin Birley(2011). Health Impact Assessment: principles and practice, Earthscan, New York, USA

개인의 건강 행위는 건강에 가장 많은 영향을 주는 요인으로 흡연, 음주, 과식, 운동 부족 등 선진국에서 건강 문제가 되고 있는 개인의 생활습관은 만성 질환의 유병률을 심각하게 높일 정도로 건강의 중요한 결정요인이 된다.

빌리(Birley, 2011)는 건강결정요인을 개인 및 가족요인, 환경적 요인, 제도적 요인으로 구분하였다(표 1-1).

3. 건강행동

1) 건강행동의 정의

건강행동이란 건강을 유지하고 증진하는데 영향을 미치는 행동이나 습관을 말한다. 건강행동은 질병예방 및 건강보호행동, 질병행동, 환자역할행동 등으로 나눌 수 있다.

① 질병예방 및 건강보호행동 Preventive and protective behavior

자신이 건강하고 아무런 질병의 증후가 없다고 믿는 사람들이 보이는 행동이다. 하루 7~8시간의 수면, 규칙적인 식사습관, 적정 체중유지, 여가활동, 절주, 금연 등과 같은 행위들은 연구결과 질병을 예방하고 건강을 보호하는데 효과가 있는 것으로 밝혀져 있다.

브레슬로(Breslow)의 연구에 의하면 'Alameda 7'이라고 불리는 다음 7가지 건강행동이 수명연장과 관련이 있다고 알려졌다(표 1-2).

② 질병행동 Illness behavior

질병의 증후가 있다고 믿는 사람들의 감정에 의해 유발되는 행동이다. 전형적인 질병행동으로는 증상에 대한 불만 토로, 친구, 친지, 친척들에게 도움을 청하거나 조언을 구함, 의사를 만나기 위해 일정을 잡는 것 등이다.

③ 환자역할행동 Sick-role behavior

스스로 또는 남들이 아프다고 진단한 사람들이 보이는 행동이다. 예를 들면 의료인에게 치료를 받음, 처방대로 약을 복용, 회복을 위하여 휴식을 취하는 것 등이다.

표 1-2 'Alameda 7'의 7가지 건강행위

구분	건강행위
1	하루에 7~8시간의 수면을 취한다.
2	아침 식사를 한다.
3	간식을 하지 않는다.
4	적절한 체중을 유지한다.
5	규칙적으로 운동을 한다.
6	술을 적당히 마시거나 마시지 않는다.
7	담배를 피우지 않는다.

표 1-3 건강행동의 구분

질병예방 및 건강보호행동	질병행동	환자역할행동
• 적절한 수면 • 규칙적인 식습관 • 적정체중 유지 • 여가활동 • 절주 • 금연	• 증상에 대한 불만 토로 • 친구, 친지, 친척들에게 도움을 청하거나 조언을 구함 • 의사를 만나기 위해 일정을 잡음	• 의료인에게 치료 받음 • 처방대로 약 복용 • 건강회복을 위한 휴식

2) 건강행동 영향 요인

① 지식

자신의 행동이 건강에 해롭다는 것을 인식하지 못한다면 그 행동을 변화시킬 가능성이 낮기 때문에 건강에 관련된 지식은 건강행동에 영향을 미치는 주요한 요인 중의 하나이다.

② 신념과 태도

신념이 행위에 어떻게 영향을 미치는지를 설명하는 건강신념모델(health belief model)에 의하면 행동의 변화를 가져오기 위해서는

첫째, 자신의 어떤 행동이 질병이나 위험을 발생시킬 수 있다고 믿는 것

둘째, 그 행동을 변화시키지 않는다면 결과가 심각해질 수도 있다고 믿는 것

셋째, 행동를 변화시킴으로써 혜택을 보게 될 것이라고 믿는 것 등과 같은 신념에 대한 지지가 있어야 한다.

③ 행동 의도

인간의 행동은 그 행동을 수행하고자 하는 의도에 의하여 결정되고, 그 의도는 그 행동에 대해 개인이 가지는 태도와 주관적 규범에 의하여 결정된다.

④ 환경과 상황

환경은 개인의 행동에 영향을 미칠 수 있는 물리적 · 사회적 요소이다. 상황은 개인이 지각한 환경으로 개인의 사고와 행동을 유발한다. 그리고 개인이나 집단의 행동에 영향을 주는 요인을 소인성(성향)요인, 촉진(가능)요인, 강화요인으로 분류할 수 있다.

- **소인성요인:** 행동를 초래하거나 행동의 근거가 되는 요인이다. 이는 인지, 지식, 태도, 신념, 가치, 의도, 자기효능 등이 있다. 이외에도 인구학적 요인으로 성, 연령, 사회경제적 상태 등을 들 수 있다.
- **촉진요인:** 행동이 실제로 나타나도록 하는 행동이전의 요인이다. 지역사회의 보건의료나 지역사회의 자원에 대한 이용가능성, 접근성, 시간적 여유 등이 촉진요인에 해당된다.
- **강화요인:** 행동이 계속되거나 반복되도록 보상을 제공하는 행동과 관련된 요인이다. 즉 강화요인은 사회적 지지, 동료영향, 의료제공자에 의한 충고나 피드백을 말한다. 또한 행동을 함으로써 신체적으로 얻는 결과를 포함한다. 부정적 강화는 잘못된 행동에 대한 대체보상이다.

2절 건강증진의 개념

의학은 건강회복과 불구의 최소화에 목적을 두고 질병의 진료를 중요하게 다루어 온 반면, 상대적으로 건강증진, 질병예방, 건강회복은 등한시해 왔다. 그러나 20세기에 들어와 경제성장, 교육수준의 향상, 과학의 발달 등에 힘입어 위생개념이 우리의 일상생활에서 보편화되고 영양상태가 극적으로 향상됨에 따라 대부분의 감염병이 잘 관리되어 평균수명이 최근 30~40년이나 증가하였다. 이러한 건강과 질병의 변화로 의료분야 또한 급격한 변화가 일어나게 되었고, 그중에서 새롭게 부상하는 분야가 건강증진이며, 앞으로 큰 영역을 차지하게 될 것이다.

건강하게 오래 사는 사람들의 수가 많아짐에 따라 현재의 건강을 더 오래 유지하고 지금보다 더 건강해지려는 욕구가 그 어느 때보다 급속하게 커졌으며, 이에 따라 건강유지와 건강증진의 수요가 크게 증대하고 있다.

1. 건강증진의 정의

건강증진에 대한 여러 정의가 있으나, 세계보건기구(WHO)는 건강증진에 관한 제1차 국제회의에서 채택한 오타와 헌장(1986)에서 '건강증진이란 사람들이 자신의 건강에 대한 관리능력 또는 통제력을 높이고 건강수준을 향상시킬 수 있도록 하는 과정(Health promotion is the process of enabling people to increase control over, and to improve, their health)이다'라고 정의하였다. 즉, WHO에서 말하는 건강증진은 건강증진을 위한 모든 노력 및 접근에서 건강문제를 위한 방법론의 변화가 핵심이다. 과거 보건의료사업에서 개인 및 지역사회가 소극적인 자세로 자신들의 건강을 보건의료분야 또는 해당 전문직에게 의존했던 것과는 달리 대상집단이 사업주체로서 적극적으로 참여하고 건강문제 해결능력 함양의 중요성을 강조한 것이다. 타의가 아닌 스스로 건강을 관리할 수 있는 능력을 배양하는 것으로 건강관리를 위한 사고관(패러다임)으로 볼 수도 있다.

따라서 개인 또는 주민이 건강문제의 결정권자가 되어야 하며 이를 위해서는 건강에 대한 관심과 건강관리를 위한 기본 능력을 높여야 할 것이다.

1980년 미국 정부는 "Healthy People 2000"에 발맞춰 건강을 개선하거나 보호하는 행동적 · 환경적 적응을 촉진할 수 있도록 설계된 조직적 · 정책적 · 경제적 조치들과 보건교육의 조합으로 정의하였다. Green 등(1984)은 "건강증진은 건강에 이로운 행태와 생활여건 및 주위환경 조성을 위해서 건강교육 등 교육적 접근뿐만 아니라, 사회적 · 경제적 · 조직적 접근 등 다차원적인 접근을 같이하며 다소 강제성을 띠는 정책적 · 법적 및 규제적 접근도 포함한다(그림 1-3)" 라고 하였다.

WHO 유럽지부에서는 건강증진을 "개인이나 지역사회가 건강 결정인자들에 대한 통제를 증가시킬 수 있도록 함으로써 스스로 건강을 향상시키는 과정"이라고 하였고, WHO working group(1984)은 "개인적인 선택과 사회적 책임감의 종합적 노력에 의해 학습자들로 하여금 그들의 건강을 개선시키려는 노력"이라고 하였다.

한국의 김모임, 조원정 등(1996)은 건강증진을 "개인의 생활방식 또는 생활환경의 변화를 통하여 건강의 수준을 안녕수준, 자아실현 그리고 삶의 만족감을 유지하거나 높이기 위한 방향으로 취해지는 활동"이라고 정의하였고, 김화중, 윤순녕(1998)은 "건강증진은 사람들의 건강을 개선시키고 조정능력이 증가되도록 이끌어

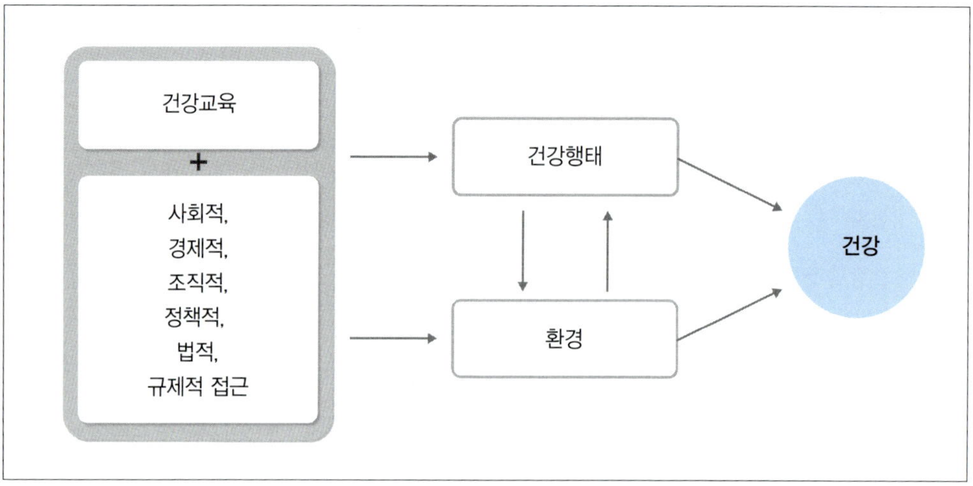

그림 1-3 건강증진

출처: Green L.W et al. Health Promotion Planning: An Educational and Encoronmental Approach, 3rd ed. Mayfield Publishing Company 1999. p20

가는 과정"이라고 정의하였다.

건강증진은 삶이 풍부해지도록 격려하거나 돕는 것으로 건강의 긍정적인 잠재력 확장을 추구하며, 사람과 삶의 질에 초점을 둔다. 그리고 학습자가 행동변화에 주체적인 역할을 하도록 하여 어느 단계에서나 well-being(안녕상태)을 유지하거나 높이는 것을 말한다. 정리하면, 질병예방은 건강을 해치는 병리적 발생을 통제하기 위해 질병이나 임상적 건강문제를 다루는 반면(회피행동), 건강증진은 학습자의 긍정적인 잠재력을 확장시키는 것을 추구하는 접근 행동으로 적극적 성향을 가진다.

결론적으로 건강증진 활동은 교육이나 프로그램을 의미하는 보건교육뿐 아니라, 더욱 촉진적인 사회 환경을 제공하기 위한 정책변화의 도입을 통해 성취할 수 있음을 학자들은 제안하고 있다. 따라서 건강증진은 건강향상에 가장 효과적일 것이라고 생각되는 특성들을 강조하는 데까지의 범위 확장이라 할 수 있다. 요약하면, 건강증진이란 개인이나 지역사회로 하여금 그들의 행동, 생활습관과 관련된 건강 결정인자를 통제하는 힘을 가지도록 교육과 다양한 사회적 · 환경적 접근을 통해 건강을 향상시키는 접근방법이다.

2. 건강증진모형

1) Tannahill의 건강증진모형 개념

Tannahill은 1980년대 중반에 건강증진을 정의, 계획하고 실천하는 데 도움을 줄 수 있는 건강증진모형(health promotion model)을 개발하였다. 이 모형은 예방, 보건교육, 건강보호의 세 가지 개념이 하나의 원으로 각자의 영역을 갖고 있고 이들 영역이 서로 겹치는 것으로 제시하였다(그림 1-4).

예방과 보건교육은 전통적인 개념으로부터 확대된 개념이지만 건강증진은 수많은 의미를 내포하고 있는 단어이다. 이 모형은 의학 혹은 다른 임상적 배경을 가진 사람들이 건강증진의 비임상적 차원을 인식하는 데 도움이 되며 비임상적 배경을 가진 사람이더라도 세 개념이 혼합된 부분에서의 어떤 임상적 중재가 적당한지를 찾는 데 도움을 줄 것이다. 이 모형은 특히 보건교육과 예방의 개념이 잘 수립되도록 결합시키는 발달의 중요단계와 의미적인 혼돈이 있을 때 도움이

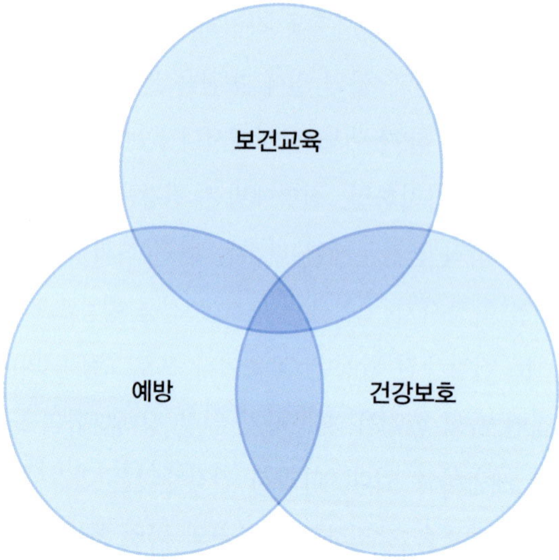

그림 1-4 Tannahill의 건강증진모형

출처: Tannahill, A. (2008). Health promotion: the Tannaill model revisited. Public health, Elsevier Science B. V., Amsterdam.

되며 건강에 영향을 미치는 재정적인 측면을 알고 손쉽게 건강한 선택을 하도록 하는 정책, 규칙을 강화하는 데 도움이 된다.

(1) 보건교육

보건교육은 보건교육뿐만 아니라 일반적인 교육까지 포함된다. 교육을 통해 학습자의 지식과 인지 발달은 물론, 원기 회복, 자존감, 신뢰성, 생활기술과 같은 능력을 갖출 수 있게 육성하는 것이다. 즉, 건강과 사회적 돌봄에서의 예방적인 서비스, 질병-건강의 예방과 긍정적인 건강에 도움이 되는 지지적 행동과 격려를 하고, 건강대처 능력을 촉진시키는 것이다. 보건교육의 결과는 학습자가 교육 후 수용 여부에 따라 자신의 건강을 보호하고 향상시킬 수도 있고 반대로 건강이 손상될 수도 있다.

보건교육은 흡연자에게는 활성적 및 비활성적 흡연의 위험성에 대한 인식을 향상시키고 흡연 금지 서비스를 이용하도록 흡연자를 격려하면서 대중 및 정책 결정자에게는 흡연을 통제하도록 촉진적 지지를 하는 것이다.

(2) 예방

예방이란 의학적인 중재를 통해 질병과 불건강을 감소시키는 것이다. 예방은 세 가지 영역으로 구분할 수 있다. 일차예방은 건강위험 요인을 감소시켜 질병이나 특정 건강문제가 발생하지 않도록 하는 것이다. 이차예방은 질병이나 건강문제를 조기에 발견해 더이상 진행되지 않도록 예방하는 것이다. 삼차예방은 질병이나 건강문제로 인해 발생할 수 있는 합병증을 예방하고 재발을 방지하는 것이다.

(3) 건강보호

건강보호는 환경에서 발생하는 환경적 위험과 감염을 통제하려는 노력을 말한다. 질병-건강선상에서 사람들이 질병에 걸리지 않도록 예방하고 인구집단이 긍정적인 건강향상에 목적을 둔 행위를 하도록 자발적인 규칙 및 정책을 정하는 법률적 · 재정적 통제이다. 건강보호의 예시로는 공공장소에서 금연하도록 법을 제정하는 것을 들 수 있다.

Tannahill 모형에서 건강증진 개념은 세 개의 개념이 중복된 영역에서의 활동과 정책, 전략 및 활동을 통해 긍정적인 건강과 질병-건강의 예방에 대한 지속적인 육성이며, 아래와 같은 개념들로 구성된다.

- 사회적 · 경제적 · 물리적 환경 및 요인
- 공정성과 변화
- 교육과 학습
- 쾌적하고 생산적인 서비스
- 지역사회가 이끌고 지역사회에 기반을 둔 활동

이 정의는 오타와 헌장의 행동강령에 유용하다. 건강증진의 성공적 추진을 위한 필수 전략에는 건강한 보건정책 수립, 건강증진을 지원할 수 있는 사회환경 조성, 건강증진을 위한 지역사회 조직활동 강화, 건강증진에 필요한 개인의 역량(방법과 기술) 개발, 보건의료 서비스를 건강증진에 적합하도록 변경하는 보건의료제도의 방향 재설정 등이 있다.

2) Pender의 건강증진모형 개념

Pender(1996)는 건강증진 행위를 "개인과 집단의 안녕수준을 증가시키고 개인의 자아실현이나 성취를 유지 · 증진시키는 방향의 활동"으로 정의하였다. 그는 개인의 의사결정 과정에서 예방적 건강증진 행위로 건강신념모형과 사회학습이론을 설명하고 그 이론을 근거로 한 건강증진모형(health promotion model)을 개발하여 건강증진 행위를 측정하고 그 관련 요인들을 밝혔다. 그는 개인적 특성과 경험이 인지적 행위 및 정서적 영향을 주어 행동계획을 세우게 하고 직접적인 경쟁적 욕구에 따라 건강증진 행위를 이행하게 된다고 하였다.

건강증진 행위에는 신체적 질병예방뿐만 아니라 자아실현, 건강에 대한 책임, 대인관계, 영양관리, 스트레스 관리 등 다양한 측면이 포함된다. 다시 말해 건강증진 행위의 궁극적 목표는 최적의 안녕상태로 나아가는 데 있다. 또한 Pender(1996)는 건강증진 행위 각 요인 간의 상호작용을 규명하고 보다 구체적이고 다국적 접근으로 개정된 건강증진모형(revised health promotion model)을 설명하였다. Pender 등(1987)은 건강증진의 새로운 모형에 대해 건강증진 행위란 일상 수행의 생활양식이 건강에 긍정적인 영향을 주는 활동을 말하며 더 높은 수준의 건강을 유지하기 위하여 능동적으로 환경에 적극 반응하는 것을 의미한다고 설명하였다.

건강증진 행위는 안녕수준과 자아실현, 자기성취를 증진시키기 위한 실천행위로 건강책임, 영양과 운동 스트레스 관리, 대인관계, 자아실현이 하위개념으로 구성되어 있다.

건강증진모형은 환경과 상호작용하면서 건강을 추구하는 인간의 다영역적 특성을 설명하고자 하는 시도이다. 이 모형은 인간을 총체적으로 바라보는 간호학의 관점에서 기대가치이론과 사회학습이론으로부터 얻은 수많은 구조들을 통합한 것이다. 이 모형은 건강행위에 영향을 미치는 요인에 대한 간호학적 견해와 행동과학적 견해가 통합된 틀로서 개인이 건강을 강화시키는 방향으로 행동하도록 동기화시키는 복잡한 생리 · 심리 · 사회적 과정을 설명하는 지침이 되었다.

(1) 건강증진모형의 가정

① 인간은 개인의 독특한 건강잠재력을 표현할 수 있는 생활조건을 만들고자 한다.

② 인간은 자신의 능력을 사정하고 반성적인 사고를 할 수 있는 능력을 가지고 있다.

③ 인간은 긍정적으로 보이는 방향으로 성장하는 것을 가치 있게 여기며, 개인이

수용할 수 있는 변화와 안정 사이에서 균형을 유지하고자 노력한다.

④ 개인은 자신의 행동을 능동적으로 조절하고자 한다.

⑤ 생리적 · 심리적 · 사회적 복합성을 가진 개인은 환경과 상호작용하면서 점진적이고도 지속적으로 환경을 변화시킨다.

⑥ 건강전문인은 인간 상호 간의 환경 중 일부를 구성하고 인간의 일생에 걸쳐 영향을 끼친다.

⑦ 자발적으로 인간–환경 간의 상호작용 방식을 바꾸는 것은 행동변화에 필수적이다.

위의 가정들은 건강행위를 형성하고 유지하며 환경적 배경을 수정하는 데 있어 학습자의 능동적 역할을 강조한다.

(2) 건강증진모형의 구성요소

① 개인의 특성과 경험

개인에게는 자신의 행동에 영향을 미치는 독특한 개인적 특성과 경험이 있다.

- **이전의 관련 행위**

개인이 건강증진 행위를 하는지 알 수 있는 좋은 예측인자는 과거 행위 혹은 현재의 비슷한 행위 여부이다. 즉, 이전의 관련 행위는 현재의 건강증진 행위에 참여 가능하게 하는 직접적 · 간접적 영향요인으로 특정 행위를 습관화하게 한다.

만약 행위의 과정 초기에 원하는 단기간의 이익을 경험하였다면, 그 행위를 더욱 반복하게 될 것이다. 어떤 행위를 할 때 한 번 장애를 경험하게 되면, 성공적으로 그 행위를 이끌기 위해 극복해야 할 '장애물'로 기억 속에 저장된다. 행위로 인해 발생한 모든 사건에 대해 개인은 이에 대한 감정 혹은 정서를 가지게 된다. 행위의 전 · 중 · 후 동안에 긍정적이든 부정적이든 형성된 감정은 시간이 지난 후 되살아나는 기억으로 저장된다. 이전의 행위는 행위와 관련된 인지 및 감정으로 되살아난다. 간호사는 행위를 할 때, 발생할 수 있는 이익에 중점을 둔 긍정적 행위를 하도 록 학습자를 도와주어야 하며, 행위에 방해되는 장애물을 극복하는 방법을 가르쳐 주어야 하고, 학습자가 성공적인 행위수행의 경험과 긍정적 피드백을 통해 긍정적 감정과 높은 효과성을 가질 수 있게 해야 한다.

▪ 개인적 요인

개인적 요인은 생물학적 · 심리적 · 사회문화적 요인으로 분류된다. 개인의 생물학적 요인으로는 나이, 성별, 체중, 사춘기 상태, 폐경 상태, 유산소운동 능력, 힘, 민첩성, 균형성과 같은 변수들이며, 심리적 요인은 자존감, 자기 동기화, 개인 능력, 지각된 건강상태, 건강의 정의와 같은 변수들이다. 사회문화적 요인은 인종, 민족, 문화이입(acculturation), 교육수준, 사회경제적 상태와 같은 변수가 포함된다. 이외에도 수많은 개인적 요인들이 존재하기 때문에 연구 시 목표 행위를 설명하고 예측하는 데 관련 있는 몇 가지로 요인을 제한한다. 개인적 요인은 건강증진 행위뿐만 아니라 인지와 감정에도 직접적으로 영향을 미칠 수 있지만, 몇몇 요인들은 변화될 수 없기 때문에 건강행위를 변화시키는 중재에는 사용되지 않는다.

② 행위와 관련된 인지와 감정

이 변수들은 간호행위를 통해 수정될 수 있기 때문에, 간호중재의 '핵심(core)'이라고 할 수 있다.

▪ 행위의 지각된 이익

특정 행위에의 참여 여부는 행위를 함으로써 발생될 예견되는 이득 혹은 결과에 의해 주로 결정된다. 행위에 대한 긍정적 혹은 강화된 결과로 행위의 이득이 예상된다. 기대가치이론(expectory-value theory)에 의하면, 예상된 이익의 예견은 개인적 경험 혹은 행위에 참여한 다른 사람으로부터 관찰에 의해 배워진 이전의 간접적 경험에서 나오는 대리경험에 기초를 둔다. 개인은 긍정적 결과로 습득되는 자신의 경험을 확대시킬 가능성이 높은 행위에 시간과 자원을 투자하는 경향이 있다.

행위를 수행함으로써 얻는 이익은 내적인 것과 외적인 것이 있다. 내적 이익의 예로는 각성수준의 증가, 피로감의 감소를 들 수 있고, 외적 이익의 예로는 금전적인 보상 혹은 행위에 참여함으로써 가능해진 사회적 상호작용의 증가를 들 수 있다. 처음에는 건강행위의 외적 이익이 높은 것이 행동하는 데 동기적 의미를 갖지만, 내적 이익은 건강행위를 지속하게 하는 동기화가 더 강하다. 행위를 함으로써 예상되는 유익성은 행위를 직접적으로 동기화하기도 하지만, 이익이 기대되는 행위 계획에 몰입하게 하여 행위를 간접적으로 동기화시키기도 한다.

■ **행위의 지각된 장애**

예상된 장애는 반복적으로 특별한 행위를 하고자 하는 의지와 행위의 현실적 수행에 영향을 미친다. 지각된 장애의 예로는 비유용성, 불편함, 지출이 많음, 어려움, 특정한 행동시간 소요를 들 수 있다. 또한 걸림돌, 장애물, 주어진 행위를 수행하는 개인적 비용도 그 예가 된다. 예를 들면, 보다 건강한 생활양식을 위해 흡연이나 고지방 음식을 먹는 것과 같은 건강에 해로운 행위를 하지 않게 함으로써 먹는 만족감을 포기하게 한다. 이는 건강행위에 있어 하나의 장애로 그 행위를 회피하고자 하는 동기를 만들어 준다.

행위의 용이성이 낮고 장애가 높을 때, 행위를 수행할 가능성은 낮아진다. 반면 행위에 대한 용이성이 높고 장애가 낮을 때, 행위가 일어날 확률은 더욱 커지게 된다. 어떤 행위를 할 때, 예상되는 장애는 그 행위의 수행을 감소시킴으로써 건강증진 행위에 간접적으로 영향을 줄 뿐만 아니라 행동에 대한 걸림돌이 되어 직접적으로 건강증진 행위에 영향을 미친다.

■ **지각된 자기효능감**

Bandura에 의해 정의되어진 자기효능감(self-efficacy)은 행위 수행과정을 조직화하고 실행하는 개인적인 능력을 말한다. 지각된 자기효능감은 결과기대(outcome expectations)와 구별된다. 지각된 자기효능감은 개인의 행위 수행을 성취하는 능력임에 반해, 결과기대는 행위로 인해 발생할 가능성이 있는 결과(예: 이익, 비용)에 대한 판단이다. 특별한 영역에서 기술과 능력이 있다는 지각은 개인이 탁월하게 잘 할 수 있는 행위에 참여하는 동기가 된다. 어떤 행위에 대해 효능감과 숙련감을 느낀다면 부적절하고 서툴다고 느끼는 행위보다 더 자주 그 행위를 하게 된다.

자기효능감은 효능기대에 의해 행위를 더욱 증진하도록 동기화시키며, 지각된 장애와 실행 혹은 계획된 행동을 하는 데 영향을 미침으로써 직접적으로 건강증진 행위를 동기화한다.

■ 행위와 관련된 감정

행위 전 · 중 · 후에 발생하는 주관적인 느낌으로 행동 자체가 가지는 자극의 특성에 따라 발생한다. 행위에 따라 감정적 반응은 가벼울 수도 있고, 적절하거나 혹은 강할 수 있으며, 인지적으로 기억 속에 저장되어 행위에 뒤따르는 생각과 연결된다. 행위가 일어나는 환경과 관련된 감정적 반응은 행위 그 자체(행위와 관련된)에 대한 감정적 자각, 자기 행동(자신과 관련된)에 대한 정서적 자각, 그리고 그 행동이 일어나는(전후로 관계된) 환경에 대한 감정적 자각의 세 가지로 나뉜다. 행위의 결과로 발생하는 감정은 행위의 반복 및 행위의 지속성에 영향을 미친다. 행위를 하면서 느끼는 감정은 직접적인 감정적 반응 혹은 행위의 사고에서 오는 본능적 반응(재미있다, 즐겁다, 흥겹다, 혐오스럽다, 불쾌하다 등)을 반영하며, 이는 긍정적 혹은 부정적인 영향을 미칠 수 있다. 긍정적 감정과 관련된 행위는 반복하게 되고, 부정적 감정과 연관된 행위는 회피하게 된다. 따라서 행위와 관련된 감정은 직접적으로 건강행위에 영향을 줄 뿐만 아니라 자기효능감과 행위계획의 실행에 간접적으로 영향을 준다.

■ 인간 상호간의 영향

인간 상호간의 영향은 다른 사람의 행위, 신념, 태도에 대해 인지하는 것이다. 이러한 인지는 실제적일 수도 있고 아닐 수도 있다. 인간 상호간의 건강증진 행위에 있어 일차적인 자원은 가족(부모 혹은 형제), 또래집단 그리고 건강관리 제공자이다. 인간 상호간의 영향은 규범(의미 있는 타인의 기대), 사회적 지지(도구적 · 정서적 격려) 그리고 모델링(특정 행위에 참여하는 타인을 관찰함으로써 생기는 대리 학습)에 영향을 미치며, 건강증진 행위에 참여하는 개인의 경향에 영향을 미친다. 사회적 규범은 개인이 수용하거나 받아들일 수 없는 행위 수행의 표준을 정해주며, 사회적 지지는 타인이 제공하는 지지적 자원이고, 모델링은 행동변화에 중요한 전략이다. 인간 상호간의 영향은 사회적 압력 혹은 행위계획 수립을 하도록 격려함으로써 직접적 및 간접적으로 행위에 영향을 미친다.

타인의 희망, 시범, 칭찬에 예민하게 반응하는 정도는 개인마다 다양하다. 인간 상호간의 영향과 일치하는 방향으로 충분히 행위의 동기화가 주어진다면, 칭찬받을 수 있고 사회적으로 강화된 행위를 하게 된다. 인간 상호간의 영향이 효과적이기 위해서는 개인이 타인의 행위, 소망, 개입에 관심을 가지고 이해하며 수용할 줄 알아야 한다.

■ **상황적 영향**

상황 혹은 전 · 후 관계에 대한 개인의 지각과 인지는 행위를 하는 데 용이하게 하거나 방해할 수 있다. 개인은 적합하다고 느끼고, 소외되는 것보다는 자신과 관련 있으며, 불안전하고 위협적이기보다는 안전하고 안심된다고 느끼는 상황 혹은 환경에 더 끌려 행위를 하게 된다. 매혹적이고 흥미로운 환경은 건강행위 수행을 하는데 바람직한 배경이다.

상황은 행위를 하는 계기가 되며, 환경적 '부담'으로 작용하여 행위에 직접적인 영향을 미친다. 예를 들면, '금연' 환경은 흡연을 하지 않도록 요구하며, 근로 시 청각보호기를 착용하도록 하는 사내 규범은 그 규범에 근로자들이 복종할 것을 요구한다.

③ 행위의 결과

■ **행위계획 수립**

행위계획을 수립하는 것은 행위발생의 시작을 의미한다. 인간은 일반적으로 비 조직화된 행위보다는 조직화된 행동을 한다. 행위계획 수립은 경쟁적 선호성과 관계없이 계획된 시간과 장소에서 그리고 특정한 사람과 함께 혹은 혼자서 특정한 행위를 수행하겠다는 약속이며 근원적인 인지과정이다. 예를 들어, 한 집단과 다른 집단이 서로 이해하고 공동으로 합의한 행동전략은 계약이 지속되는 한, 서로 간에 실질적인 보상이나 강화요인으로 작용한다.

■ **즉각적인 갈등적 요구와 선호**

즉각적인 갈등적 요구와 선호는 건강증진 행위를 계획하기 이전에 가질 수 있는 행위과정으로 의식 속에 자리잡고 있는 대안적 행위를 말한다. 갈등적 요구에 대한 반응은 자신이나 의미 있는 타인에게 영향을 미친다.

갈등적인 요구를 처리하는 능력은 비교적 높은 수준의 통제력을 발휘하는 강력하고 강한 특성이다. 예를 들면, 개인이 선호하는 맛이나 향 때문에 저지방 음식물보다 고지방 음식물을 선택하는 것, 운동보다는 빈둥거리거나 쇼핑하러 다니는 일을 더 선호하여 여지껏 해오던 운동을 중단하는 것 등을 들 수 있다. 갈등적 요구와 선호 두 가지 모두 개인이 수립한 행위계획을 틀어지게 할 수 있다. 갈등적 요구는 개인이 외적 압력에 의해 예상치 못한 일을 실행해야 하거나 운이 나쁜 결과가 발생할 것 같을 때 나타나기 때문에 장애와는 다르다. 갈등적 선호는 긍정적인 건강행위 계획을 망치는 개인의 선호에 기초를 둔 충동이다. 갈등적 선호를 하지 않기 위해서는 자기조절과 통제능력에 대한 훈련이 필요하다. 갈등적 요구 혹은 수행에도 불구하고 행동을 완수할 수 있도록 지지해 준다. 즉각적인 갈등적 요구와 선호는 직접적으로 건강행위에 영향을 미칠 뿐 아니라, 계획수립의 효과에도 영향을 미친다.

■ 건강증진 행위

건강증진 행위는 건강증진모형의 마지막 단계 혹은 행동결과이다. 건강증진 행위는 학습자를 긍정적인 건강결과를 얻을 수 있는 방향으로 이끌어 준다. 건강증진 행위, 특히 권고된 생활양식을 온전히 수행할 때, 일생 동안 긍정적인 건강경험을 하게 될 것이다.

Pender의 건강증진모형에서는 환경과 상호작용하면서 건강을 추구하는 인간의 다영역적 특성을 설명하고자 하였다. 이 모형은 인간을 총체적으로 바라보는 간호학적 관점에서 기대가치이론과 사회학습이론에서 얻은 많은 구조들을 통합하였다.

초기 건강증진모형(1987)에서는 건강증진 행위를 설명하는 개념들로 인지-지각 요인과 조정요인으로 구분하여 직 · 간접적으로 건강증진 행위에 영향을 미치는 것으로 설명하였다. 이후 여러 차례 모형검증연구 결과, 수정모형을 제시하였는데 이 모형에서는 세 가지 새로운 변수(행위와 관련된 감정, 행위계획 수립, 즉각적인 갈등적 요구와 수행)가 첨가되었다(그림 1-5).

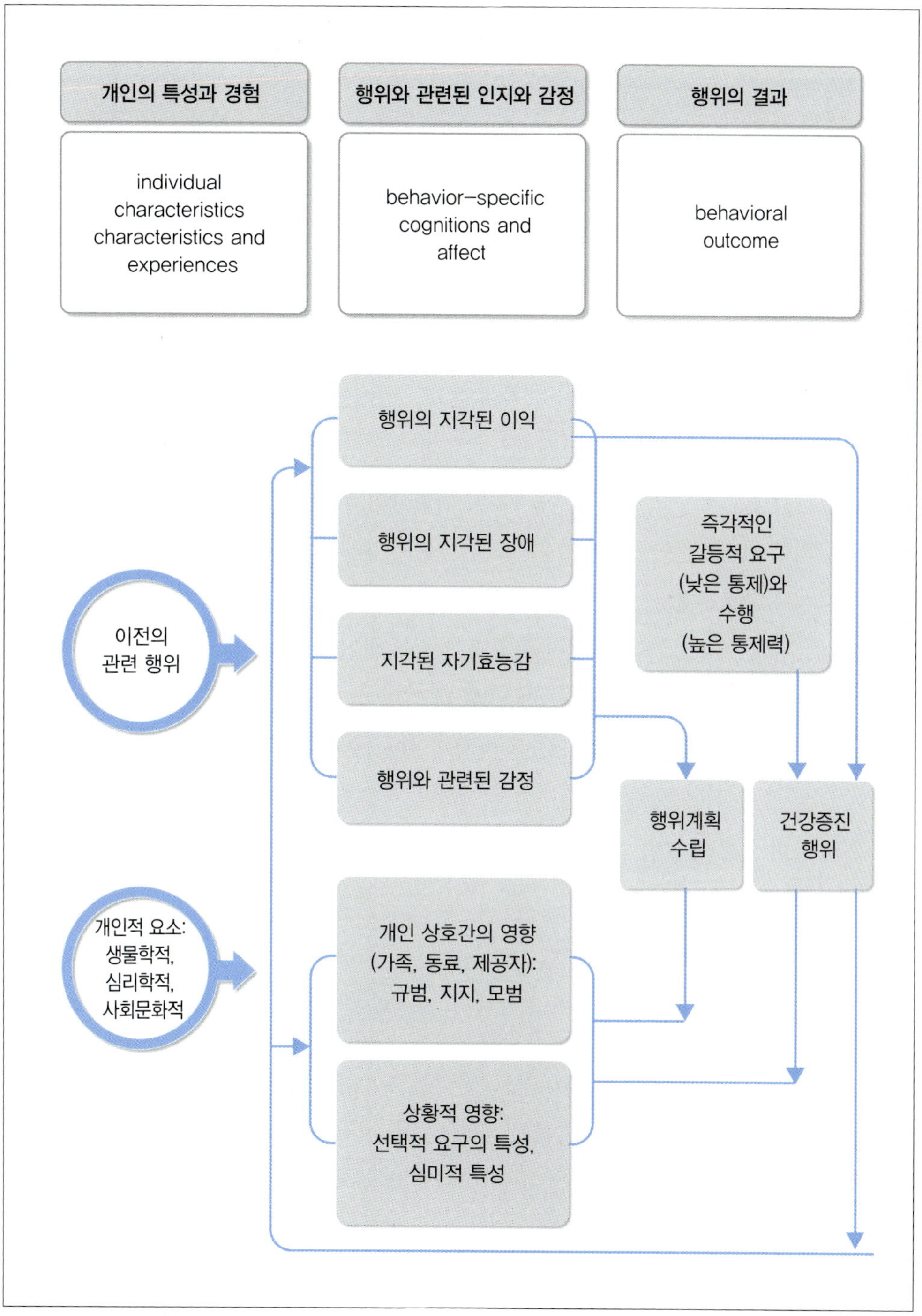

그림 1-5 Pender의 건강증진모형

출처: Nola J. Pender(1996). Health promotion in nursing practice. Appleton & Lange: A. Simon & Schuster Company.

3. 건강증진을 위한 국제적 노력

1) 제1차 건강증진 국제회의

1986년 캐나다의 오타와(Ottawa)에서 제1차 건강증진 국제회의가 열렸으며 건강증진에 대한 정의, 주요 접근전략, 활동영역 및 활동방안에 관한 기본 방향 등을 제시하는 오타와 헌장을 채택하였다.

여기서 건강증진사업의 기본적인 5개의 활동영역으로 ① 건강 지향적인 공공정책의 수립, ② 지원적인 환경의 조성, ③ 지역사회의 활동 강화, ④ 개인의 건강기술 개발, ⑤ 보건의료서비스의 방향 재설정 등이 오타와 헌장에 명시되었다. 건강증진의 주요 활동영역을 개인, 지역사회, 사회 환경, 국가수준 정책 및 보건의료서비스 분야 등 여러 수준으로 나누어 제시하였고, 다양한 수준의 접근 중요성을 강조하였다.

무엇보다도 건강을 위한 공공정책은 과거 20세기 초까지 감염병 시대의 산물로 생각되었던 공중보건이 한 단계 더 나아간 새로운 개념으로 부각되면서 신공중보건(new public health)이 제창되었다. 오타와회의는 신공중보건을 제창하여 종래의 공중보건을 새로운 시각에서 보도록 전 세계에 촉구하였다는데 대해 의미가 크다(그림 1-6).

2) 제2차 건강증진 국제회의

1988년 오스트레일리아의 애들레이드(Adelaide)에서 개최된 제2차 회의에서는 오타와회의에서 제기되었던 건강증진의 수단으로서 건강을 위한 공공정책이 더욱 강조되고 구체화되어 보건정책수립을 지원하기 위한 사회적 노력이 초점이 되었다. 여기서 제시된 정책들로는 여성건강을 지원하는 정책, 영양, 음주 및 금연정책, 지지적인 환경조성정책 등이었다.

3) 제3차 건강증진 국제회의

1991년 스웨덴의 선즈볼(Sundsvall)에서 개발도상국들이 참석한 가운데 제3차 회의가 개최되었다. 이 회의에서는 주로 건강 지원적인 환경조성을 주제로 사회

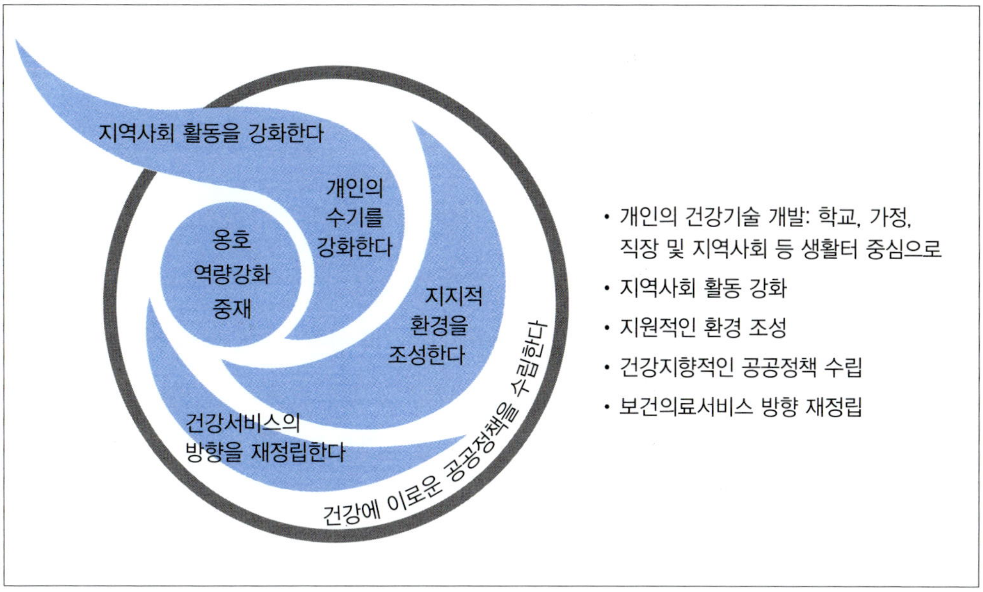

그림 1-6 오타와 헌장의 건강증진활동

출처: WHO. Ottawa Charter for Health Promotion. First International Conference on Health Promotion. 1986.

환경조성을 위한 방법이 논의되었다.

4) 제4차 건강증진 국제회의

1997년 인도네시아 자카르타(Jakarta)에서 "21세기를 향한 건강증진을"이란 슬로건을 내걸고 제4차 국제회의가 개최되었다. 건강은 인간의 기본권의 하나이며 사회 · 경제적 개발에 필수적인 것이며, 건강증진은 보건개발의 필수적 요소로 인식되고 있음을 확인하였다.

한편 건강의 전제 조건들을 제시하고 건강에 대한 최대의 위협은 다른 어떤 것보다도 빈곤으로 보았다. 이 대회는 건강증진을 계획, 시행, 평가하는 일련의 과정에서 공공부문과 민간부분이 동반자 관계(partnership)를 형성할 것을 특히 강조하였다.

5) 제5차 건강증진 국제회의

2000년 멕시코의 멕시코시티(Mexico city)에서 '건강 격차 감소'란 주제 하에 제

5차 국제회의가 개최되었다. 이 회의에서는 사회적, 구조적으로 보건자원의 접근이 어려워서 생기는 인구집단 건강상태의 불평등성 해소 방안에 대한 사회적 · 정치적인 논의가 이루어졌다.

6) 제6차 건강증진 국제회의

2005년 태국 방콕(Bangkok)에서 제6차 국제회의가 열렸다. 방콕헌장에서는 오타와 헌장에 명시된 건강증진의 정의에 "건강의 결정요소에 대한 관리"라는 어구를 추가하여 "건강증진은 사람들로 하여금 그들의 건강과 건강결정요인을 스스로 조절할 수 있는 능력을 높이고, 그들의 건강을 향상시키는 과정"이라는 건강증진의 개념을 재확인하였다.

7) 제7차 건강증진 국제회의

2009년 케냐 나이로비(Nairobi)에서 '건강 수행 역량 격차 해소를 통한 건강증진과 개발'을 주요 의제로 개최되었다. 주요내용은 지역사회 역량 강화, 건강정보 이해능력과 건강행동 강화, 보건시스템 강화, 파트너십 및 부문 간 활동 확대, 건강증진 역량 개발이다.

8) 제8차 건강증진 국제회의

2013년 핀란드 헬싱키(Helsinki)에서 개최되었으며 주요 의제는 '모든 정책에서 건강'이었다. 주요내용은 건강체계의 지속 가능성, 건강의 사회적 결정요소들에 관한 권고사항의 실시, 비감염성 질병의 예방과 관리, UN 새천년 개발 목표에 대한 검토였다.

9) 제9차 건강증진 국제회의

2016년 중국 상하이(Shanghai)에서 개최되었으며, 주요 의제는 "모두의 건강과 건강을 위한 모든 것"이었고 주요 내용은 건강도시 2016 상하이 선언문 채택, 지속가능한 발전의 본질이 되는 것은 "건강"과 "웰빙"임을 인식, 지속가능한 발전을 위한 모든 활동을 통해 건강증진을 달성하는 것이었다.

4. 건강증진의 발전과정

1) 건강증진 개념의 시대적 변화

1921년 Winslow가 공중보건학을 정의하면서 건강증진을 언급한 이래, 건강증진에 대한 현대적인 개념이 공적으로 제기된 것은 1976년 캐나다 정부에서 발표된 소위 Lalonde Report(Lalonde, 1974)와 미국의 Surgeon General's Report: Healthy People(1979)이 발표되면서부터이다. Lalonde 보고서에는 건강, 질병, 그리고 사망을 결정하는 요인을 유전, 물리적 환경, 생활방식 그리고 의료의 네 가지로 분류하고 그 각각이 건강에 기여하는 비중을 정하였다. 그중에서 생활방식이 전체의 60% 이상을 차지하기 때문에 건강의 결정요인으로서 올바른 생활방식 이 중요함을 강조하였다. 미국 공중보건국(1979)은 "건강한 사람들이 자신들의 안녕감을 유지 · 증진시킬 수 있는 생활습관을 개발할 수 있도록 개인과 지역사회 방법을 개발하는 활동"이라고 건강증진을 정의하였다. 이 두 보고서는 건강에 영향을 미치는 광범위한 환경적 요소들의 역할과 개인적 생활양식에 대해 논의를 하였으며 개인 건강의 절반 이상이 개인의 조절하에 있는 생활습관에 의해 결정된다고 보고하였다. 1985년 세계보건기구는 건강증진을 "개인이나 지역사회로 하여금 건강 결정인자들에 대한 통제를 증가시킴으로써 스스로의 건강을 향상시키게 하는 과정"이라고 정의내렸다. 1986년 세계보건기구는 건강증진에 대한 제1차 국제회의(오타와 헌장)에서 건강증진을 '사람들이 건강에 대한 관리능력을 높이고 자신의 건강을 향상시킬 수 있게 하는 과정'으로 정의내렸으며, 이후 네 차례 국제회의를 통해 건강증진을 보건의료와 건강수준 발전을 위한 사회적 실천 자원으로 확대하였다. 1990년 미국 보건성에서 Healthy People 2000: National Health Promotion and Disease Prevention Objectives라는 연구보고서를 발간함으로써 건강증진의 개념과 중요성을 공적으로 인정하게 되었다.

1997년 제4차 건강증진 국제회의에서는 건강증진의 개념을 '전통적인 한계를 극복하고 사회의 서로 다른 분야에서의 협력을 도모하는 것'으로 정의내렸고, 이를 계기로 건강증진은 보건사업의 중심부에 서게 되었다. 2000년 제5차 건강증진 국제회의에서 취약한 환경에 거주하는 사람들의 건강과 삶을 향상시키고 계층 간, 지역 간의 건강 불균형의 해소가 주요 논제로 논의되었고 의료체계와 서비스 재정비가 추가되었다. 2005년 제6차 건강증진 국제회의에서 "건강의 결정요소에 대한 관리"라는 오구를 추가하여 건강의 결정요소와 건강증진의 정의 간에 관계를 더욱 명백히 하였다.

1980년대에 들어서 건강증진과 관련된 많은 연구들이 학술지에 실리기 시작하였으며, 그 편수는 급속하게 증가하고 있다. 또한 미국의 NIH에서 건강증진과 관련된 연구비 배정도 지속적으로 증대되고 있다. 건강증진의 학문적인 기초는 생리학, 세포분자생물학, 영양학 그리고 예방의학 등에 주로 바탕을 두고 있으며, 그 이외에도 의학이 각 분야, 특히 임상의학 분야에도 깊이 참여하고 있다. 학문으로서의 방법론은 역시 역학적인 방법과 임상시험이 가장 많이 활용되고 있다. 건강증진의 실천에서는 개개인의 생활태도의 변화를 통한 생활방식의 변화를 꾀하는 것과 관련 있다.

2) 21세기 건강증진 전략

인간의 건강상태는 성장, 발육과 함께 진행되는 노화, 연령 특성에 의한 각종 질환에 대한 감수성, 면역성의 변화나 자연적 · 사회적 환경으로부터 각종 위험요인에 노출되어 있다. 때문에 일생을 통해 개인 또는 지역사회 단위로 건강상태의 변화를 파악하고 건강에 영향을 미치는 위험요인을 규명하는 등 건강증진 및 질병예방법을 실천하고 새로운 사회 시스템 구축에 노력하고 있다. 21세기 건강증진을 위한 전략은 다음과 같다.

- 건강에 대한 사회적 책임 높이기
- 건강개발을 위한 투자 늘리기
- 동반자 관계를 넓히고 확고히 하기
- 개인과 지역사회의 능력을 증진시키기
- 건강증진을 위한 하부구조 확보하기

우리나라 새국민건강증진종합계획에 의한 건강증진 전략은 건강 관련 환경과 행태 변화를 위한 교육적 · 정치적 · 경제적 · 조직적 수단을 통하여 생애주기별 건강관리체계로 발전시키는 데 있다.

- 건강 행태의 변화 추진
- 건강 관련 사회적 환경의 변화 추진
- 예방보건 중심의 보건의료 서비스 제공
- 건강 위해환경으로부터의 보호 조치 등

이 전략을 효과적으로 수행하기 위해서는 표준 매뉴얼 작성 등을 통해 건강증진사업을 표준화하여야 한다.

- 건강증진사업을 수행할 필요 인력의 확보 및 재교육을 통한 질 관리를 실시
- 건강증진사업에 대한 체계적인 평가체계를 마련하고 이를 뒷받침할 통계지표를 관리하며 정보망을 연계
- 건강증진사업의 이론적 기반이 될 연구사업을 장기적 관점으로 우선순위를 정해 시행
- 보건교육자료 개발 등을 지원하여 교육, 홍보 등 건강증진사업에 대한 사회적 지원 환경 조성을 촉진

(1) 건강증진 원칙

1986년 캐나다 오타와 제1차 국제 건강증진회의에서 설정된 건강증진 원칙은 다음과 같다.

① 옹호 advocacy

건강에 대한 대중의 관심을 불러일으키고 보건의료의 수요를 충족할 수 있는 건강한 보건정책을 수립하도록 강력히 촉구하는 것이다.

② 역량 강화 empowerment

본인과 가족의 건강을 유지할 수 있게 하는 것을 권리로서 인정하며 스스로 건강관리에 적극 참여하며 자신의 행동에 책임을 가지게 하는 것이다.

③ 연합 alliance

모든 사람들이 건강을 계속 유지하고 증진할 수 있도록 건강에 영향을 미치는 분야(경제, 언론, 학교 등)의 전문가들이 협조하는 것이다.

(2) 활동 영역

1986년 캐나다 오타와 제1차 국제 건강증진회의에서 설정된 건강증진 활동영역은 다음과 같다.

① 개인의 건강관리 기술 개발

개인이 자신의 건강증진에 필요한 기술을 개발하는 것이다. 건강에 대한 정보와 교육을 받아 일상생활에 필요한 기술 향상을 통해 건강과 환경을 잘 관리할 수 있고 건강에 유익한 선택을 할 수 있는 능력을 개발하게 된다.

이를 위해 교육기관, 전문기관, 회사, 민간단체가 가정, 학교, 산업장, 지역사회에 지속적으로 건강과 관련된 학습을 제공하고 생애 각 단계마다 필요한 기술을 성취하게 하며, 개인이 건강증진 기술을 선택하여 만성질환과 상해를 이겨낼 수 있게 한다.

② 지역사회 활동의 강화

지역사회에서 건강과 관련된 지역사회 조직을 결성하고 건강 관련 활동을 더욱 강화하는 것이다.

이를 위해 지역사회는 지역사회 내 인적 · 물적 자원을 알고 이용하며 사회적 지지를 이끌어내고 건강 관련 사업에 주민들이 참여하도록 유연한 체계를 개발한다. 또한 건강에 필요한 정보 제공 및 학습 기회, 사업에 필요한 재정지원이 이루어져야 한다.

③ 지지적 환경 조성

건강증진에 바람직한 포괄적인(자연적 · 물리적 · 사회적 · 경제적 · 문화적) 환경을 구축하는 것이다. 즉, 자연자원을 보존하고 건강한 사회를 조성하며, 인생을 향유할 수 있는 작업조건을 만들고 삶에 대해 긍정적인 태도를 증진하며 자원을 활용하는 등 건강에 좋은 환경 조건을 만들어야 한다.

이를 위해 필요하다면 세계, 국가, 지역사회가 보편적인 원칙을 만들고 상호 협조하여야 한다.

④ 건강한 공공정책 수립

건강은 개인의 노력만으로 이루어지는 것이 아니다. 국가의 건강과 관련된 정책이 국민의 건강에 미치는 영향을 알고 정책을 입안해야 하며 그 결과에 책임을 져야 한다.

⑤ 보건의료제도의 방향 재설정

보건의료기관은 단순히 임상치료를 하는 것에서 뛰어 넘어 건강증진 방향으로 나아가며, 보건의료 서비스를 이용하는 고객의 필요와 요구에 맞게 서비스를 조정하고, 연구사업뿐 아니라 전문직에 대한 건강증진 교육과 훈련을 하여야 한다. 따라서 건강 관련 분야 기관 및 단체들과 대화통로를 유지하며 협력하는 것이 필요하다.

이상의 5가지 활동영역은 개인의 행태변화를 유도하고 건강한 환경을 조성하여 건강증진을 실천하는 기본 틀이다. 이들 영역이 독립적 혹은 종합적 · 체계적으로 연관되어 적용될 때 건강증진 프로그램 효과는 더욱 커질 것이다.

5. 국내 · 외 건강증진사업

1) 우리나라의 건강증진사업

(1) 국민건강증진종합계획

우리나라는 1995년 국민건강증진법과 지역보건법이 제정되면서 건강증진사업이 본격화되었다. 중앙정부와 지방자치단체가 국민건강증진을 위한 사업홍보와 사회분위기 조성을 추진하였으며, 건강증진 사업을 위한 법적 기반을 마련하였다. 1996년 제1차 지역 보건의료계획이 수립되었고 1998년에는 보건복지부에 건강증진과가 설치되었으며, 1998년에는 전국 18개소에 건강증진을 위한 거점 보건소를 지정하여 건강증진사업을 수행하고 있으며 2002년 우리나라에서는 처음으로 제1차 국민건강증진종합계획(Health Plan 2010)을 수립하여 중 · 장기 국가보건 목표를 설정하고 추진함으로써 건강증진사업이 전국으로 확대되었다.

2005년 국민건강증진종합계획의 중간평가와 전 세계적인 건강증진사업 동향과 건강증진사업의 성과들을 반영하여 수정 · 보완작업을 실시하였다. 이후 2011년 보건복지부는 만성질환으로 인한 사망이 국민의 주요 사망원인이 됨에 따라 예방을 중심으로 한 보건정책과 사업이 절실히 필요했으며, 건강문제와 관련된 환경변화의 전망 등을 반영하여 제3차 국민건강증진 종합계획(Health Plan 2020)을 수립하였다. 제3차 계획의 비전은 '온 국민이 함께 만들고 누리는 건강 세상'이며 총괄 목표는 건강수명 연장과 건강 형평성 제고이다. 사업과제는 건강생활실천 확산, 만성퇴행성 질환과 발병위험요인 관리, 감염질환 관리, 안전 환경보건, 인구집단건강 관리, 사업체계 관리 등 6개 분야로 총 32개 중점과제를 선정하였다. 2015년 '제4차 국민건강증진종합계획 2016~2020'이 수립되었는데 건강생활실천 확산, 예방중심의 상병관리, 안전 환경 보건, 인구집단별 건강관리 분야 등 6개 분야 27개 중점과제가 선정되었으며, 제3차 계획의 기본틀을 유지하면서 성과를 점검 · 보완하고 건강한 생활습관실천의 확산을 강조하였다.

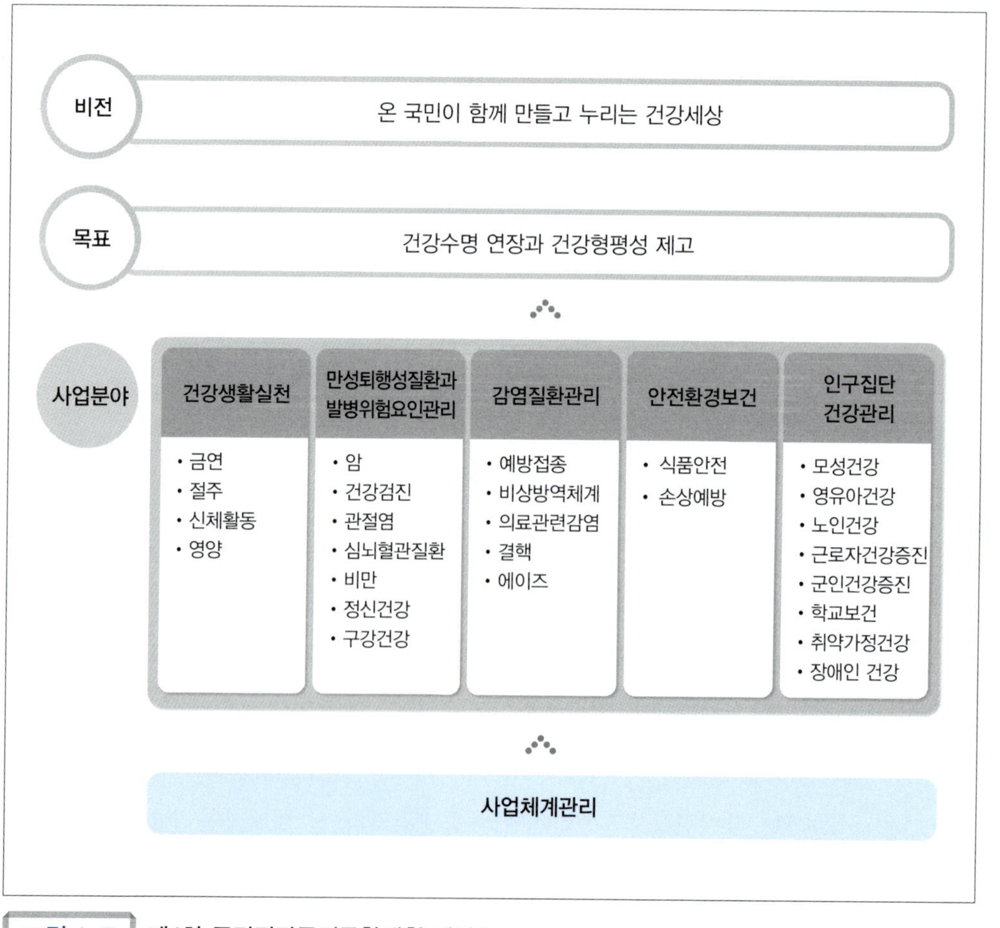

그림 1-7 제4차 국민건강증진종합계획 개념도

출처: 제4차 국민건강증진종합계획 2016~2020, 보건복지부 · 한국건강증진개발원

표 1-4 제4차 HP2020 대표지표

과제		대표지표	2008년 기준치	2013년 현황	2020년 목표치
1	금연	성인남성 현재흡연율	47.7%	42.1%	29.0%
		중고등학교 남학생 현재흡연율	16.8%	14.4% ('15.1.9%)	9.0%
2	절주	성인 연간음주자의 고위험 음주율	남자 28.4% 여사 8.4%	남자 22.8% 여자 7.2%	남자 19.0% 여자 5.1%
3	신체활동	유산소 신체활동 실천율	–	57.1%(14년)	62.8%
4	영양	건강식생활 실천율(지방, 나트륨, 과일/채소, 영양표시 4개 지표 중 2개 이상을 만족하는 인구 비율)	30.2%	35.6%	48.6%
5	암관리	암 사망률(인구 10만 명당)	103.8명	90.4명	82.3명 (2019년)
6	건강검진	일반(생애), 건강검진 수검률 (건강보험적용자)	64.3%	72.2%	80.0%
7	심뇌혈관질환	고혈압 유병률	26.9%	27.3%	23.0%
		당뇨병 유병률	9.7%	11.0%	11.0%
8	비만	성인 비만 유병률	남자 35.6% 여자 26.5%	남자 37.6% 여자 27.5%	남자≤37.0% 여자≤27.0%
9	정신보건	자살 사망률 감소(인구 10만 명당)	26명	28.5명	20명
10	구강보건	아동청소년 치아우식 경험률 (영구치)	61.1%('06)	57.3%('12)	45.0%
11	결핵	신고 결핵 신환자율 (인구 10만 명당)	78.9명(11년)	71.4명	39.5명
12	손상예방	인구 10만 명당 사망률	61.7명	61.3명	56.0명
13	모성건강	모성사망률(출생 10만 명당)	12명	11.5명	9명
14	영유아	영아사망률(출생아 천명당)	3.4명	3.0명	2.8명
15	노인건강	노인활동제한율–일상생활 수행능력(ADL) 장애율	11.4%	6.9%('14)	6.5%

출처: 제4차 국민건강증진종합계획 2016~2020, 보건복지부 · 한국건강증진개발원

(2) 국민건강증진종합계획 2020

① 비전

'온 국민이 함께 만들고 누리는 건강세상'이다. 건강의 포괄적인 개념인 신체적, 정신적, 영적 건강개념을 추구하며, 건강증진의 정의에서 중시하는 각 구성원의 적극적인 자기건강관리 참여와 기본권으로서 평등하게 건강을 누릴 수 있다는 개념을 적용하였다

② 총괄목표

건강수명 연장과 건강형평성 제고이다. 건강수명 지표는 국제적으로 비교 가능한 세계보건기구의 건강수명 지표를 사용하였으며, 건강수명의 추계는 선진국의 건강수명 동향과 우리나라 건강수명 추세를 감안하여 추정하였다. 건강형평성은 각 영역의 주제별 특성에 따라 건강형평성 제고의 적용대상과 범위가 다양하다는 점을 고려하여 각 영역별로 제시하였다

③ 사업과제 영역

사업과제는 총 6개 분야(건강생활실천, 만성퇴행성질환과 발병위험요인관리, 감염질환관리, 안전 환경 보건, 인구집단건강관리, 사업체계관리) 27개 중점과제를 선정하였다. 구체적인 내용은 다음과 같다

가. 건강생활 실천 분야

- 생활습관이 만성퇴행성 질환의 발병 및 경과와 밀접한 연관이 있으므로 오늘날에는 건강의 가장 중요한 근원적 결정요인이라 할 수 있다.
- 건강생활실천분과에서는 만성질환과 관련성이 높은 금연, 절주, 신체활동 및 영양 등 4개 중점과제를 선정하였다.

나. 예방 중심의 상병 관리 분야

- 현재 유병률이 높거나, 조기사망의 원인이면서 예방관리를 통하여 유병률을 낮추고 조기사망을 낮출 수 있는 질환에 대한 예방적 관리 분야이다.
- 예방중심의 상병관리분야는 주요 만성퇴행성질환과 발병위험요인관리분과와 감염질환관리분과 두 가지로 구분되었다.
- 만성질환으로 암, 심뇌혈관 질환, 고혈압, 고지혈증, 당뇨, 비만, 정신보

건, 구강보건 등이 포함되며, 만성질환의 예방을 위한 건강검진 또한 중점과제로 포함되었다.

- 감염질환으로 결핵, 에이즈, 그리고 신종감염병 대응을 위한 예방접종, 비상방역체계, 의료관련 감염이 중점과제로 선정되었다.

다. 안전 환경 보건 관리분야

- 사회적 · 물리적 환경 관리 분야로서 식품안전과 손상예방이 중점과제로 선정되었다.
- 제3차 종합계획 중점과제인 '건강영향평가'는 건강증진 인프라 강화로 집중하기 위해서 사업체계 관리 과제로 통합하였다.

라. 인구집단별 건강관리 분야

- 인구대상별 건강증진정책목표와 사업개발을 위하여 인구집단 건강관리분과를 구성하였다.
- 첫생애주기별 구분(영유아, 모성, 노인 등) 또는 비교적 공통적 건강문제를 갖고 있으며, 접근이 용이한 대상 집단(근로자, 학생 등)을 포함시켰다.
- 인구집단별 건강관리분과에서 대상 인구집단을 선정할 때 형평성 제고를 감안하였고, 이에 따라 저소득층 및 다문화가정을 위한 취약가정건강, 장애인 등의 인구집단을 건강증진분야의 대상으로 선정하였다.

마. 사업체계 관리 분야

- 다양한 건강증진사업의 추진을 위한 수단을 정비하고, 효과적으로 관리하기 위하여 사업체계 관리과제를 두어 인프라, 평가, 정보 및 통계, 재원 등 정책 추진체계 강화를 위한 전략을 정비하였다.

또한 국민에게 건강에 대한 가치와 책임의식을 함양하도록 건강에 관한 바른 지식을 보급하고 스스로 건강생활을 실천할 수 있는 여건을 조성함으로써 국민의 건강을 증진하는 것을 목적으로 보건교육, 질병예방, 영양개선 및 건강생활과 실천을 통해 국민의 건강을 증진시키는 사업을 시행하고 있다.

2) 건강도시

도시화는 고용기회 교육 및 사회경제발전의 기회를 가져오기도 하지만 한편으로는 수많은 건강 문제들을 초래하여 왔다. 이러한 도시의 역기능 현상으로서 주민생활과 연관하여 나타날 수 있는 광범위한 건강 문제를 나열하면 다음과 같다. 주택부족과 주거위생문제, 생활오물 및 오수처리, 공기 하천 및 지표오염을 포함한 공해, 식수 및 생활수 부족, 각종 안전사고 및 이로 인한 사망률 상승, 보건의료서비스의 부족, 정신건강 문제, 각종 사회병리 현상의 유발, 기타 질병의 발생 전파 및 확산 등을 들 수 있으며, 이와 관련된 많은 폐해가 보고되고 있다. 결국 이런 도시화에 따른 도시지역 주민들의 건강 문제를 통합적으로 해결하는 방법으로 건강도시(Healthy city) 프로젝트가 제기되었다.

(1) 건강도시의 정의

세계보건기구(2015)는 "건강도시란 지방정부가 정치적인 헌신, 지역차원의 변화, 역량구축, 협력기반의 계획, 창의적인 프로제트를 통해 건강한 도시가 될 수 있도록 노력하는 것"이라고 하였다. 따라서 건강도시란 시민의 건강과 안녕을 의사결정 과정의 중심에 두고 물리적 · 사회적 환경을 지속적으로 개선하려고 노력하는 도시를 말하는 것으로, 결과가 아니라 과정(process)을 의미한다고 볼 수 있다.

건강도시에서 가장 중요한 것은 건강에 대한 신념이고, 지역주민의 건강에 대한 정책적 · 실천적 의지이며, 이런 관점에서 본다면 어떤 도시이든 건강에 전념하고 건강 수준의 향상을 위한 과정과 조직을 가지고 있다면 건강도시라고 할 수 있다.

(2) 건강도시의 발전과정

건강도시는 1984년 캐나다 토론토에서 열린 Beyond Health Care 회의에서 처음으로 그 개념이 사용되었다. 건강도시에 대한 실질적인 관심을 반영하여 2년 후인 1986년 건강도시 시범프로젝트가 시작되었다. 건강도시 프로젝트는 1978년 세계보건기구의 '모든 인류에게 건강을(Health for All)'이라는 이념과 1986년 오타와 헌장의 건강증진 개념 및 전략을 도시에서 적용할 수 있는 방안을 개발하고, 이를 지방정부의 의제(Local Agenda)로 만드는 것이었다. 처음에는 유럽의 11개 도시가 건강도시 프로젝트에 참여하였으며, 현재 유럽의 경우 30개국 이상의 1,200여 도시와 지방자치단체가 세계보건기구뿐만 아니라 국가적, 지역적, 광역별 및 주제별 네트워킹을 통해 연계되어 있다.

유럽의 건강도시 프로젝트의 영향은 1996년 세계보건의 날 주제로 '더 나은 삶을 위한 건강도시(Healthy Cities for Better Life)'가 선정된 이후 전 세계로 확산되었다.

서태평양 지역은 1980년 이후 호주, 일본, 뉴질랜드를 중심으로 건강도시 프로젝트가 100여 개 도시에서 도입되었다. 2003년 10월에는 세계보건기구와 협력하고 있는 건강도시연합회가 발족되어 건강도시 헌장을 발표하였고, 2004년 10월 말레이시아 쿠칭시에서 제1회 건강도시연합회 총회를 개최하였다. 2006년에는 중국 소주에서 제2회 총회를, 2008년에는 일본의 이치가와시, 2012년에는 호주 로건시, 2014년에는 홍콩에서, 2016년에는 우리나라 원주시에서 개최되었다. 2017년 12월 현재 우리나라에서는 81개 도시가 정회원으로 가입되어 있다.

우리나라에서 건강도시는 1996년 과천시를 시범사업으로 시작하였고 2004년 창원시, 서울특별시, 원주시와 부산진구가 서태평양 건강도시연맹에 가입하면서 건강도시사업이 급격히 확산되었다. 2006년 국내 건강도시 네트워크를 위한 대한민국 건강도시협의회를 결성하여 매년 총회를 개최하고 있다.

(3) 건강도시의 특성

■ 건강도시의 충족 기준

세계보건기구는 건강도시의 충족기준을 다음과 같이 제시하였다.

- 정치적 지도자는 참여적 기획과정을 통해 건강도시를 만들겠다고 선포해야 한다.
- 건강도시 프로젝트의 목적은 모든 시민의 건강과 삶의 질 향상이다.
- 건강과 환경분야에 대한 참여적 기획을 조장하기 위한 기전이 개발되어야 한다.
- 사업활동의 우선순위는 실질적인 주민참여가 보장된 여러 팀에 의해 결정

된다.

- 건강도시 네트워크를 통해 다른 도시와 정보를 공유할 것에 동의해야 된다.

■ 건강도시의 기본요건

세계보건기구는 건강도시의 기본요건으로 다음과 같은 조건이 충족되어야 한다고 제시하고 있다.

- 청결하고 안전한 물리적 환경(주거환경 포함)
- 안정적이고 지속 가능한 생태계
- 상부상조적인 지역사회 커뮤니티
- 시민의 적극적인 참여와 통제(삶과 건강 및 안녕에 영향을 미치는 요인 결정)
- 모든 시민의 기본욕구 충족 노력(음식, 물, 주거, 소득)
- 다양하고 폭넓은 경험 교류 및 의사소통
- 다양하고 활력 있는 혁신적인 경제
- 과거 거주자의 문화적, 생물학적 유산과 함께 다른 집단과 개인들의 연계 격려
- 위의 특성을 강화하고 발전시킬 수 있는 구조
- 적절한 수준의 공중보건 및 질병관리 서비스(접근 가능성)
- 높은 건강수준(높은 수준의 적극적 건강과 낮은 수준의 질병)
- 이상의 특성들과 양립할 뿐만 아니라 더불어 이 요소들을 증진시키는 도시 형태

3) 외국의 건강증진사업

(1) WHO 건강도시

WHO에서는 건강에 대한 정의를 바탕으로 물리적 · 사회적 환경을 지속적으로 개선하고 창출하며 지역사회 자원을 증대시킴으로써 구성원들이 개인적인 능력을 모두 발휘하고 잠재능력을 최대한 개발하며 서로 상부상조할 수 있도록 건강도시 개념을 제시하였다(그림 1-8). WHO의 건강도시는 시민의 건강을 최우선으로 여기고 시민이 건강하고 쾌적하며 질적으로 높은 생활을 영위하는 것을 목

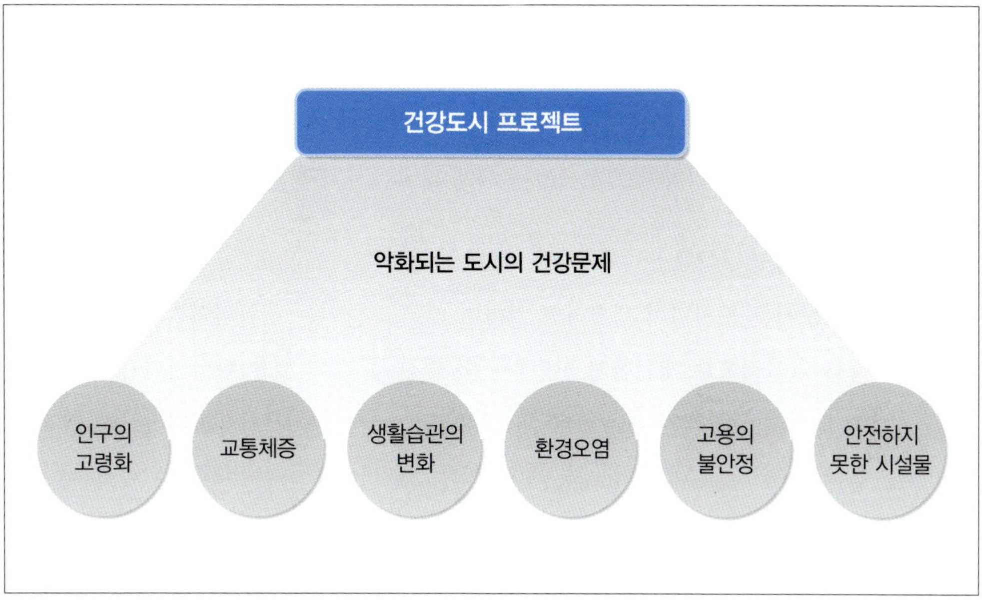

그림 1-8 건강도시 프로젝트

출처: 김운영(2010). 인천광역시의 건강도시 조성방안 연구

표로 건강증진을 위해 지속적으로 노력하는 도시이며, 이는 지방자치단체와 지역사회의 창의성을 발휘하여 "모든 인류에게 건강을(health for all)"이라는 모토를 달성하려는 것이다.

1984년 캐나다 토론토에서 'Healthy Toronto 2000'을 효시로 1987년 WHO는 11개 시범도시와 함께 건강도시를 시작하여 전세계적으로 약 200여 개 이상의 도시가 참여하는 국제적인 네트워크를 구축하였다.

① 건강도시의 이념과 원칙

건강도시는 건강자원의 불평등에서 비롯되는 형평성 문제와 도시빈곤, 취약계층, 건강에 나쁜 영향을 미치는 사회 · 경제 · 환경적 근본원인, 도시개발 노력에 있어 건강문제 등을 고려하여 종합적이고 체계적인 노력을 강조하고 있다. WHO는 건강도시를 위한 조건으로 시민의 적극적인 참여와 통제, 상호 협동적이며 통합적이고 비착취적인 지역사회, 안정되고 장기적으로 지속 가능한 생태계뿐만 아니라 깨끗하고 안전하며 질 높은 물리적 환경 등을 갖추도록 권고하고 있다.

② 건강도시의 배경

WHO는 1980년부터 도시 보건문제에 관심을 가지게 되었는데, 1984년 토론토에서 개최된 '2000년의 건강한 도시 토론토'라는 워크숍을 효시로 건강한 도시를 건설하기 위한 다양한 프로젝트가 세계 각국에서 추진되고 있다.

③ 건강도시의 구성요소

건강도시는 도시민이 생활하고 일하며 배우고 즐기는 생활영역별로 건강위협 요소를 효율적으로 개선하여 시민의 건강증진 및 삶의 질을 향상시키기 위한 새로운 도시 건강정책의 틀을 마련하고자 한다. 건강도시 프로젝트의 공통적인 특징은 건강에 대한 의지, 정치적 의사결정, 영역 간 활동, 지역사회의 참여, 공공정책의 혁신, 건강한 공공정책이 있다.

④ 건강도시 진단지표

WHO의 건강도시 진단지표는 4개 부문, 12개 영역, 32개 항목, 334개의 지표로 구성되어 있다(표 1-5). 진단지표는 각 도시가 어떤 건강사업에 중점을 두어야 할지 판단의 기준을 제공하며 항목별 장래의 경향에 대한 추정을 요하기도 한다. 다음은 WHO의 진단지표를 요약 정리한 것이다.

- 첫째, 인구지표이다. 인구에 관한 정보는 필수자료인 만큼 인구수나 연령구조, 출생 및 사망과 같은 중요한 통계정보가 모두 포함되어야 한다.
- 둘째, 건강상태이다. 출생, 연령이나 원인별 사망, 지역별 사망자 수 비교, 환자 수, 질병율, 건강서비스 제공을 주요 건강상태 지표로 제시하고, 고지된 질병의 발병, 암의 등록상태, 특정지역에 만연하는 전염병 발생, 나아가 가임여성 출산율, 태아 사망률, 유산율, 출산 중 사망률, 피할 수 있는 죽음 등을 주요 지표로 들고 있다.
- 셋째, 생애주기이다. 흡연, 술, 약물 오용, 운동, 식이, 담배 소비와 여성 또는 젊은 연령 계층의 집단별 흡연률, 흡연관계 질병, 심장병, 폐암, 천식, 담배 판매량, 음주와 관련된 폭력, 음주운전, 주류 판매, 스포츠 센터 이용, 수영, 목욕, 저지방 우유 판매, 생선 소비 등을 주요 지표로 측정한다.
- 넷째, 생활여건으로의 주택이다. 주택소유 형태별 패턴, 무주택자의 수, 주택의 물리적 특징, 점유 밀도에 대한 평가가 요구된다.

표 1-5 건강도시 진단지표

분류	진단항목	세부 진단지표
영향요인	생활양식	흡연, 음주, 술 판매, 약물 오용, 운동, 식이, 질병, 목욕, 저지방 우유 판매, 생선 소비 등
	주택환경	주택 소유, 개인 및 공공 임대주택, 무주택자 수, 주택의 물리적 특징, 점유 밀도 등
	사회 · 경제적 여건	교육, 고용, 소득, 범죄와 폭력, 문화 참여
	물리적 환경	대기의 질, 수질, 상하수도 및 쓰레기 서비스, 소음 공해, 방사선, 열린 공간, 감염, 식품의 질
	불공평성	지역 간 불균형, 계층 간 불평등
	물리적 · 사회적 하부구조	물리적: 수송시스템, 도시 재개발, 도시계획 사회적: 훈련 기회, 사회개발 프로젝트 기술, 사회 격리 등
건강현황	인구	총 인구 수, 인구 규모별 나이와 성별 구조, 어린이 비율, 노령인구 비율, 역사적 트렌드와 장래 인구 추정
	건강상태	출생, 가임여성 출산율, 사망자 수 및 비율, 태아 사망자 수, 출산 사망자 수, 유산율 등
대응수준	공중보건 서비스 및 정책	질병예방 정책 및 서비스, 교육정책 및 서비스, 환경정책 및 서비스

출처: 송낙헌(2005). WHO 건강도시 프로젝트 소개

- 다섯째, 사회 · 경제적 여건들이다. 교육, 고용, 수입, 범죄와 폭력, 문화적 참여에 대한 지표 설정과 평가가 요구된다.
- 여섯째, 물리적 환경이다. 공기의 질, 물의 질, 상하수도 서비스, 소음공해, 조명, 열린 공간, 음식의 질에 대해 평가한다.
- 일곱째, 지역 간 불균형의 정도이다. 지역 간 불균형, 계층 간 불평등 정도를 측정한다.
- 여덟째, 도시의 물리적 · 사회적 하부구조이다. 물리적 하부구조로 수송시스템, 도시재개발, 도시계획 등이 사회적 하부구조로 훈련기획, 사회개발 프로젝트 기술, 사회격리의 증가가 있다.

- 아홉째, 건강에 대한 공공서비스와 관련된 정책이다. 인구의 질병예방에 목표를 두는 정책이나 서비스, 교육정책 및 서비스, 환경정책 및 서비스 등을 바탕으로 하는 지표설정과 평가가 필요하다.

오타와 헌장에서 권장하는 다섯 가지 활동영역은 건강지향적인 공공정책 수립, 건강한 공공정책 수립과 실행을 위한 지원적 환경 조성, 건강한 공공정책의 성공적인 수행을 위한 지역사회 단체들의 활발한 참여와 활동, 개인이 손쉽게 실천할 수 있는 건강생활 프로그램 개발 및 보급, 모든 사람들의 보건의료 접근성을 향상시키기 위한 보건의료체계 정립이다.

(2) 미국의 건강증진사업

미국의 건강증진사업은 개인의 행태변화와 이에 영향을 주는 공공정책이나 보건의료 서비스 등 환경개선에 초점을 두고 있다. 국민건강목표는 국민의 건강한 삶을 연장하고 건강에서의 불평등을 완화시키며 모든 국민의 보건의료 서비스에 대한 접근을 가능하도록 하는 데 있다.

미국은 국민들의 건강증진을 위해 다양한 계획을 수립하였는데, 'Healthy People 2000'은 건강증진의 안녕상태를 유지 및 강화할 수 있는 생활양식을 실천하도록 지역사회와 개인의 전략을 개발하는 것으로, 개인의 건강잠재력 개발과 이에 영향을 주는 환경변화를 위한 사회적 지지를 강조한다. 'Healthy People 2000'은 22개 분야 226개 목표가 있으며 이 목표는 질병예방, 건강보호, 건강증진의 세 영역으로 구분된다. 또한 'Healthy People 2010'이 재 계획되었고, 목적은 건강하고 질적인 삶을 연장하고 건강 불평등을 감소시키는 데 중점을 두고 있으며, 28개 분야 467개의 목표를 설정하였다. 주요 건강지표는 신체활동, 과체중 및 비만, 흡연, 물질남용, 성행위, 정신건강, 상해 및 폭력, 환경, 예방접종, 보건의료 접근성이다(표 1-6). 현재 'Healthy People 2020'이 시행 중이며 모든 사람이 건강하게 오래 사는 사회를 비전으로 38개의 영역에서 580개의 중점과제를 중심으로 Healthy People 2010에서부터 시작된 인구집단 간 건강격차에 관한 관심을 지속적으로 유지하고 있음을 나타내고 있다.

질병예방과 건강증진의 지역사회 프로그램은 건강정보의 급속한 파급을 가져올 수 있어 미국은 기관중심 서비스에서 벗어나 지역사회 중심의 건강서비스로

표 1-6 미국의 Healthy People 2010 총괄목표 및 평가지표

발전 단계	사업 기간	사업 내용
예방 가능한 질병, 상해, 장애 그리고 조기사망으로부터 벗어나 장수하는 동시에 삶의 질 확보	일반적 건강상태	기대여명 건강수명 육체적 · 정신적 이환 일수 주관적 건강상태 활동 제한 만성질환 유병 국가 비교
건강 형평성을 달성하고 건강격차를 해소하며 모든 인구집단의 건강을 증진	건강격차 및 형평성	인종별 성별 사회 · 경제적 상태별 장애 여부별 성적 소수자별 거주 지역별
모든 국민의 건강을 증진시킬 수 있도록 사회적, 물리적 환경 조성	사회적 건강결정요인	사회 · 경제적 요인 자연적 혹은 인위적 환경 정책 혹은 프로그램
생의 모든 단계에서 건강한 성 장발달과 건강한 생활습관, 그리고 삶의 질을 향상	건강 관련 삶의 질	웰빙/만족도 육체적 · 정신적 · 사회적 건강 관련 삶의 질 일상활동 참여

출처: 임동진(2011). 미국 Healthy People 2020의 내용 및 우리나라에의 시사점. 보건사회 연구원 보건복지포럼 172호, 94-108.

전환시키고 있다. 지역사회에 기반한 건강증진 프로그램은 지역사회 조직화를 포함하는데, 지역사회 조직화는 지역사회의 건강을 증진시킬 공통의 목적을 위해 서비스를 조정하고 프로그램을 창조하기 위해 함께 업무를 수행하도록 지역사회에서 기관, 조직, 그룹들을 참여시키고 동원하는 과정으로 지역사회 자원 활용 개념과 같다고 할 수 있다.

(3) 일본의 건강증진사업

일본 건강증진사업의 목적은 모든 사람이 생활의 장에서 건강을 누릴 수 있는 공정한 사회를 창조하는 데 있다. 국가적 차원의 사업은 고령화 사회 도래에 대비한 종합적인 건강 대응책으로 1978년부터 '제1차 국민건강 가꾸기 운동'으로 시작되었는데, 이 시기의 사업 내용은 건강진단제도의 확립, 시정촌 보건소의 정비, 전국적 보건계몽을 위한 조직 구성 등 건강검진사업의 확충에 중점을 둠으로써 국민건강을 위한 기초적인 여건을 마련하였다.

1988년 '제2차 국민건강 가꾸기 사업'인 'Active 80 Plan' 이후 질병예방사업과 운동, 영양, 휴식 등 건강증진의 3요소를 구분하여 사업을 펼쳤다. 제1, 2차 건강 증진사업 성과를 바탕으로 2000년 '3차 국민건강 가꾸기' 대책으로 '건강일본 21(Healthy Japan 21)'을 시행하고 있는데, 건강에 대한 책임을 국가나 지방자치단체보다는 주로 개인에게 두고 있다. 이 사업은 정확한 정보 제공, 역량 강화, 자가 관리, 지역사회 주민 우선 참여를 기본 개념으로 하고, 생활습관 및 생활습관과 관련된 병을 9개 분야로 선정하며, 이에 대한 구체적 목표를 설정하여 건강증진사업을 시행하고 있다.

(4) 선진국의 건강증진사업 특성

2002년 영국 보건성은 건강 불평등에 대한 개선 목적으로 'Cross-cutting Review'를 발간한 바 있다. 이 보고서에는 주로 건강 불평등을 해소하기 위해 5가지 영역에 우선적으로 사업을 집중해야 함을 건의하고 있다. 첫째, 건강 불평등의 고리를 끊을 것, 둘째, 주요 사인에 대처, 셋째, 공공 서비스와 시설에 대한 접근성 향상, 넷째, 취약지역 공동체의 역량 강화, 다섯째, 특수계층에 대한 지원이다. 영국 보건성은 'The Program for Action'을 통해 가족, 모성, 자녀에 대한 지원, 지역사회와 개인의 참여, 질병의 예방과 효과적인 치료 및 자료의 제공, 건강결정요인의 평가에 집중할 것을 요구하였다.

영국은 국가보건의 사업으로 사망의 주된 원인이 되는 만성질환 관리를 위한 위험요인 관리사업으로 흡연, 음주, 식생활, 운동 등을 관리하고 있다. 관상동맥성질환과 뇌졸중 관리를 위한 사업의 예를 살펴보면, 임신 중 금연, 영양상태 증진, 어린이·청소년의 금연, 지역사회 수준의 신체활력과 건강 식생활 장려, 비만 주민의 적극관리를 목표로 영양식이, 건강증진, 신체활력조정 등을 지역기관과 연계하여 실시하고 있다.

호주의 건강증진사업의 실천전략은 1986년 WHO가 주최한 캐나다 오타와 회의에서 선정한 건강증진 실천전략에 근거하여 수행하고 있다. 호주의 실천전략을 살펴보면, 건강위험도 사정, 조기검진, 예방접종, 건강정보 제공, 보건교육, 상담기술개발, 지역사회 활동 강화, 사회적 분위기 조성, 조직 개발, 포괄적·통합적인 보건정책 개발이다. 건강증진사업의 주축인 지역사회 주민의 관심과 참여를 유도하기 쉬운 행사나 인력들을 후원하여 그들을 통해 사람들에게 건강증진 메시지를 전하고 건강증진에 대한 붐을 조성하고 있으며 건강증진을 위해 직접적인 건강문제 관리를 수행하기보다 건강에 영향을 미치는 사회적 요인을 간접적으로 해결함으로써 궁극적으로 건강증진에 이르는 전략을 사용하고 있다.

최근 국외에서는 다양한 건강 불평등의 제거를 위한 정책이 제시되고 있다. 미국에서는 National Institute of Health가 연구를 주도하고 있으며 '건강 불평등을 완전히 제거하기 위한 전략적 연구계획과 기금'을 발족하였다. 캐나다에서는 IHPH(Canadian Population Health Initiative)가 건강 불평등에 대한 책임을 지고 있으며 핀란드의 National Public Health Institute도 건강의 사회적 불평등에 대한 연구 프로그램을 시작하였다. 연구의 목적은 건강 불평등의 경향과 결정요인에 대한 연구를 통해 건강 불평등을 감소시킬 수 있는 환경을 만든다는 것이다. 호주 정부는 건강 불평등을 감소시키기 위한 정책을 비롯한 보건정책의 효과적인 개발과 실행을 위해 강력한 과학적 근거를 구축하고 건강 불평등의 원인과 효과적인 대책에 관한 지식을 향상시키기 위해 Health Inequalities Research Collaboration(HIRC)를 설립하였다.

선진국의 건강증진사업은 지역사회 주민 스스로 생활습관을 개선하고 건강증진을 실천하도록 하기 위해 지역사회 주민의 관심과 참여를 유도하고 지역사회 조직, 기관과의 연계를 추진전략으로 사용하고 있다.

CHAPTER

02

보건교육의 이해

학습목표

- 보건교육의 개념을 기술할 수 있다.
- 보건교육의 중요성을 설명할 수 있다.
- 보건교육의 목적과 목표를 설명할 수 있다.
- 보건교육의 내용과 범위를 열거할 수 있다.
- 건강증진과 보건교육의 관계를 설명할 수 있다.
- 보건교육의 변천과 보건교육사의 직무 및 제도를 설명할 수 있다.

1절 보건교육의 개념

1. 보건교육의 정의

보건교육(health education)이란 건강(health)을 교육(education)한다는 건강과 교육의 합성어로, 학습된 경험들의 조합이 개인의 삶의 질을 발전 · 유지 · 향상시키도록 돕고 안내하는 과정이며, 이 과정은 건강에 대한 태도, 지식, 행위에 영향을 주는 계획되고 연계된 교육을 말한다.

보건교육의 정의를 살펴보면, Griffiths(1972)는 "최적의 건강실천과 실제로 행해지고 있는 건강 실천 간의 격차를 줄이기 위한 시도"라고 정의하고, Green 등(1980)은 "건강에 유익한 행동을 자발적으로 선택하도록 촉진하기 위해 고안된 모든 학습 경험"이라고 하였다. National Task Force on the Preparation and Practice of Health Educators(1985)는 "개인이 개별적 또는 집합적으로 자신과 다른 사람들의 건강에 영향을 주는 문제에 대해 충분한 정보를 바탕으로 결정을 내릴 수 있도록 돕는 과정"이라고 정의하였고, 미국의 학교보건교육용어제정위원회(Joint Committee on Terminology in School Health Education, 2001)는 "개인이나 집단을 대상으로 건강에 관한 지식, 태도, 행위의 변화가 오도록 영향을 주는 모든 경험의 총합"이라고 하였다. 우리나라 국민건강증진법에서는 "개인 또는 집단으로 하여금 건강에 유익한 행위를 자발적으로 수행하도록 하는 교육"으로 정의하였다.

종합하면, 개인 또는 집단의 건강을 유지 · 증진하도록 건강에 해로운 행위변화를 위한 지적인 안목 교육을 실시함으로써 스스로 자기건강관리능력을 개발하고 대상자의 지식, 인식, 가치관, 태도를 변화시켜 긍정적인 건강행위를 지속적으로 실천 및 습관화하도록 변화시키는 것을 말한다.

2. 보건교육의 역사

우리나라의 보건교육은 1927년 마산, 부산, 인천 등에 간호사를 지역사회 실무 인력으로 학교보건사업에서 위생교육을 실시한 것이 시초이다. 1956년 보건소법에 의하여 보건소 업무에서 보건교육이 국가적으로 시행되기 시작하였다(김화중 외, 2008). 국가 및 지방자치단체는 모든 국민이 올바른 보건의료의 이용과 건강한 생활습관을 실천할 수 있도록 그 대상이 되는 개인 또는 집단의 특성, 건강상태, 건강의식에 따라 적절한 보건교육을 실시하도록 하고 있다(국민건강증진법 12조, 2016). 1984년 산업안전보건법에서 사업장 근로자의 건강과 안전을 목적으로 보건교육을 포함하고 있으며, 이와 관련하여 사업주는 해당 사업장의 근로자의 질병예방, 건강 보호를 위해 근로자 정기안전 · 보건 교육, 관리감독자 정기안전 · 보건 교육, 채용 시의 교육 및 작업내용 변경 시의 보건교육을 실시하도록 하고 있다(산업안전보건법 31조).

학교의 보건교육은 1953년 교육공무원법의 제정으로 양호교사가 법적 지위를 얻게 되어 보건교육의 중추적 역할을 담당하였다.

2002년 양호교사를 보건교사로 개칭하였으며, 제7차 교육과정(1998년 이후)에 초등학교 및 중학교의 경우 재량활동 시간에 보건교육을 실시하도록 하였다. 2007년 학교보건법이 개정되면서 보건교육이 보건교사의 직무로 규정되면서 초등학교 5, 6학년의 경우 학년별로 재량활동 시간을 통해 연간 17시간 이상 보건교육을 실시하도록 하였고, 중학교는 1개 학년에서 재량활동 시간에 17시간 이상 보건교육 실시, 고등학교는 1학년에서 재량활동 시간에 17시간 이상 보건교육을 실시하도록 하고 있다. 그러나, 실제로 이루어지는 보건수업은 초등학교 72%, 중학교는 38%, 고등학교는 25%로 학년이 올라갈수록 체계적인 보건수업이 이루어지고 있지 않는 것으로 나타났다(김영숙, 2017). 따라서, 학교보건법에 따라 보건수업이 체계적으로 운영될 수 있는 조치가 필요하다.

3. 보건교육의 목적

1) 보건교육의 목적과 목표

보건교육의 목적은 개인, 집단, 지역사회 주민 모두가 자신들의 보건문제에 대해 중요성을 스스로 인식하고 자발적 행동을 통하여 잘못되어 있는 지식, 태도, 행동 등에 영향을 주어 바람직한 방향으로 변화시키는 것이다. 보건교육의 목표는 개인, 집단 또는 단체 차원에서 건강에 위해한 행위를 현재와 미래의 건강에 도움이 되는 이로운 행위로의 변화를 유도하는 것이다(Simonds, 1976). Davis(1983)은 미국에서의 학교보건의 목표를 "건강에 대한 개인의 책임을 증진시키는 것"으로 기본적으로 건강, 질병, 영양, 신체작용 및 환경 등에 관한 지식을 통해 달성될 수 있음을 강조하였다.

세계보건기구(World Health Organization, WHO)가 주최한 제1차 보건교육 전문 위원회에서 규정한 보건교육의 기본 목적은 다음과 같다(WHO, 1974).

- **첫째**, 개인이나 집단이 자신의 건강을 스스로 관리할 수 있는 능력을 갖도록 돕는다.
- **둘째**, 지역사회 구성원의 건강은 지역사회 발전에 중요한 자산임을 인식시킨다.
- **셋째**, 지역사회가 자신들의 건강문제를 스스로 인식하고 행동하여 해결함으로써 자율적으로 지역사회의 건강을 유지 · 증진시키도록 하는 역량을 갖게 하는 것이다.

보건교육이 달성해야 할 궁극적인 목표는 다음과 같다.

- **첫째, 보건교육을 통한 질병예방:** 환경적 위험 또는 위험요소로 규명된 것이 있을 때 개인 · 가족 · 지역사회 내에서 특정한 질병이나 장애, 불구가 발생하는 것을 줄이기 위한 직접적인 활동을 말한다.
- **둘째, 보건교육을 통한 건강관리:** 건강문제를 가진 상황에서 심각성 정도를 감소시켜 개인으로 하여금 신속하게 정상적인 기능을 수행할 수 있도록 돕는 것을 말한다.

- **셋째, 보건교육을 통한 건강증진:** 개인과 집단이 새로운 기술을 습득하고 자신의 삶을 통제하며 건강증진을 이룰 수 있도록 행동을 변화시키는 데 있어 구체적인 역할을 함으로써, 건강에 대한 긍정적인 잠재력을 확장시키는 것을 추구한다.
- **넷째, 보건교육을 통한 재활:** 학습자의 기능보다 기능장애에 더 큰 비중을 두고, 불구나 장애의 상태에서 최대한의 기능을 수행할 수 있도록 기능적 회복을 돕는 것이다.

4. 보건교육의 중요성

1) 보건교육의 중요성

자신의 건강을 스스로 지키는데 필요한 지식(knowledge), 태도(attitude), 행동(behavior)의 무지는 다른 일반 지식의 무지보다 심각하게 받아들여야 한다. 보건교육의 중요성은 보건교육 학습자가 누구의 감시나 지시 없이 스스로 건강행위를 실행에 옮기도록 하는 것이다. 즉, 교육을 통해 학습자가 스스로 올바른 행위를 이해하고 실천에 옮기게 한다면 이는 학습자들에게 건강한 습관으로 영구적으로 형성될 수 있다.

우리나라의 건강현황 문제를 살펴보면, 건강에 대한 지식 결여로 유발된 건강문제, 즉 보건교육으로 예방 가능한 문제가 40%, 간단한 치료를 요하는 건강문제가 30%, 일반의와 전문의에 의해 치료될 수 있는 건강문제가 30%이다. 이는 보건교육만 올바로 실시한다면 40%의 건강문제를 사전에 예방할 수 있다는 의미이며, 여기서 보건교육의 중요성을 확인할 수 있다.

(1) 최소의 비용으로 최대의 효과

건강에 대한 지각 결핍으로 발생하는 건강문제가 40%인데, 건강문제를 해결하기 위해서는 건강에 대한 지식과 기술을 가르쳐 줄 수 있는 보건교육이 요구된다. 질병치료를 위한 의료서비스에 드는 비용보다 질병을 예방하고 건강을 증진하기 위한 보건교육에 드는 비용은 사회, 경제적으로 효과가 크다.

(2) 건강유지 및 건강증진

만성질환 및 성인병과 관련된 원인으로 비만, 운동부족, 스트레스 등 생활양식이 차지하는 비중이 높다. 보건교육을 통해 금주, 금연, 식이, 수면, 체중조절, 운동, 스트레스 관리 등의 생활양식을 긍정적인 방향으로 보건교육을 실행한다면 건강한 생활양식의 유지로 질병 예방, 건강유지 및 증진에 도움이 된다.

(3) 자기건강관리능력

사회적 · 경제적 · 의료적 변화에 따라 건강하고자 하는 욕구는 높아지고 있으며, 건강에 대한 보건교육과 건강증진이 강조되고 있다. 보건교육을 통해 건강에 대한 지식과 기술을 습득하여 변화하는 환경에 스스로 자신의 행위와 습관을 조절할 수 있는 자기건강관리능력을 향상시킬 수 있다.

2) 생활양식과 건강행위

우리나라의 주요 사망원인은 2015년 통계청 기준 악성신생물(암), 심장질환, 뇌혈관질환 순이며, 이들 3대 사인은 전체 사망원인의 47%를 차지한다. 순환계통 질환은 연령이 증가할수록 연령별사망률도 증가하는 추세인데 특히 70세 이후부터 급증하였다. 이러한 질병의 원인은 흡연, 식습관, 알코올 섭취 등의 생활양식과 같은 환경요인이 차지하는 비율이 70%이다. 따라서, 위험요인을 스스로 피하고 생활습관의 변화를 통해 질병이 발생되는 것을 예방할 수 있다(그림 2-1).

(1) 건강행위의 영향 요인

개인과 지역사회의 건강은 여러 가지 요인들이 조합되어 동시에 영향을 받는다. 어느 집단이 건강한지 파악하려면, 인구집단이 거주하는 장소, 환경의 객관적 상태, 유전적 특질, 수입 및 교육의 수준, 이웃이나 가족과의 관계 등 여러 요인들의 복합적인 영향을 조사해야 한다. 건강결정요인의 대표적인 모형인 Lalonde의 모형에 의거, 건강구성 모형의 4가지 건강결정요인 즉, 인체, 생활양식, 환경, 의료조직별 접근요인에 따른 영향요인을 제시하였다.

① **인체:** 개인의 생물학적 특성과 건강에 대한 인식도 변화가 해당된다.

- **생물학적 특성:** 연령, 성별, 인종, 유전 등이 해당된다. 연령, 성별, 인종에

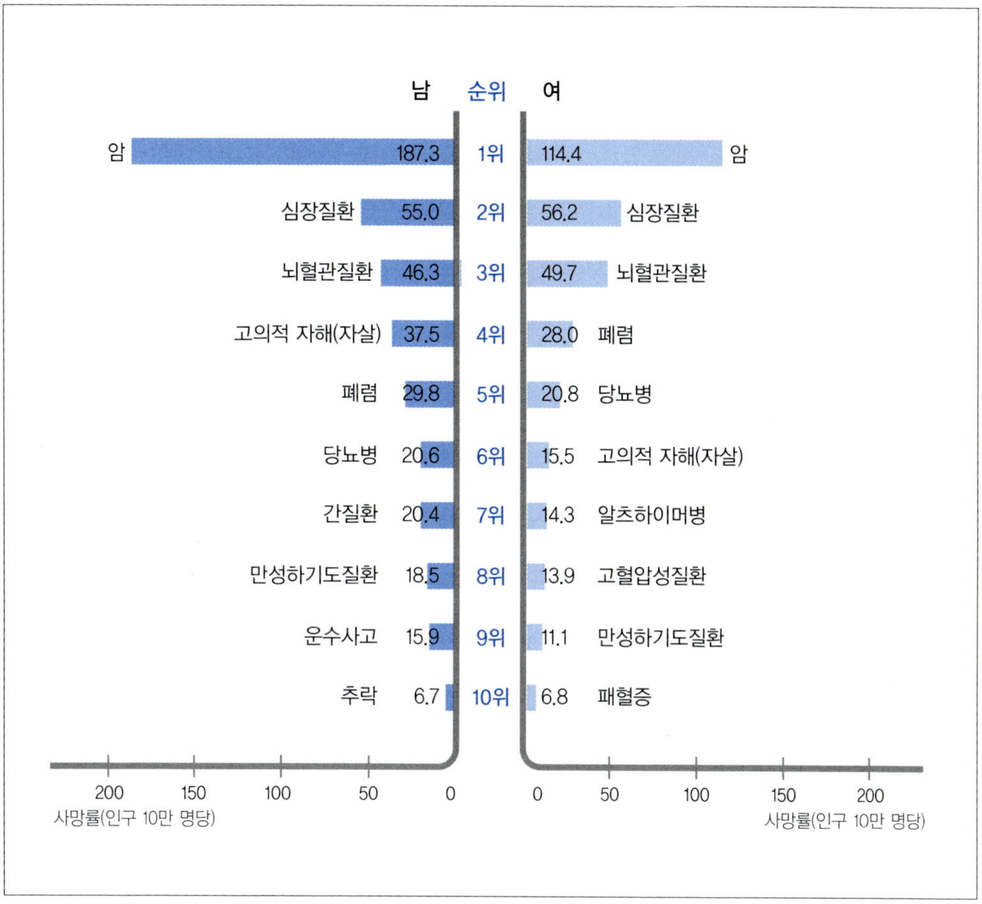

그림 2-1 성별 사망원인 순위(2015년)

출처: 통계청(2015). 2015년 사망원인통계연보

따라 민감도가 높은 질환이 다르므로 해당 시기에 따라 건강수준에 영향을 미치게 된다. 예를 들면, 10대는 사고 사망률이 높은 반면, 60대 이상은 암 사망률이 높으므로 건강행위로의 접근방법 적용, 사인별 혹은 질병별 민감도를 고려하는 것이 필요하다. 연구에 의하면, 유병률은 나이나 성별과 같은 생물학적 특성에 큰 영향을 미치는 것으로 나타났다(이진희, 2016).

- **건강에 대한 인식의 변화:** 건강행위는 '신념, 기대, 동기, 가치관, 인식 및 그 밖의 인지적 요소와 같은 개인 특성, 정서적 · 감정적 상태와 특색을 포함한 성격 특성, 건강유지, 건강회복 및 건강증진과 관련된 외적 행동유형, 행위 및 습관'으로 정의되고 있다(Gochman, 1997). 개인의 가치와 목표 달

성 정도에 대한 개인의 생각에 따라 의사결정에 영향을 미쳐 행위로 나타난다. 보건교육을 통해 개인에게 필요한 지식과 기술을 알려주어 인지를 변화시키면 신념과 가치관의 변화로 태도와 행동이 긍정적으로 변화될 수 있다.

② **생활양식**: 건강행위에 영향을 미치는 요소 중 가장 영향력이 큰 요인은 생활양식이다(신유선 외, 2005). 다른 요인들과 달리 생활양식은 보건교육을 통하여 올바른 생활양식을 실천하게 할 수 있으므로, 질병예방사업 및 건강증진을 위해 가장 으뜸이 되는 수단으로 보건교육이 강조된다.

- **금연**: 흡연은 단일 요인으로 건강에 가장 위해를 가하며, 음주와 흡연을 동시에 하는 것은 암 발생률의 증가를 초래한다. 2016년 19세 이상 인구 중 담배를 피우는 사람은 20.8%로 나타났다.
- **음주**: 암 뿐 아니라 알코올성 간염, 간경변, 췌장염, 철분과 엽산, 비타민 결핍 등의 영양 불균형, 면역저하 등을 유발한다. 알코올 자체가 발암물질은 아니지만 다른 화학성분과 상호작용으로 암의 발생률을 상승시킨다. 2016년 우리나라 통계청에서 조사한 음주율은 65.4%로 알코올 관련(알코올성 간질환 등) 사망률은 인구 10만 명당 9.3명으로 나타났다.
- **운동**: 규칙적인 운동은 비만 및 만성 성인병을 예방한다. 비만은 신체활동과 식생활 습관, 정신건강뿐만 아니라 심혈관질환과 밀접한 연관이 있다. 우리나라 2016년 통계청에서 조사한 규칙적으로 운동을 하는 대상자는 38%로 낮았다. 효과적인 운동방법은 하루 30분 이상, 일주일에 5일 이상, 땀이 약간 배어나오는 정도 혹은 숨이 약간 차는 정도이다.
- **체중조절**: 비만은 만성 성인병과 관련되어 있다.
- **식생활 개선**: 매일 아침식사를 하고 간식을 가급적 피하며, 염분 섭취와 지방 섭취를 줄이고 짠 음식과 탄 음식, 방부제가 들어가 있는 음식을 피한다. 우리 몸의 대사과정 중 발생하는 활성 산소는 심혈관질환을 유발하고 세포의 유전자를 손상시켜 암 발생에 관여한다. 녹황색 채소는 항산화 효과가 있어 활성산소를 제거하므로 과일과 야채를 많이 먹는다. 야채와 과일 속의 식이섬유는 대변 통과 시간을 단축시키고 대변내 수분 함유량 증가와 정상적인 대장내 세균의 작용을 도와 암 발생을 감소시킨다.

- **스트레스 감소:** 스트레스의 증가는 호르몬에 영향을 미쳐 면역체계의 기능을 떨어뜨리고 몸의 산화를 증가시킨다. 스트레스는 정신건강 지표로 많이 이용되고 있다.

③ **환경:** 환경은 학자마다 약간씩 달리 구분하고 있다. 인간을 둘러싸고 있는 환경은 자연환경과 인간환경으로 구분하며, 자연환경은 물리화학적 환경(공기, 물, 땅, 빛, 소리 등)과 생물학적 환경(미생물, 곤충, 조류, 파충류, 짐승, 가축 등)으로 나뉜다. 인간환경은 물리적 환경(기구, 기계, 산업시설, 집, 병원)과 사회 · 경제적 환경(사회제도, 습관, 윤리의식, 고용, 교육, 수입, 주거 등)으로 분류할 수 있다. 인간은 환경 속에서 끊임없이 상호작용을 하며 살아가고 있으므로 환경은 직접적인 건강문제를 일으키는 주요한 위험요인이며, 인간 건강의 중요한 결정요인이다. 예를 들면, 사회경제적(교육수준, 직업계층, 소득수준, 재산 등)으로 취약하면 건강에 악영향을 미치며 열악한 거주환경 역시 건강수준을 낮춘다.

④ **보건의료조직:** 보건의료서비스에 대한 접근이나 서비스의 이용 등의 서비스 요인들은 생각한 것보다 그 영향력이 낮다고 보고되고 있지만(배현아, 2015), 보건의료조직의 체계화 및 조직화가 잘 갖추어져 있으면, 병원으로의 접근성이 수월하고 필요한 서비스를 이용함으로써 건강에 긍정적인 영향을 미침은 분명하다.

3) 예방적 건강행위

Kasl과 Cobb(1966)은 건강행위의 세 가지 범주를 다음과 같이 정의하고 있다.

① **예방적 건강행위(preventive health behavior):** 자신이 건강하다고 생각하는 개인이 자각 증상이 없는 상태에서 질환을 예방하거나 발견하기 위한 목적에서 행하는 모든 행동을 말한다.

② **질환 행위(illness behavior):** 자신이 아프다고 인지하는 개인이 자신의 건강상태를 정의하고 적절한 도움을 찾으려는 목적에서 행하는 모든 행동을 말한다.

③ **환자 역할행위(sick-role behavior):** 자신이 아프다고 인지하는 개인이 질병치료를 통해 건강해지려는 목적에서 행하는 모든 행동을 말한다.

5. 보건교육의 내용과 범위

1) 보건교육의 내용

보건교육은 간호학, 영양학, 생물학, 의학 등의 자연과학을 교육내용으로 하고, 교육방법에 있어서는 행동과학, 철학, 교육학, 심리학, 사회학, 경영학, 행정학 등 사회과학 분야의 접근이 필요한 응용 학문으로, 보건의료에 대한 기초지식을 충분히 쌓고 전문적으로 준비가 된 보건교육가에 의해서 실시되는 것이 가장 바람직하다.

보건교육은 개인뿐만 아니라 지역사회 전체를 포함하는 것으로 개인의 능력을 강화시키고 보다 나은 건강수준을 향상시키기 위해 질병의 예방과 조기 발견, 재활, 장기적인 치료 등에서 최적의 건강증진까지 일련의 연속선을 모두 포함한다.

(1) 예방 수준별 보건교육 내용

① **일차예방 수준의 보건교육:** 일차예방은 건강한 상태에 있는 개인 또는 인구집단의 건강을 보호 또는 증진하는 것과 질병 발생을 예방하는 것이다. 보건교육을 통하여 적절한 영양섭취와 운동을 하게 하고, 흡연, 과음, 약물남용, 비만, 영양결핍, 스트레스, 수면부족, 위험한 성행위 등 건강의 위험요인을 인식하고 구별할 수 있는 능력을 갖게 하여 위험요인을 피하도록 한다. 예를 들면, 산모교육을 통하여 자기 건강관리와 모유 수유 등의 건강행위를 실천하는 것이다.

② **이차예방 수준의 보건교육:** 개인 또는 인구집단의 불건강상태를 조기에 발견할 수 있는 조기검진 방법과 조기치료, 효과적인 대응방법을 포함한 교육을 실시함으로써 큰 질병으로 발전하는 것을 막거나, 전염병의 확산을 막을 수 있게 하는 것이다.

③ **삼차예방 수준의 보건교육:** 삼차예방은 지속적인 질병의 고통을 완화하며 환자를 적응시키고 기능장애를 복구하거나 남은 기능을 최대한 활용하도록 돕는 것이다. 삼차예방 교육의 예는 능동적 운동, 수동적 운동, 체위변경 등으로

불용성 위축을 예방하는 교육을 하고 건강회복 후 재활과정에서 필요한 지식이나 기술, 일상생활 동작이나 자기돌봄 기능 등에 관해 교육하는 것이다.

(2) 국민건강증진법상 보건교육 내용

국민건강증진법 시행령 제17조에 명시된 보건교육 내용은 아래와 같다.

① 금연 · 절주 등 건강생활의 실천에 관한 사항

② 만성퇴행성질환 등 질병의 예방에 관한 사항

③ 영양 및 식생활에 관한 사항

④ 구강건강에 관한 사항

⑤ 공중위생에 관한 사항

⑥ 건강증진을 위한 체육활동에 관한 사항

⑦ 기타 건강증진사업에 관한 사항

2) 영역별 보건교육 내용과 범위

보건교육의 내용과 범위는 최적의 건강을 이루기 위한 건강증진에서부터 질병예방, 치료, 재활 및 장기치료에 이르기까지 전반적인 건강 연속선상에서 다루어질 수 있다.

보건교육자는 개인과 집단의 건강에 영향을 미치는 건강결정요인, 건강문제의 개인별, 집단별 분포와 해결방법에 대한 분석을 한 후, 직접 대상자를 대하고 잘못된 건강에 대한 지식, 태도, 습관을 변화시키기 위해 건강인식 및 건강증진에 대한 건강습관을 행동화하도록 동기를 부여하고 필요한 보건지식을 제공한다.

(1) 지역사회

지역사회를 기반으로 한 지역사회에서의 보건교육은 지역주민의 건강을 증진하고 질병을 예방, 관리하기 위해 설치되어 있는 1차 보건의료기관인 보건소의 기능 및 업무에서 찾아 볼 수 있으며(지역보건법 제11조), 보건교육의 실시는 국민건강증진법(제12조)에서 법적 근거를 찾을 수 있다.

보건교육의 범위는 요구도 사정, 교육과 훈련, 건강상담 활동, 자료제작 및 정보 제공 활동, 교육 활동, 동기부여 활동, 지역사회 조직화 활동 등으로 열거할 수 있다. 이러한 활동은 지역사회 뿐 아니라, 학교, 산업장에서 거의 동일하게 이루어진다.

① **보건사업의 요구도 사정:** 집단 및 지역사회의 건강상태를 정확히 판단해야 하는데, 이는 보건사업의 요구도를 알 수 있을 뿐만 아니라 보건교육사업의 우선순위를 결정할 수 있다. 보건사업의 요구도 사정을 위해서는 지역사회 조사를 통하여 자료를 수집하여 분석하거나 기존 자료를 이용할 수 있다.

② **보건관계 요원의 교육과 훈련:** 보건관계 요원의 자질을 향상시키고 새로운 전략을 도입하여 발전시키기 위해서는 기초교육과 훈련 및 계속적인 보수교육과 훈련이 필요하며, 보건관계 요원에 대한 교육과 훈련은 보건교육 활동의 중요한 부분으로 수행된다.

③ **건강상담 활동:** 건강상담은 개인면담, 전화상담, 우편상담, 집단상담 등이 있다.

④ **시청각 자료제작 및 정보제공 활동:** 효과적인 보건교육이 되기 위해서는 각종 시청각 자료의 제작과 보급 및 활용이 중요한 부분이다.

⑤ **교육 활동:** 교육 활동을 통해 지역사회 주민의 건강에 대한 인식변화가 일어나게 된다. 대인 접촉, 대중매체, 지역사회 조직을 통한 교육활동 등으로 분류된다.

⑥ **동기부여 활동:** 행동의 변화로 유도할 수 있는 동기부여 활동은 매우 이론적이며 기술적인 활동이다.

⑦ **지역사회 조직화 활동:** 집단 또는 조직 중심으로 보건교육 활동을 전개함으로써 학습자에게 보다 쉽게 접근할 수 있으며, 지역사회 전체 사업의 내용을 신속하게 저변까지 확산시키는 효과가 있다.

⑧ **지역사회 자원관리 및 협력관계 유지활동:** 개인, 집단, 조직, 기관단체로서 부녀회장, 마을지도자, 각종 보건단체 또는 협회, 언론사 등이 포함된 지역사회 자원들은 전부 보건교육 활동에 직 · 간접적인 관련이 있기 때문에 이들과 평소에 유기적인 인간관계와 협력관계를 유지하는 것은 보건교육사업 추진에 절대적으로 필요하다.

보건교육의 법적 근거	
지역보건법	제11조(보건소의 기능 및 업무) ① 보건소는 해당 지방자치단체의 관할 구역에서 다음 각 호의 기능 및 업무를 수행한다. 〈개정 2016.2.3.〉 1. 건강 친화적인 지역사회 여건의 조성 2. 지역보건의료정책의 기획, 조사 · 연구 및 평가 3. 보건의료인 및 「보건의료기본법」 제3조제4호에 따른 보건의료기관 등에 대한 지도 · 관리 · 육성과 국민보건 향상을 위한 지도 · 관리 4. 보건의료 관련기관 · 단체, 학교, 직장 등과의 협력체계 구축 5. 지역주민의 건강증진 및 질병예방 · 관리를 위한 다음 각 목의 지역보건의료서비스의 제공 가. 국민건강증진 · 구강건강 · 영양관리사업 및 보건교육 나. 감염병의 예방 및 관리 다. 모성과 영유아의 건강유지 · 증진 라. 여성 · 노인 · 장애인 등 보건의료 취약계층의 건강유지 · 증진 마. 정신건강증진 및 생명존중에 관한 사항 바. 지역주민에 대한 진료, 건강검진 및 만성질환 등의 질병관리에 관한 사항 사. 가정 및 사회복지시설 등을 방문하여 행하는 보건의료사업
지역보건법 시행규칙	보건소에서 시행하루 수 있는 기능 및 업무의 예시(제3조 관련 별표 1) 가. 보건교육 ① 개인 또는 집단에 대한 보건교육 실시 – 금연 · 절주 등 건강생활 등 건강증진에 관한 사항 – 만성질환 등 질병의 예방에 관한 사항 – 영양 및 식생활에 관한 사항 – 구강건강에 관한 사항 – 공중위생 및 식품위생에 관한 사항
국민건강증진법	제12조(보건교육의 실시 등) ① 국가 및 지방자치단체는 모든 국민이 올바른 보건의료의 이용과 건강한 생활습관을 실천할 수 있도록 그 대상이 되는 개인 또는 집단의 특성 · 건강상태 · 건강의식 수준 등에 따라 적절한 보건교육을 실시한다. 〈개정 2016.3.2.〉 ② 국가 또는 지방자치단체는 국민건강증진사업관련 법인 또는 단체 등이 보건교육을 실시할 경우 이에 필요한 지원을 할 수 있다. 〈개정 1999.2.8.〉 ③ 보건복지부장관, 시 · 도지사 및 시장 · 군수 · 구청장은 제2항의 규정에 의하여 보건교육을 실시하는 국민건강증진사업관련 법인 또는 단체 등에 대하여 보건교육의 계획 및 그 결과에 관한 자료를 요청할 수 있다. 〈개정 1997.12.13., 1999.2.8., 2008.2.29., 2010.1.18.〉 ④ 제1항의 규정에 의한 보건교육의 내용은 대통령령으로 정한다. 〈개정 1999.2.8.〉 [제목개정 2016.3.2.]

⑨ **보건사업 평가활동:** 보건사업에 대한 평가결과는 사업 자체에 대한 평가를 통해 새로운 보건교육사업의 방법과 방향을 제시할 수 있다.

2) 학교

학교교육의 목적은 학습과 일상생활에 필요한 기본능력을 기르고 바른 생활 태도를 형성하여 전인적인 성장을 위한 밑바탕을 기르는데 두고 보건과 안전에 대한 기초지식과 기능을 습득시키고 건강한 신체를 가지게 하는 데 있다. 우리나라는 보건교육의 중요성을 크게 강조하고 있으며 건강과 관련된 습관은 어렸을 때부터 형성되어야 하고 건강은 교육의 기본적인 목표 중 하나로 학교의 중요한 책임이며 건강교육의 내용은 학교 교육과정 중에 포함되어야 한다. 보건교육은 일생동안 여러 방법을 통해 계속되는 것이지만 학교는 사회화 과정을 유효하게 담당하는 기능을 제도적으로 확보하고 건강태도와 가치관을 형성하는 데 결정적인 영향을 미치는 주요 기능을 담당하고 있다.

학교보건법 제9조에 의하면, 학교의 장은 학생의 신체발달 및 체력증진, 질병의 치료와 예방, 음주 · 흡연과 약물 오용(誤用) · 남용(濫用)의 예방, 성교육, 정신건강 증진 등을 위해 보건교육을 실시하고 필요한 조치를 하여야 한다고 규정되어 있어 학교보건교육의 범위를 제시하고 있다. 학교마다 학교의 제도를 운영

보건교육의 법적 근거	
학교보건법	학교보건법 제9조의2(보건교육 등) ① 교육부장관은 「유아교육법」 제2조제2호에 따른 유치원 및 「초 · 중등교육법」 제2조에 따른 학교에서 모든 학생들을 대상으로 심폐소생술 등 응급처치에 관한 교육을 포함한 보건교육을 체계적으로 실시하여야 한다. 이 경우 보건교육의 실시 시간, 도서 등 그 운영에 필요한 사항은 교육부장관이 정한다. 〈개정 2008.2.29., 2013.3.23., 2013.12.30., 2016.12.20.〉 ② 「유아교육법」 제2조제2호에 따른 유치원의 장 및 「초 · 중등교육법」 제2조에 따른 학교의 장은 교육부령으로 정하는 바에 따라 매년 교직원을 대상으로 심폐소생술 등 응급처치에 관한 교육을 실시하여야 한다. 〈신설 2013.12.30., 2016.12.20.〉 ③ 「유아교육법」 제2조제2호에 따른 유치원의 장 및 「초 · 중등교육법」 제2조에 따른 학교의 장은 제2항에 따른 응급처치에 관한 교육과 연관된 프로그램의 운영 등을 관련 전문기관 · 단체 또는 전문가에게 위탁할 수 있다. 〈신설 2016.12.20.〉

하고 있으니 이 제도를 활용함도 바람직하다.

보건교육은 2007년 보건교사에 의한 보건교육이 의무화되었으며(학교보건법 제9조) 이에 따라 보건교육을 체계적으로 실시하기 위한 보건과목 신설과 교육과정 고시로 2009년부터 학교에서 보건교육이 실시되고 있다. 그러나 초·중·고에서 보건교육은 재량활동 시간에 17시간이 한시적으로 운영되고 있다.

3) 산업장

산업장에서 산업안전, 보건에 관한 기준을 확립하고 책임의 소재를 명확하게 하여 산업재해를 예방하고 쾌적한 작업환경을 조성함으로써 근로자의 안전과 보건을 유지·증진함을 목적으로 산업안전보건법 제31조에 근거하여 보건교육을 시행한다. 산업장은 작업의 특성상 환경이 특수할 수 있고 근로자가 위험한 작업을 수행할 수 있으므로 해당 사업장의 특성에 맞게 안전관리자, 보건관리자

보건교육의 법적 근거	
산업안전보건법	제31조(안전·보건교육) ① 사업주는 해당 사업장의 근로자에 대하여 고용노동부령으로 정하는 바에 따라 정기적으로 안전·보건에 관한 교육을 하여야 한다. 〈개정 2010.6.4.〉 ② 사업주는 근로자를 채용(건설 일용근로자를 채용하는 경우는 제외한다)할 때와 작업내용을 변경할 때에는 그 근로자에 대하여 고용노동부령으로 정하는 바에 따라 해당 업무와 관계되는 안전·보건에 관한 교육을 하여야 한다. 〈개정 2010.6.4., 2011.7.25.〉 ③ 사업주는 유해하거나 위험한 작업에 근로자를 사용할 때에는 고용노동부령으로 정하는 바에 따라 그 업무와 관계되는 안전·보건에 관한 특별교육을 하여야 한다. 〈개정 2010.6.4.〉 ④ 제1항부터 제3항까지의 규정에도 불구하고 해당 업무에 경험이 있는 근로자에 대하여 교육을 실시하는 등 고용노동부령으로 정하는 경우에는 안전·보건에 관한 교육의 전부 또는 일부를 면제할 수 있다. 〈신설 2013.6.12.〉 ⑤ 사업주는 제1항부터 제3항까지의 규정에 따른 안전·보건에 관한 교육을 그에 필요한 인력·시설·장비 등의 요건을 갖추어 고용노동부장관에게 등록한 안전보건교육위탁기관(이하 "안전보건교육위탁기관"이라 한다)에 위탁할 수 있다. 〈개정 2013.6.12., 2016.1.27.〉 ⑥ 제5항에 따른 안전보건교육위탁기관의 등록 요건 및 절차 등에 필요한 사항은 대통령령으로 정한다. 〈신설 2016.1.27.〉 [전문개정 2009.2.6.]

등과 협업하여 보건교육을 시행한다. 또한, 사업주의 교육적 협조와 지지가 긍정적으로 발휘되도록 이끈다면 보건교육의 효과는 증진된다. 일반적인 산업장에서의 근로자 보건교육 내용은 사고 및 질병예방을 위한 안전, 보건교육, 직업병 관리, 건강증진 등이다.

4) 의료기관

의료기관에서의 보건교육 대상자는 환자 및 보호자이며 주로 급성 및 만성질환 관리에 초점을 두고 보건교육을 실시한다. 환자는 자신의 건강문제에 대한 정보 제공과 치료에 따르는 결정에 참여하며, 자기관리에 대해 책임을 가져야 한다. 따라서, 의료기관에서는 입원에서 퇴원까지 환자의 질병 회복을 위한 질병관리 기술과 지식을 중심으로 검사, 약물, 식이, 운동 등 지속적인 건강회복 및 관리를 위한 보건교육을 시행한다. 또한, 의료기관 내에는 간호사, 의사 등 전문인력과 협동하여 환자에게 필요한 보건교육 프로그램을 개발하여 제공할 수 있다. 예를 들면, ○○○교실 운영으로 각 전문 분야 직종이 해당 프로그램 영역에서 필요한 지식과 기술을 교육한다.

6. 보건교육의 일반적 원리

보건교육 시 고려해야 할 일반적 원리는 다음과 같다.

- **첫째**, 보건교육은 모든 연령층을 대상으로 하며, 형제, 동료, 친구 사이에서도 이루어진다.
- **둘째**, 보건교육은 학습자의 흥미에 따라 실시해야 효과적이다.
- **셋째**, 보건교육은 거의 실제 경험과 비슷한 학습환경에서 이루어질 때 그 효과가 매우 크다.
- **넷째**, 보건교육은 그 지역사회에 위치해 있는 학교, 지역사회, 가정 간의 접촉수단이 되어야 하며, 다른 분야와의 협조적인 노력이 있어야 한다.
- **다섯째**, 보건교육을 계획하려면 명확하게 목표가 설정되어야 한다.

- **여섯째,** 보건교육은 연령, 교육수준, 경제수준에 맞게 실시되어야 하며, 계획 시 지역사회 주민의 건강에 대한 태도, 신념, 미신, 습관, 금기사항, 전통 등 일상생활의 전반적 사항을 반드시 알고 있어야 한다.
- **일곱째,** 학습자가 보건교육에 자발적으로 참여하게 한다.
- **여덟째,** 보건교육의 양과 질을 측정할 수 있는 평가지표의 준비가 필요하며, 사전평가, 중간평가, 사후평가를 실시하여 재계획에 반영시킨다.

7. 건강증진과 보건교육

1) 건강증진과 보건교육의 관계

일반적으로 건강증진과 보건교육의 개념을 혼용하기 쉬운데 건강증진과 보건교육의 관계를 명확히 인식하는 것이 필요하다.

Green과 Kreuter(1991)는 건강증진을 '건강교육 및 개인의 건강에 유익한 개인, 집단 혹은 지역사회의 행동에 대한 조직적, 경제적, 환경적 지원이 결합된 것'이라고 정의하였고, Tones(1990)는 성취 및 질환의 예방을 촉진하기 위해 고안된 법적·재정적·경제적·환경적·조직적 수행과 교육의 조화로 정의하였다. Tannahill(1990)은 건강증진 활동으로 예방서비스, 예방적 보건교육, 예방적 건강보호, 예방적 건강보호를 위한 보건교육, 적극적 보건교육, 적극적 건강보호, 적극적 건강보호를 위한 보건교육 등 7가지 활동영역이 있다고 제시하였다. 정리하면, 건강증진은 건강한 사람들이 자신의 안녕감을 유지·증진시킬 수 있는 생활습관을 개발하도록 개인과 지역사회의 방법들을 개발하는 활동이며 건강에 도움이 되는 행동과 생활환경을 만들기 위한 교육적·환경적 지지의 결합이다.

보건교육은 개인 또는 집단으로 하여금 건강에 유익한 행위를 자발적으로 수행하도록 하는 교육을 말하며, 개인이나 집단의 건강을 유지하고 증진하는 데 필요한 지식을 학습함으로써 올바른 건강태도를 가지고 바람직한 건강습관에 따라 행동하도록 하는 활동을 말한다. 정리하면, 보건교육은 건강증진을 구체적 또는 현실적으로 실현하기 위한 효과적인 수단 및 방법으로 건강한 행동을 증진시키는 건강관리의 일부분이며, 학습자가 자신의 행동이 건강에 어떠한 영향을 미치는가를 이해하고 건강한 삶을 선택하며 보건서비스를 적절히 이용하여 건강목표를 달성하도록 돕기 위해 계획된 학습과정이다. 이에 반해, 건강증진은 보건교육의 궁극적인 목적이며 내용이라 할 수 있다.

개인위생, 생애주기별 건강관리, 산업보건 및 근로자 건강 등 여러 분야의 건강증진사업을 효과적으로 수행하기 위해 보건교육은 중요한 수단이다(그림 2-2).

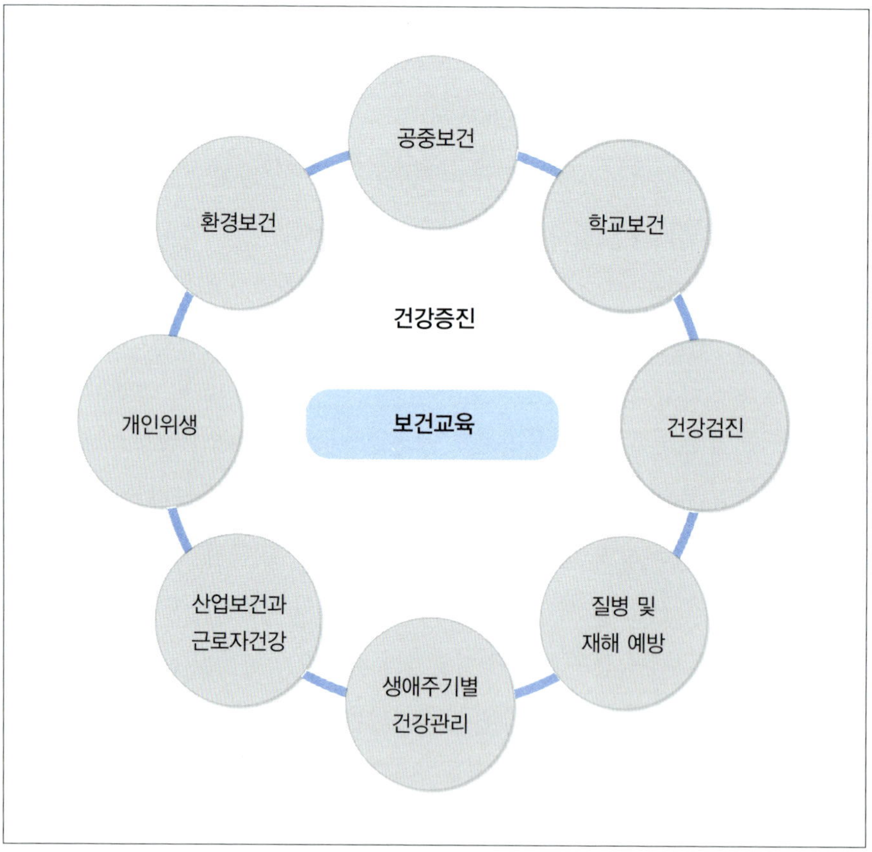

그림 2-2 **보건교육과 건강증진의 관계**

출처: 남철현(2006). 국민건강증진시대 보건교육 전문인력 양성방안에 대한 정책토론회

건강증진과 보건교육의 관계를 간략히 비교해 보면, 다음과 같다.

건강증진	보건교육
환경적, 정치적 조치를 포함하는 보건교육의 외연적 확장임	건강증진사업의 기본적 수단
목적, 내용	수단, 방법
최적의 건강상태에 도달할 수 있도록 생활양식을 변화시키는 것	개인/집단으로 하여금 건강에 유익한 행위를 자발적으로 수행하도록 교육

2) 건강증진사업과 보건교육

국민건강증진사업은 보건교육, 질병예방, 영양개선 및 건강생활의 실천 등을 통하여 국민의 건강을 증진시키는 사업을 말하며(국민건강증진법 제2조), 국민 스스로 건강생활 실천을 통해 건강할 수 있는 잠재력을 기르고 질병위험요인을 조기에 발견, 관리함으로써 건강을 유지, 증진하도록 하는 적극적인 건강향상정책의 수단이다(보건복지부, 2001)

건강증진사업은 보건교육과 건강한 공공정책이 수립 시행되어야 함을 의미한다(Tones & Green, 2006).

건강증진 = 보건교육 × 건강한 공공정책

보건교육의 역할과 예방수준을 보면, 다음과 같다.

(1) 1차 예방은 고위험군을 파악하고 충고와 상담을 제공함으로 불건강을 피하게 하는 활동이다. 이 사업의 사례로 보건교육과 질병관리가 있다.

(2) 2차 예방은 조기진단과 치료를 통해 질병의 기간을 줄이고 불건강의 진행을 방지하려는 것이다. 이 사업의 예로 치료에 대한 교육, 당뇨환자를 위한 식이요법, 심장환자를 위한 이완요법 등이 있다. 2차 예방사업은 병원이나 보건소에서 시행한다.

(3) 3차 예방은 불가역적인 상황에서 오는 기능장애나 후유증을 제한하려는 노력이다. 이 사례로 장애 보장구의 사용과 재활 치료에 대한 교육이 있다.

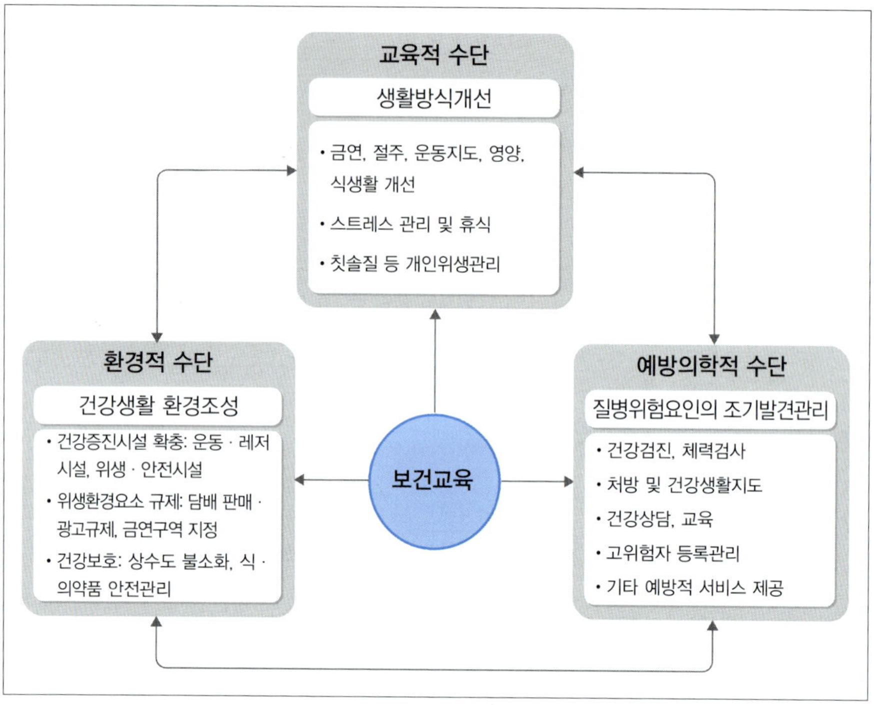

그림 2-3 건강증진사업수단과 보건교육의 관계

2절 보건교육사의 역할

1. 보건교육사의 직무

1) 보건교육사의 개념

보건교육사는 국민건강증진 및 보건교육에 관한 전문지식을 가진 자로서, 국민건강증진법 시행령 제17조 보건교육의 내용을 중심으로 보건교육 · 건강증진 프로그램의 기획 · 운영 · 평가 등을 수행하는 전문 인력으로 국민의 건강증진을 위한 보건교육의 질적 수준 향상에 기여한다. 보건교육 · 건강증진학회에서 정의한 보건교육사는 "국민의 건강증진과 삶의 질 향상을 위해 개인과 지역사회가 건강생활 실천능력을 함양할 수 있도록 교육하고 환경을 조성할 수 있는 전문지식과 기술을 가진 자"로 규정하고 있다. 보건교육사는 학습자들이 건강한 생활을 실천하고 유지할 수 있도록 서비스를 제공하며, 그들의 건강상태와 환경을 증진시키도록 보건교육 프로그램을 기획하고 지도하며 평가할 수 있는 능력이 요구된다. 보건교육사의 기본기능은 보건교육 정책개발 및 프로그램 기획, 상담 훈련, 연구, 평가이며, 교육 전문가로서 습득해야 할 다양한 능력을 갖추어야 한다.

2) 보건교육사의 역사

1995년에 국민건강증진법이 제정되면서 보건교육이 건강증진을 위한 중요한 방법으로 강조되어 왔다. 1999년 보건교육사 민간자격증이 시작된 이래, 2003년 보건교육사 국가자격증과 연관된 국민건강증진법이 개정되었고, 보건교육사 제도화를 위한 보건복지부 TF 팀이 구성되어 보건교육사 제도화를 위한 작업이 진행되었다. 2008년에 국민건강증진법이 개정되면서 보건교육사 자격기준, 보건교육사 국가시험 기준 등이 마련되었고, 2009년 보건교육사 교과목 개요 및 세부영역이 확정되었다. 2010년 3월 보건교육사 1회 자격시험을 시작으로 보건교육사 자격을 주고 있으며, 2016년 보건교육사 8회 자격시험(2016년 12월)까지 실시하였다.

- 1983. 12.: 보건교육학회 창립
- 1999. 08.: 민간보건교육사 자격증 수여
- 2001. 01.: 한국보건교육협의회 조직
- 2003. 09.: 국민건강증진법 개정으로 보건교육사 제도화
- 2009. 12.: 보건교육사 시행령 공포
- 2010. 03.: 제1회 보건교육사 국가고시 시행

3) 보건교육사 윤리원칙

보건교육사는 인구집단의 건강을 보호하고 증진시키기 위해 과학적 지식을 이용하고 자율성에 대한 개인의 권리를 존중해야 한다. 세계보건기구(2012)에서 제시한 윤리원칙은 다음과 같다.

① 인간의 존엄성과 권리의 존중 원칙

② 개인과 가족의 독립성 존중 원칙

③ 사전동의 원칙

④ 비밀과 사생활 유지를 위한 신의의 원칙

⑤ 차별하지 않는 원칙

⑥ 접근성, 적용범위, 서비스 제공에서의 동등 원칙

⑦ 문화적 가치와 다양성의 존중 원칙

⑧ 이해관계의 금지 원칙

⑨ 성실하고 좋은 개인행동 원칙

4) 보건교육사의 역할

(1) 국내 보건교육사의 역할

보건교육사는 개인, 집단, 지역사회를 대상으로 계획된 다양한 학습경험을 위해 교육과정을 제공하고, 교육과정 촉진을 위한 문화와 환경을 조성하여 건강에 바람직한 사고방식과 태도를 형성하며, 정보에 입각한 올바른 의사결정과 행동의 자발적 실천을 유도하고 건강의 회복, 유지, 최적의 건강 성취를 돕는 책임을 수행하는 데 필요한 보건교육의 이론과 실무능력을 갖춘 전문가이다(김혜경,

2009). 보건교육사는 개인, 집단, 산업체 및 지역사회가 바람직한 건강행동을 자발적으로 할 수 있도록 체계적이고 효율적인 보건교육을 실시하고 건강한 환경을 조성하며, 예방적 건강관리사업을 수행함으로써 국민의 질병을 예방하고 건강을 증진하는 역할을 수행한다. 최승희, 김명희(2014) 연구에서 제시한 보건교육사 역할의 우선순위는 지역사회 건강증진 요구도 진단, 건강증진사업 평가 및 연구, 보건교육의 기획, 건강증진사업 관리 및 건강환경 조성, 보건교육의 수행 순인 것으로 나타났다. 한국직업능력개발원(2004)에서는 보건교육사의 직업 영역을 규정하고 업무영역을 보건교육 기획, 보건교육프로그램 개발, 보건프로그램 수행, 교육평가 등 4가지 영역으로 구분하였다. 보건교육 · 건강증진학회에서는 등급별로 보건교육사의 역할을 표 2-1과 같이 구분하였다.

보건교육 · 건강증진학회에서 제시한 보건교육사의 등급별 자세한 역할을 살펴보면 다음과 같다.

① **1급:** 부문 간 협력 및 지역사회 조직화를 통한 다차원적인 건강증진사업의 수행 및 연구 수행

- **개인, 조직, 지역사회 요구도 진단:** 보건 관련 데이터 검색과 수집, 보건문제 진단, 보건문제 해결과 관련된 행동요인 분석, 개인의 임상적 건강문제 사정
- **보건교육 건강증진사업 기획, 수행, 평가:** 사업 목표 수립, 교육내용 개발, 건강증진 보건교육 수행과정 기획, 사업수행 영향 요인 사정, 사업 실행, 평가 기획, 수행 및 환류, 자원 관리, 보건교육 또는 상담 제공

표 2-1 보건교육사 등급별 역할

등급별	역할
보건교육사 1급	지역사회 및 국가 단위의 다차원적인 보건교육사업의 수행과 연구 업무를 주로 수행한다.
보건교육사 2급	인구집단 및 생활터 중심으로 보건교육 프로그램 개발 및 수행, 평가 업무를 주로 수행한다.
보건교육사 3급	개인 및 개인 간 수준의 보건교육 프로그램 개발 및 수행, 평가 업무를 주로 수행한다.

- **보건교육 방법 및 자료 개발:** 사업 목표와 내용에 따른 전략 및 중재방법 결정 및 개발, 사업전략과 중재방법에 맞는 자료 확보 및 개발, 사업 방법 및 자료의 활용과 확산
- **보건교육 건강증진 서비스 연계 및 조정:** 사업인력과 조직 연계, 보건교육 건강증진 서비스 간의 조정, 조직 간 자원과 지원망 연계 및 조정
- **건강한 정책 개발:** 지역사회의 조직적 리더십 개발, 건강증진을 위한 예산 및 자원 확보, 인적자원 관리, 사업수행지지 확충, 근거중심의 보건교육 건강증진 관련 정책 개발 및 제안, 건강영향 평가 수행
- **보건교육 건강증진 의사소통 및 사회적 옹호활동:** 보건교육 건강증진 분야에 대한 지역사회 요구도 변화 규명, 다양한 의사소통 방법과 기술을 사업수행에 적용, 의사소통 방법 선정 및 전략 활용, 매체 옹호 및 사회적 옹호활동을 하고, 이해 관계자들과 협력 조율 및 리더십 발휘
- **건강증진 환경 조성을 위한 지역사회 조직화:** 지역사회 자원 및 역량 진단, 보건문제의 정책 이슈화, 지역사회 조직 및 자원의 연대 조성, 주민 참여를 위한 자원동원, 사업수행 역량강화를 위한 지원과 지지
- **보건교육 건강증진 연구 개발:** 사업 평가, 사업의 효과성 근거 확보, 사업전략과 방법론에 관란 과학적 연구 수행, 건강결정요인에 관한 과학적 연구 수행, 역학적 연구결과의 보건정책화, 과학적 연구결과와 문헌의 대중화
- **기타 보건교육 건강증진사업과 관련된 업무:** 업무에 필요한 역량의 지속적 점검 및 보완, 전문 역량강화를 위한 노력, 보건교육사 양성을 위한 교육 협조와 참여, 보건교육 건강증진 업무와 관련된 윤리강령의 준수

② **2급:** 생활의 터 중심의 보건교육 건강증진 프로그램의 기획, 수행, 평가 수행

- **개인, 조직, 지역사회 요구도 진단:** 보건 관련 데이터 검색과 수집, 보건문제 진단, 보건문제 해결과 관련된 행동요인 분석, 개인의 임상적 건강문제 사정
- **보건교육 건강증진사업 기획, 수행, 평가:** 사업 목표 수립, 교육내용 개발, 건강증진 보건교육 수행과정 기획, 사업수행 영향 요인 사정, 사업 실행, 평가 기획, 수행 및 환류, 자원 관리, 보건교육 또는 상담 제공

- **보건교육 방법 및 자료 개발:** 사업 목표와 내용에 따른 전략 및 중재방법 결정 및 개발, 사업전략과 중재방법에 맞는 자료 확보 및 개발, 사업방법 및 자료의 활용과 확산
- **보건교육 건강증진 서비스 연계 및 조정:** 사업인력과 조직 연계, 보건교육 건강증진 서비스 간의 조정
- **건강한 정책 개발:** 인적자원 관리, 사업수행지지 확충
- **보건교육 건강증진 의사소통 및 사회적 옹호활동:** 의사소통 방법 선정 및 전략 활용
- **건강증진 환경 조성을 위한 지역사회 조직화:** 지역사회 자원 및 역량 진단, 지역사회 조직 및 자원의 연대 조성, 주민 참여를 위한 자원 동원
- **기타 보건교육 건강증진사업과 관련된 업무:** 업무에 필요한 역량의 지속적 점검 및 보완, 전문 역량강화를 위한 노력, 보건교육사 양성을 위한 교육 협조와 참여, 보건교육 건강증진 업무와 관련된 윤리강령의 준수

③ **3급:** 개인 수준의 건강요구도 진단 및 건강행태 중재 서비스 제공

- **개인, 조직, 지역사회 요구도 진단:** 개인의 임상적 건강문제 사정
- **보건교육 건강증진사업 기획, 수행, 평가:** 보건교육 또는 상담 제공
- **기타 보건교육 건강증진사업과 관련된 업무:** 업무에 필요한 역량의 지속적 점검 및 보완, 전문 역량강화를 위한 노력, 보건교육사 양성을 위한 교육 협조와 참여, 보건교육 건강증진 업무와 관련된 윤리강령의 준수

한국보건의료인 국가시험원은 보건교육사 직업을 정의하고 역할을 규정하는 직무분석 연구를 수행하였다. 보건교육사 역할 정립을 위하여 관계 법령과 정책 및 사업, 이론적 근거, 선진사례, 전문가 집단의 제안내용을 분석하여 국가자격으로서의 보건교육사의 역할을 도출하였다. 한국보건의료인국가시험원에서 규정하고 있는 보건교육사의 직무는 11개의 임무(duty), 49개의 일(task), 259개의 일의 요소(task elements)로 기술되었다.

한국보건의료인 국가시험원에서 제시한 보건교육사의 수행 직무 11가지는 다음과 같다.

표 2-2 보건교육사의 수행 직무

직무(duty)	일(task)
보건교육 요구도 진단	요구도 진단과정 기획, 관련자료 검색, 자료수집 및 자료분석, 분석결과 해석
보건교육 프로그램 기획	관계자 참여, 기획이론 활용, 목표 설정, 프로그램 설계, 중재전략 구성, 평가계획, 수행계획
보건교육 방법 및 자료 개발	교수설계, 교육방법 개발, 교육매체 개발, 교육자료 개발
보건교육 프로그램 수행	프로그램 채택, 세부계획 수립, 관리체계 수립, 수행단계 적용, 계획 실행, 프로그램 지속
보건교육 프로그램 평가	평가 준비, 프로그램 이론의 타당성 평가, 과정 평가, 효과 평가, 경제성 평가, 평가 결론 도출, 평가결과 활용
보건교육 프로그램 관리	예산 관리, 자원 관리, 건강서비스 연계, 조정, 모니터링, 리더십 발휘
건강증진 환경 조성	정책 제안, 지역사회 수준의 건강환경 조성, 조직 수준의 건강환경 조성, 개인 간 수준의 건강환경 조성
보건의사소통	보건의사소통 개발, 건강메시지 개발, 의사소통, 보건의사소통을 전략적으로 활용
보건교육 정보관리	정보 생성, 정보관리 및 활용
연구 수행	과학적 연구 수행, 연구결과 활용
전문성 향상	보건교육 인력 지원, 전문역량 강화, 자기 관리

출처: 김명 등(2009) 보건교육사 직무분석 연구, 한국보건의료인 국가시험원

▣ 보건교육사에게 요구되는 능력(Lux, 2009)

① **강한 리더십:** 보건교육사는 조직문화를 변화시키거나 강화시키기 위한 전략을 개발하고 프로그램과 관련된 인력들 간의 협동과 피드백을 증진할 수 있어야 한다. 프로그램 요구조건을 지지하기 위한 예산을 개발하고 평가계획에 대한 행정적 요구를 촉구할 수 있어야 한다.

② **훌륭한 교수법과 평가능력:** 보건교육사는 효과적으로 수업을 지도하고 기술을 활용할 수 있어야 하며 수행전략도 적용할 수 있어야 한다. 프로그램의 목표 달

성을 가장 잘 촉진시킬 수 있는 방법과 기술 적용은 물론, 다양한 교육방법을 활용할 수 있는 능력을 갖추어야 한다. 또한 프로그램 적용 후 평가 자료를 분석하고 평가할 수 있는 적합한 질적, 양적 평가기술을 적용할 수 있어야 한다.

③ **교과과정의 개발:** 다양한 학습자의 요구에 맞는 학습목표를 달성하기 위한 적합한 전략을 선택하고 다양한 교육방법을 구성하며 프로그램에 적합한 학습활동을 개발할 수 있는 능력을 갖추어야 한다.

④ **토론능력:** 토론능력은 주어진 문제에 관한 인지적 지식을 가지고 언어적으로 논쟁을 하고 서로 대립적인 주장을 펼치면서 바람직한 결론을 도출해내는 행동적 요소를 포함하고 있다. 토론 구성요소로는 표현능력, 자료분석 능력, 논증 능력, 듣기 능력, 조정과 협상능력 등이 있다.

⑤ **지역사회자원 개발과 활용능력:** 프로그램에 필요한 자원을 알고 자원봉사자를 개발하며 프로그램 지지를 위한 대중관계와 의사소통 및 인력 간의 협동을 촉진할 수 있어야 한다.

(2) 외국의 보건교육사 역할

미국 보건교육자격심사위원회(National Commission for Health Education Credentialing, Inc., 2013)는 보건교육사의 역할을 7개 영역으로 나누고 있는데, 내용은 아래와 같다.

① 미국

보건교육사는 공중 보건 캠페인의 관리, 보건교육자료 개발, 미디어를 통한 건강정보 제공, 공공정책 개발 등의 업무를 주로 담당하고 있다(U.S. Bureau of Labor Statistics, 2013). 보건교육사는 보건교육강사(health education instructor), 보건교육프로그램관리자(health education program manager) 및 보건교육사(health educator)로 분류한다. 국민의 건강한 삶의 연장, 건강불평등의 제거를 목적으로 전문보건교육사와 보건교육교사가 활동하고 있다. 주요 보건교육 내용은 흡연, 운동, 영양, 마약, AIDS, 감염병, 비만, 암 관리이다(김영복, 김혜경, 김명, 2003).

미국의 보건교육사는 1989년에 배출되기 시작하여 병원과 지역사회, 학교

표 2-3 미국 보건교육사의 역할

역할	세부 역할
1. 개인과 지역사회의 요구 사정	• 사회문화적 환경, 발육 · 발달 요소, 요구도에 대한 다양한 보건자료를 수집하고 유용한 정보 선택 • 안녕을 증진시키거나 방해하는 행위를 구분 • 수집된 자료를 기반으로 보건교육 요구도를 확인 • 보건교육과정을 증진 혹은 방해하는 요인 확인 • 학습에 영향을 미치는 요인 사정
2. 보건교육프로그램 계획	• 지역사회의 조직과 자원을 확보하고 사업에 지원과 보조를 할 수 있는 대상자를 모집 • 지역사회 조직의 원칙과 자료분석의 통합 • 보건교육사업을 위한 윤리적인 한계를 확인하고 프로그램을 기획 개발함 • 적정하고 측정 가능한 프로그램 목표를 수립 • 보건교육 실무에 타당하고 프로그램 목표에 맞는 교육프로그램을 계획 • 목표달성에 적절한 전략 선택 • 수행에 영향을 미치는 요인 사정
3. 보건교육사업 수행	• 계획된 교육프로그램을 수행 • 학습프로그램을 수행하는데 필요한 가능목표를 추론할 수 있는 능력 • 학습자를 위한 프로그램 계획을 수행하는데 적합한 방법과 매체를 선정하고 활용할 수 있는 능력 • 목표 달성에 필요한 활동을 수정 및 교육프로그램 감독
4. 보건교육사업의 효과 평가 및 연구	• 프로그램 목표 달성을 평가하는 계획 수립 • 평가와 연구를 위한 계획 절차 검토와 수행 • 평가를 위한 자료수집 도구 개발 • 프로그램 평가와 연구 결과 해석 • 향후 프로그램 계획을 위해 결과의 의미 도출
5. 보건교육서비스 중재, 관리	• 보건교육서비스를 중재 및 관리계획 개발 • 프로그램 참여 인력간의 협력 도모와 관리 • 조직적 리더십 발휘 • 재정적 자원 확보 • 교사, 자원봉사자나 기타 관심있는 인력을 위한 훈련프로그램을 조직
6. 보건교육서비스 인력으로 활동	• 보건정보 검색체계 등 건강 관련 자원 활용 • 건강정보 지원을 요청하는 대상자의 요청에 반응하고 효과적인 상담관계 수립 • 자문관계 수립
7. 건강과 보건교육에 대한 옹호와 의사소통	• 보건교육의 개념, 목적, 이론을 해석 • 보건교육 요구를 해석하고 반응 및 분석 • 보건교육사업에 다한 사회가치체계의 영향을 예견 • 다양한 의사소통 방법과 기술 적용 • 개인적, 집단적으로 보건교육전문직 향상 • 건강증진을 위한 보건정책 영향

와 산업현장, 정부기관과 민간단체 등 다양한 영역에서 건강증진의 핵심인력으로 활용되고 있다(Lysoby, 2009). 미국의 보건교육사 시험은 대상자 수준평가를 2가지로 나누어 보는데 CHES 시험과 MCHES 시험이다. 전자는 고등교육기관 수준을 요하는 보건교육전문가 직무의 초급 역량을 다루는 수준의 시험이라면, 후자는 석사학위 이상의 수준을 요하는 보건교육전문가 직무의 고급 역량을 확인하는 시험이다.

② 영국

보건전문가를 3그룹으로 나누고 있다. 첫째는 포괄적 보건인력(wider public health workforce)으로 보건에 긍정적 영향을 미치는 교사와 사회사업가 등과 같은 직업 종사자를 말한다. 둘째는 보건실천가(public health practitioner)로 보건의료현장에서 2차 보건의료제공자나 환경보건에 종사하는 자를 말한다. 셋째는 보건전문가(public health specialist)로 보건교육과 보건사업기획 등의 역할을 수행하는 자를 말한다. 영국에서 보건전문가는 국민의 평균 수명의 연장과 건강증진, 건강에 대한 정보 보급 및 건강생활 유도, 전문 보건인과 단체 지원, 보건교육에 대한 정부 자문을 목적으로 활동하고 있으며(김영복, 김혜경, 김명, 2003), 주요 보건교육 내용은 흡연 및 마약 무료상담전화를 별도로 운영하고, 국가 차원에서 암검진 프로그램을 운영하는 국가단위 또는 주 단위에서 보건교육을 이끌어가면서 다른 종류의 서비스 프로그램을 병행하여 운영하고 있다(서미경, 2000).

③ 일본

국민들의 평균 수명의 연장과 건강증진, 건강에 대한 정보보급 및 건강생활 유도, 전문 보건인과 단체 지원, 보건교육에 대한 정부 자문을 목적으로 보건교육사제도가 운영되고 있으며 주된 인력은 보건교육전문가이다. 보건교육전문가가 시행하는 보건내용은 흡연, 음주, 운동, 영양, 마약, AIDS, 감염병, 암관리 등이다(김영복, 김혜경, 김명, 2003).

④ 서구 선진국

유럽, 오스트레일리아, 뉴질랜드 등에서는 보건교육전문가가 양성되지 않고 의사, 간호사 등이 주로 보건교육을 수행하고 있다.

2. 보건교육사 제도

2010년 3월 보건교육사 제1회 자격시험을 시작으로 보건교육사 국가자격증 시험이 매년 실시되어 왔으며, 2017년 제9회 보건교육사 자격시험(2017년 11월)까지 실시되었다. 보건교육사 제도는 보건교육 전문인력을 질적으로 관리하기 위하여 일정한 자격을 갖춘 자, 국가에서 인정하는 자격시험을 거친 자에게 자격증을 부여한다.

1) 자격요건

보건교육사는 국민건강증진법 제12조의2에 명시된 국민건강증진 및 보건교육에 관한 전문지식을 가진 자로 보건복지부장관에 의해 자격증을 교부받는다. 보건교육사의 등급은 1급~3급까지 있으며, 등급별 자격기준 및 시험과목 등이 다르다. 각 등급에 해당되는 보건교육사 시험에 응시하여 합격하면 해당 자격을 취득

법적 근거

보건교육사 자격증의 교부(국민건강증진법 제12조의2)

① 보건복지부장관은 국민건강증진 및 보건교육에 관한 전문지식을 가진 자에게 보건교육사의 자격증을 교부할 수 있다.

② 보건교육사의 등급은 1급 내지 3급으로 하고, 등급별 자격기준 및 자격증의 교부절차 등에 관하여 필요한 사항은 대통령령으로 정한다.

③ 보건교육사 1급의 자격증을 교부받고자 하는 자는 국가시험에 합격하여야 한다.

표 2-4 보건교육사 등급별 자격기준(국민건강증진법 시행령 제18조제1항)

등급	자격기준
보건교육사 1급	1. 보건교육사 1급 시험에 합격한 자
보건교육사 2급	1. 보건교육사 2급 시험에 합격한 자 2. 보건교육사 3급 자격을 취득한 자로서 보건복지부장관이 정하여 고시하는 보건교육 업무에 3년 이상 종사한 자
보건교육사 3급	1. 보건교육사 3급 시험에 합격한 자

할 수 있다. 단, 보건교육사 2급 자격은 보건교육사 3급 자격을 취득한 자로서 보건복지부장관이 정하여 고시하는 보건교육 업무에 3년 이상 종사한 자도 가능하다(표 2-4).

2) 보건교육사 시험의 응시자격(국민건강증진법 시행령 제18조의3)

보건교육사 자격시험은 3급부터 1급까지 구분한다. 보건교육사 3급 시험의 응시자격은 전문대학 이상 졸업자로 보건교육 관련 교과목 이수자이며(필수과목 5과목 이상, 선택과목 2과목), 보건교육사 2급 응시자격은 전문대학 이상 졸업자로 보건교육 관련 교과목 이수자(필수 9과목 및 22학점 이상, 선택 4과목 및 10학점 이상)이다. 보건교육사 1급은 2급 자격증 취득 후 3년 이상 보건교육 업무에 종사한 자 혹은, 대학원 과정에서 관련 교과목을 이수하고(필수 9과목 및 22학점 이상, 선택 4과목 및 10학점 이상) 보건교육 관련 석사 또는 박사학위를 취득하고 보건교육 업무 경력 2년 이상된 자이다. 1급, 2급, 3급 시험의 응시자격은 표 2-5와 같다.

표 2-5 보건교육사 국가시험 응시자격(국민건강증진법 시행령 제18조의3 제1항)

등급	자격기준
보건교육사 1급	1. 보건교육사 2급 자격을 취득한 자로서 시험일 현재 보건복지부장관이 정하여 고시하는 보건교육 업무에 3년 이상 종사한 자 2. 고등교육법에 따른 대학원 또는 이와 동등 이상의 교육과정에서 보건복지부령으로 정하는 보건교육 관련 교과목을 이수하고 석사 또는 박사학위를 취득한 자로서 시험일 현재 보건복지부장관이 정하여 고시하는 보건교육 업무에 2년 이상 종사한 자
보건교육사 2급	고등교육법 제2조에 따른 학교 또는 이와 동등 이상의 교육과정에서 보건복지가족부령으로 정하는 보건교육 관련 교과목을 이수하고 전문학사 학위 이상을 취득한 자
보건교육사 3급	1. 시험일 현재 보건복지부장관이 정하여 고시하는 보건교육 업무에 3년 이상 종사한 자 2. 2009년 1월 1일 이전에 보건복지부장관이 정하여 고시하는 민간단체의 보건교육사 양성과정을 이수한 자 3. 고등교육법 제2조에 따른 학교 또는 이와 동등 이상의 교육과정에서 보건복지부령으로 장하는 보건교육 관련 교과목 중 필수과목 5과목 이상, 선택과목 2과목 이상을 이수하고 전문학사 학위 이상을 취득한 자

응시 제한

① 피성년후견인

② 금고 이상의 실형선고를 받고 그 집행이 종료되지 아니하거나 그 집행을 받지 아니하기로 확정되지 아니한 자

③ 법률 또는 법원의 판결에 의해 자격이 상실 또는 정지된 자

3) 보건교육사 관련 이수 교과목 및 시험과목

보건교육사 관련 이수해야 하는 교과목은 9개 필수과목과 22개 선택과목 중 해당 등급에 따라 최소 이수과목 및 학점을 취득하면 된다. 보건교육사 국가시험 과목은 표 2-6, 표 2-7과 같다. 보건의료법규는「의료법」,「국민건강증진법」,「지역보건법」,「감염병의 예방 및 관리에 관한 법률」,「국민건강보험법」,「학교보건법」과 그 시행령 및 시행규칙 6분야가 시험영역이다. 국가시험의 관할은 한국보건의료인 국가시험원에서 주관하며, 합격의 기준은 각 과목 4할 이상, 전 과목 총점의 6할 이상을 득점한 자로 한다.

표 2-6 보건교육 관련 교과목(국민건강증진법 시행규칙 제7조의2)

구분	교과목	최소 이수과목 및 학점	
		1, 2급	3급
필수 과목 (9과목)	보건교육학, 보건학, 보건프로그램 개발 및 평가, 보건교육방법론, 보건교육실습, 조사방법론, 보건사업관리, 보건의사소통, 보건의료법규	총 9과목 및 총 22학점 이수	총 5과목
선택 과목 (22과목)	해부생리, 보건통계, 보건정보, 인간발달론, 사회심리학, 보건윤리, 환경보건, 역학, 질병관리, 안전교육, 생식보건, 재활보건, 식품위생, 정신보건, 보건영양, 건강과 운동, 구강보건, 아동보건, 노인보건, 학교보건, 산업보건, 지역사회보건	총 4과목 및 총 10학점 이수	총 2과목

※ 교과목의 명칭이 동일하지 아니하더라도 보건복지부장관 또는 보건복지부장관이 정하여고시하는 보건교육 관련 법인 · 단체가 교과의 내용이 동일한지 여부를 심사하여 동일하다고 인정하는 경우에는 동일 교과목으로 본다.

표 2-7 보건교육사 시험과목(국민건강증진법 시행규칙 제18조의2 제4항)

구분	시험과목
보건교육사 1급 (60문항)	보건프로그램 개발 및 평가(20), 보건교육방법론(20), 보건사업관리(20)
보건교육사 2급 (180문항)	보건교육학(25), 보건학(20), 보건프로그램 개발 및 평가(25), 보건교육방법론(20), 조사방법론(25), 보건사업관리(20), 보건의사소통(25), 보건의료법규(20)
보건교육사 3급 (110문항)	보건교육학(30), 보건학(30), 보건프로그램 개발 및 평가(30), 보건의료법규(20)

CHAPTER

03

보건교육 관련 이론

학습목표

- 보건교육의 학습이론을 설명할 수 있다.
- 개인 수준 보건교육 관련 행위이론을 설명할 수 있다.
- 개인 수준 보건교육 관련 행위이론을 보건교육 실무에 적용할 수 있다.
- 개인 간 수준 보건교육 관련 행위이론을 설명할 수 있다.
- 개인 간 수준 보건교육 관련 행위이론을 보건교육 실무에 적용할 수 있다.
- 조직 및 지역사회 수준 보건교육 관련 행위이론을 설명할 수 있다.
- 조직 및 지역사회 수준 보건교육 관련 행위이론을 보건교육 실무에 적용할 수 있다.

1절 보건교육의 학습이론

1. 행동주의 학습이론

행동주의 학습이론에서의 학습은 유기체에 대하여 어떠한 자극으로부터 반응이 일어나는 행동변화의 과정이다. 행동주의 학습이론은 주로 고전적 조건화, 도구적 조건화 및 조작적 조건화 학습 등을 다루고 있다.

1) Pavlov의 고전적 조건화

(1) 개념

무조건자극과 조건자극을 결합하여 무조건자극 없이 조건자극만으로 조건반응을 얻는 것이다.

(2) 실험

개에게 음식물을 주는 것과 동시에 종소리를 울려 주는 과정을 여러 번 반복하면 음식을 주지 않고 종소리만 들려주어도 개는 침을 흘리게 된다. 여기에서 음식물은 무조건자극, 종소리는 조건자극, 음식물을 보고 침을 흘리는 것은 무조건반사, 종소리를 듣고서 침을 흘리는 것은 조건반사이다.

(3) 학습원리

① **시간의 원리**: 조건자극(종소리)이 무조건자극(먹이)과 시간적으로 동시에 혹은 그에 조금 앞서서 주어져야 한다.

② **강도의 원리**: 무조건자극(먹이)은 조건자극(종소리)보다 그 강도가 강하거나 동일해야 한다. 즉, 나중의 자극이 먼저의 자극보다 강하거나 동일해야 조건반사가 성립된다.

③ **일관성의 원리**: 조건자극은 일관된 자극물이어야 한다.

④ **계속성의 원리**: 자극과 반응의 결합관계가 반복되는 횟수가 많을수록 조건화

가 잘 성립된다.

(4) 고전적 조건화 과정

① **소거:** 획득된 조건반응에 강화가 주어지지 않을 때 사라져 버리는 현상이다.

② **자발적 회복:** 소거된 조건반응에 조건자극이 다시 제시되면 소거된 것으로 보였던 조건반응이 재생되는 현상이다.

③ **자극 일반화:** 비슷한 자극에 유사한 반응이 유발되는 현상이다.

④ **변별:** 자극을 구분해서 반응하게 되는 것으로 다른 자극에 대해서는 같은 반응이 일어나지 않는 것이다.

2) Thorndike의 도구적 조건화(시행착오학습)

(1) 개념

자극반응에 대하여 유기체가 시행착오적으로 반응을 반복하는 가운데 효과의 법칙에 따라 실패적인 반응은 약화되고 성공적인 반응은 강화되어서 학습이 일어나는 것이다.

(2) 실험

배고픈 고양이를 넣은 상자를 닫아두고 바깥에 고양이가 좋아하는 먹이를 놓아둔다. 이때 이 먹이는 학습목표인 것이다. 상자 안에는 발판을 만들어 놓았으며, 이것을 밟으면 자동적으로 문이 열리게 되어 있다. 처음 고양이는 먹이를 먹으러 밖으로 나가기 위해 여러 가지 방법의 시행착오를 거듭하다 우연히 발판을 밟아 문이 열리고 먹이(목표)를 먹게 된다. 이러한 과정을 수십 회 거듭한 끝에 고양이는 한 번의 시행착오도 없이 즉시 발판을 밟고 나와 먹이를 먹게 된다.

(3) 시행착오설의 학습

① **연습의 법칙:** 연습을 하면 결합이 강화되고, 연습하지 않으면 결합이 약화되는 법칙이다. 자극과 반응의 결합이 빈번히 되풀이되는 경우 그 결합이 강화되므로 빈도의 법칙이라고도 한다.

② **효과의 법칙:** 학습의 결과가 만족스러운 상태에 도달하면 자극과 반응의 결합이 강화되고(만족의 법칙), 불만족을 주는 결과가 계속되면 자극과 반응의 결합이 약화된다(불만족의 법칙)는 법칙이다.

③ **준비성의 법칙:** 학습이 일어나기 위해서는 학습자가 학습할 준비가 되어 있어야 하며, 학습할 준비가 되어 있지 않은 학습자에 대해서는 자극과 반응을 연합시킬 수 없다는 법칙이다.

(4) 학습원리

① **다양한 반응의 원리:** 적절한 반응이 나타날 때까지 여러 가지 반응을 시도하게 되며, 우연하게 나타난 적절한 반응이 성공함으로써 학습이 가능해진다는 것이다.

② **태도의 원리:** 유기체의 태도가 학습에 영향을 주는 것으로 태도는 유기체의 행동을 결정할 뿐만 아니라 만족과 불만족을 결정하는 데 관련된다는 것이다.

③ **우월의 원리:** 유기체가 상황 전체에 비선택적으로 반응하는 것이 아니라 자극 상황 중에서 가장 중요하고 우월하다고 판단되는 측면에 반응한다는 것이다.

④ **유사성의 원리:** 어떤 반응이 새로운 자극에 전이되는 것은 두 자극 사이에 유사성의 함수가 존재한다고 가정한다. 자극은 여러 요소들로 구성되어 있고 유사한 자극 상황은 많은 동일 요소들을 가지고 있으며, 동일한 요소들이 많을수록 유추에 의한 반응이 더 쉬워진다는 것이다.

3) Skinner의 조작적 조건화(강화학습)

(1) 개념

조작적 조건화는 스스로 조작해서 보여 주는 능동적인 반응이 간접적으로 자극의 역할을 하여 강화를 가져오게 된다는 것이다. 단순히 자극에 의해서 이끌어져 나오게 된 반응과 스스로 조작해서 보여주게 된 반응과 구별되는 것이다. 조건반사 자체가 무조건반응을 강화시키는 도구의 역할을 하는 것인데 이런 조건반응이 획득됨으로써 학습이 이루어지는 것이다.

(2) 실험

실험 방음장치가 된 Skinner Box의 한쪽 벽에 표적을 설치해 놓았다. 이 표적은 반응을 자동으로 기록하는 장치와 먹이통이 연결되어 있고, 비둘기가 표적을 쪼면 먹이가 나오게 되어 있었다. 이 상자 속에 비둘기를 넣으면 비둘기는 다양한 행동을 하다가 우연히 표적을 쪼게 되고 먹이가 나와서 그 비둘기의 반응을 보상해 준다. 이 절차가 반복되면서 비둘기는 표적을 쪼는 반응을 학습하게 된다. Skinner는 비둘기가 이러한 행동을 환경에 스스로 작용하여 어떤 결과를 생성해낸다고 해서 조작적 작동이라고 하고, 이러한 절차로 학습되는 과정을 조작적 조건화라고 한다.

(3) 강화 원리

강화(reinforcement)는 어떤 특수한 반응이 일어날 확률을 증강시키는 모든 사상을 말한다. 비둘기에게 주어지는 먹이, 아동에게 하는 칭찬, 학습자에게 주는 상장 등은 모두 강화물이 될 수 있다.

① 강화의 유형

ⓐ 정적 강화(positive reinforcers): 어떤 행동이 일어난 직후에 주어졌을 때, 또는 그 상황이 가해졌을 때, 그 행동이 장차 일어날 확률을 높이는 자극이다. 즉, 바람직한 행동을 함으로써 원하는 것을 얻게 되는 것이다.

ⓑ 부적 강화(negative reinforcers): 어떤 행동이 일어난 직후에 제거했을 때, 또는 그 상황에서 감해졌을 때, 그 행동이 장차 일어날 확률을 높이는 자극이다. 즉, 바람직한 행동을 함으로써 원하지 않는 것을 피할 수 있다는 것이다.

② 벌

벌(punishment)은 반응을 약화시키는 절차로서 반응을 증강시키는 정적 및 부적 강화와 다르다. 강화에서는 반응의 빈도가 올라가고 벌에서는 반응의 빈도가 내려간다.

ⓐ 수여성 벌: 어떤 반응 뒤에 부적 강화물을 가하는 것으로 수업시간에 떠드는 학습자를 방과 후에 청소시키는 것이 이에 해당한다.

ⓑ 제거성 벌: 어떤 반응 뒤에 정적 강화물을 박탈하는 것으로 잘못을 저지른 아동에게 좋아하는 장난감을 빼앗아 버리는 것이 이에 해당한다.

2. 인지주의 학습이론

인지주의 학습이론에서의 학습은 유기체에 대한 자극으로부터 기계적인 반응인 행동변화가 아니라 지각하고 해석하고 판단하는 내적 사고과정에 대한 인지구조의 변화이다. 인지주의 학습이론은 학습에 관한 인지적 접근으로 기억, 지각, 언어, 추리, 지식, 개념형성, 문제해결력 및 내재적 심리과정 등을 주로 다루고 있다.

1) Köhler의 통찰학습

(1) 개념

학습은 반복을 필요로 하지 않는 통찰에 의하여 전체적인 관계를 파악함으로써 이루어진다. 통찰이란 상황을 구성하는 요소 간의 관계 파악을 의미한다. 이 통찰을 흔히 아하현상(a–ha phenomenon)이라 한다.

(2) 실험

천장 위에 바나나를 매달아 놓고 방안 구석에 크기가 다른 나무상자를 몇 개 넣어 두고 침팬지를 넣었다. 침팬지가 시행착오나 조건반사의 과정을 거치지 않고 바나나를 중심으로 방안 전체를 둘러보고 한참 후에 바나나 밑에 상자를 쌓아 놓고 올라가 바나나를 따먹는 것을 관찰하였다.

(3) 통찰학습의 원리

① 통찰은 상황을 파악하고 순간적으로 문제를 이해하고 해결하는 것으로, 무지에서 완전한 앎의 단계로 빠르게 이행된다.

② 통찰은 점진적인 이해가 아니라, 즉시적인 이해를 말한다. 통찰학습의 과정은 먼저 문제장면을 구조화된 전체로 지각하는 것을 포함한다.

③ 문제의 해결은 단순한 과거 경험의 집약이 아니라 그의 경험적 사실을 재구성하는 인지구조 전환의 과정이라고 볼 수 있다.

④ 통찰은 탐색적 과정을 통해 이루어지는 일이 많으며, 단순히 우연만을 중시하는 시행착오와는 다르다.

⑤ 통찰은 실험 장면에 의해 좌우되며, 장면 전체가 관찰되면 문제해결이 쉬워진다.

2) Lewin의 장이론

(1) 개념

장(field)은 생활공간(life space)이라는 말과 같은 의미로 쓰이며 유기체의 행동을 결정하는 모든 요인의 복합적인 상황을 말한다. 생활공간은 어떤 순간에 개인의 행동을 결정하는 사실들의 전체로서 개인과 심리적 환경을 포함한다. 생활공간 내에서 개인과 심리적 환경과의 관계는 상호 의존적이며, 이 상호작용에 의해 행동이 발생한다는 것이다.

(2) 장이론의 학습원리

① 장은 개체를 둘러싸고 개체의 행동에 역동적인 힘을 가하는 객관적이면서 외적인 힘이다.

② 장은 환경 내의 어떤 부분이라도 다른 부분에 영향을 미치고, 어느 것도 분리해서 존재하지 않는다.

③ 학습자의 행동은 개체와 그 개체가 처해 있는 환경과의 상호작용의 결과로 나타나는 역동적인 통합체이다.

④ 학습자의 행동은 역동적으로 행동의 방향이 양립되는 힘의 강도와 개체 자신의 요구와의 관계에 의해서 결정된다.

(3) 장이론의 학습과정

① 학습의 첫 번째 단계는 분화 과정으로 지각 장 내의 영역을 더욱 세분화하는 과정이다.

② 학습의 두 번째 단계는 종합 과정으로 분화된 영역들을 하나의 통일된 생활공간으로 유별하는 과정이다.

③ 학습의 세 번째 단계는 재구조화 과정으로 종합된 사실을 바탕으로 하여 또 다른 것과의 새로운 관계를 인식하게 되는 과정이다.

3. 인본주의 학습이론

인본주의 학습이론에서의 학습은 유기체의 내적 자기 동기화를 통해 본래적인 성향이 성장되도록 도와주고 잠재력을 실현시키려 하는 것이다. 인본주의 학습이론은 각 개인의 지각, 해석 및 의미 등 인간의 주관적 경험을 강조하며, 긍정적 자기 지향성과 선택의 자유 및 자아의 성장과 실현을 중요하게 다루고 있다.

1) Maslow의 동기위계론

(1) 개념

인간의 동기에는 위계가 있다고 가정한다. 즉, 기초적인 동기가 충족되지 않으면 그 다음 단계의 동기가 발생하지도 않으며 따라서 충족될 수도 없다는 것이다. 동기위계론은 1단계(생리적 욕구), 2단계(안전 욕구), 3단계(소속 및 애정 욕구), 4단계(자아존중감), 5단계(자아실현 욕구)로 구성하고 있다.

(2) 학습원리

① 내래학습과 외래학습의 원리

- 내래학습은 자아실현을 추구하는 학습으로 내재적 보상이며, 외래학습보다 더 중요시된다.
- 외래학습은 외재하는 사실이나 정보를 수동적으로 받아들이는 것으로 외부적인 보상과 같은 수단을 동원한 학습이 일어난다.

② 경험적 지식과 관찰자적 지식의 원리

- 경험적 지식은 경험되어지는 것과 경험하는 사람 간의 직접적인 교류에서 얻어지는 지식으로 직관적이고 심미적인 요소를 지니고 있다.
- 관찰자적 지식은 직접 경험에 의한 것이 아니라 관찰을 함으로써 얻어지는 지식으로 수동적인 성격을 지니고 있다.

③ 결핍인지와 성장인지의 원리

- 결핍인지는 결핍동기가 그것의 만족이나 좌절에 의하여 조직된 인지된 조심성 있는 인지, 미숙한 인지로 평가한다.

- 성장인지는 외래적인 동기의 만족이나 좌절과는 독립해서 인지 자체에 목적이 있는 인지형태로서 용기 있는 인지, 성숙한 인지로 평가된다.

2) Rogers의 유의미학습이론

(1) 개념

인간의 내재적 역량을 믿으면서 내담자들을 긍정적으로 존중하고 그들의 내적 세계를 감정이입적으로 이해할 때 변화의 과정이 시작된다는 내담자 중심 학습의 개념이다. 완전히 기능하는 인간은 경험에 대한 개방성, 실존적인 삶, 자유, 의식감과 창조성을 지니고 있는 존재로 여긴다. 즉, 기능하는 인간을 중심으로 한 유의미한 학습을 강조하였다.

(2) 학습원리

① 학습자가 자기 주도적이고 자기 의도적인 학습을 하는 자유가 보장된 학습이다.

② 자유학습 체제에서 보건교육자의 역할은 학습자의 자유로운 잠재 가능성의 실현을 돕는 촉진자로서의 역할을 한다.

③ 학습자로 하여금 학습경험을 스스로 선택하게 하고 그들 자신의 학습을 관리하게 하는 데 있다. 때에 따라서 학습주제를 전적으로 학습자 자신이 선택하게 하기보다는 제시된 목록 가운데서 학습자가 선택하도록 하는 방법이 효과적이다.

4. 구성주의 학습이론

구성주의는 학습자가 스스로 의미를 구성해가는 과정을 말하며, 구성주의 학습은 환경과의 상호작용을 바탕으로 한 경험과 지식을 자신의 이해와 해석을 통하여 의미를 개발해가는 능동적인 문제해결과정이다.

행동주의 학습이론과 인지주의 학습이론은 객관적으로 검증된 지식이 존재한다고 보고 이를 학습하는 것이라면 구성주의 학습이론에서는 지식을 외부에 존재하는 것이 아니라 인간에 의해 의미가 부여되는 것으로 모든 사람이 개인별로 다 다르게 구성되어져 사람의 마음에 내재하는 것으로 본다.

구성주의 학습법에서는 실세계를 반영하는 풍부한 맥락 속에서 상황이 제시되면 학습자가 개인의 주관적인 경험에 근거해서 해석을 내리고 의미를 개발하는 능동적인 과정을 거치며 그 학습의 결과는 학습자 개인에 따라 다르게 나타난다. 구성주의 학습이론을 근간으로 학습활동이 일어나는 대표적인 교수-학습모형은 문제중심학습(Problem Based Learning, PBL), 팀중심학습(Team Based Learning, TBL), 사례중심학습(Case Based Learning, CBL) 및 협동학습(Cooperative Learning) 등이다.

1) 개념

대표적인 구성주의 학습이론은 Piaget의 인지적 구성주의와 Vygotsky의 사회적 구성주의이다.

인지적 구성주의는 개인이 지식을 구성해나가는 과정과 인지적 작용에 중점을 둔다. Piaget는 인간의 인지발달은 동화와 조절과정을 거치면서 능동적으로 발달한다고 주장하였다. 동화와 조절과정은 인간이 수동적으로 지식을 전달받는 것이 아니라 인간이 스스로 능동적으로 정보를 내면화 시킨다는 것을 의미한다. 인지적 구성주의는 이 지식 구성에 핵심적인 역할로 동화와 조절 과정을 거치면서 인지적 활동이 이루어지는 학습이다.

사회적 구성주의는 개인이 속한 사회의 문화, 역사, 사회적 배경을 바탕으로 한 지식의 습득과 구성에 중점을 둔다. 인간의 인지적 발달은 개인의 신체적인 성장뿐만 아니라 사회적 상호작용의 결과로 본다. 사회적 구성주의의 관점은 개인 내면의 인지적 작용과 함께 사회문화적 상호작용이 통합적으로 이루어지는 역동적인 과정이다.

2) 학습원리

① 학습자 중심의 학습을 강조한다. 학습을 하면 객관적으로 존재하는 지식의 전달이 아니라 개인의 경험에 의해 구성되는 과정임을 강조함으로써 학습자의 역할이 변화하게 된다. 학습은 학습자 개인의 경험과 흥미에 따라 정한 학습내용을 스스로 구성해 나가는 과정으로서 학습자의 관점을 추구하고 존중하며 학습문제는 학습자에게 적합해야 한다.

② 구성주의 학습환경을 이루는 조건 중 하나는 '협동학습'의 활용이다. 협동학습은 여러 사람의 협동을 요구하며 여러 문제상황에 대한 해결능력을 배양한다.

③ 교육자의 역할변화가 필요하다. 기존 지식의 전수자, 과제 관리자라는 역할 대신 이해를 촉진시키는 코치나 안내자로서의 역할이 강조된다. 교육자는 학습자가 복잡한 주제와 환경을 능동적으로 탐색하도록 돕고, 사고할 수 있는 학습자 중심 환경을 설계하고, 촉진자로서의 역할을 수행해야 한다.

④ 학습자로 하여금 탐색하고, 성찰할 수 있는 체험적 학습환경을 제공해야 한다. 학습에 대한 평가는 결과 중심적 관점에서 과정 중심적 관점으로 전환해야 한다. 학습자의 지식습득의 맥락과 개인의 선수 지식 및 경험에 따라 다르게 학습이 이루어져야 한다.

2절 개인 수준의 보건교육 관련 행위이론

1. 인지부조화 이론

1) 개요

Festinger(1957)에 의해 제안된 인지부조화 이론(theory of cognitive dissonance)은 인간의 내적일관성에 초점을 맞추어 인간심리에 존재하는 인지요소들 간의 부조화 상태를 통해 태도 변화를 설명한다. 인지요소들 간에 부조화 상태가 야기되면 심리적 긴장상태가 발생하고 이를 해소함으로써 조화상태를 회복하기

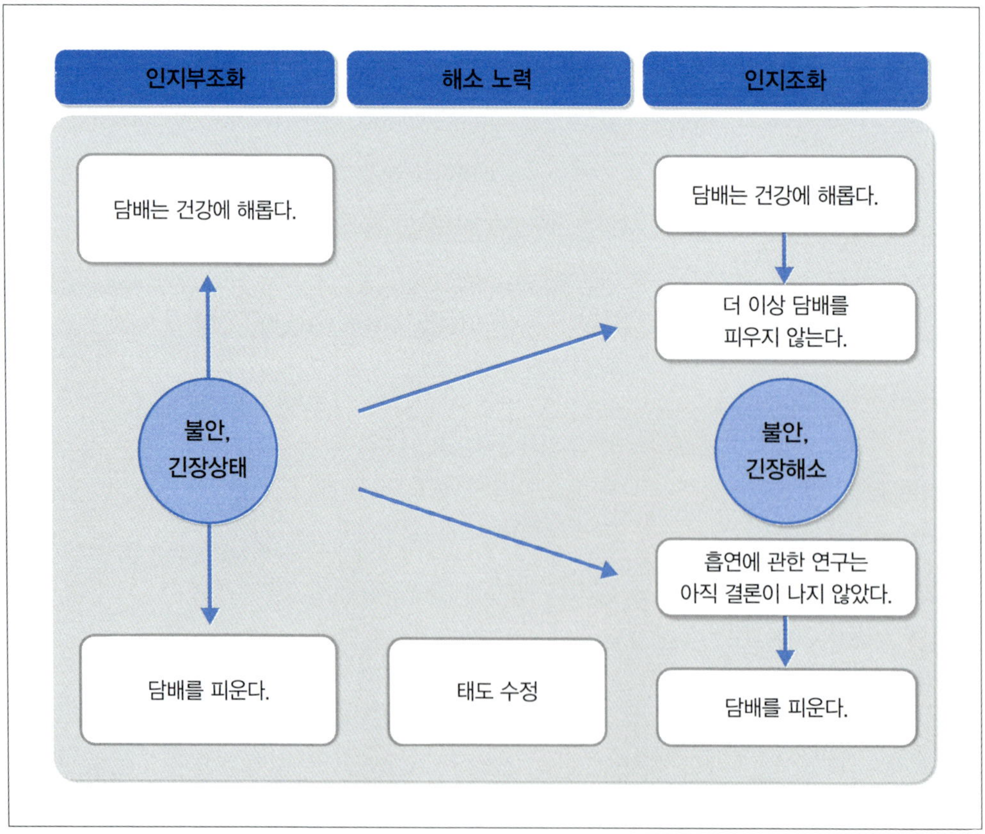

그림 3-1 인지부조화 해소 과정

출처: Karen Glanz et al. (2008). Health Behavior and Health Education. Jossey-Bass

위해 노력한다는 것이다.

인지부조화는 사람들이 믿는 것과 믿음의 결과로 나타나는 성과 사이의 불일치가 발생할 때 발생하는 심리학적 현상이다. 즉, 사람들의 생각과 드러난 결과 사이의 혼돈으로 인해 발생하는 상황이다. 이러한 인지부조화는 인지적 측면과 함께 감정적 차원도 포함하며, 불일치 인지의 제거, 새로운 인지의 추가, 불일치 인지의 중요성 감소 등을 통해 인지부조화를 해소한다.

인간은 지식, 태도, 행동이 일관되고 조화로운 상태를 선호하며 이를 추구한다. 그러므로 기존의 알고 있던 지식과 다른 새로운 지식을 접하게 되면 조화를 이루고 있던 지식, 태도, 행동 간 부조화를 경험하게 되고 이를 해소하기 위해 노력하게 된다. 부조화 해소를 위한 노력은 새로운 지식에 부응하도록 태도와 행동을 변화시키려는 시도이다. 이러한 특성으로 인해 인지부조화 이론은 태도 변화를 설명하거나 나아가 바람직한 행동 변화를 유도하는 데에 유용하다. 따라서 보건교육 측면에서는 기존의 불건강한 행동변화를 위해 건강에 유익한 새로운 지식을 교육하여 건강 생활에 대한 바람직한 태도를 갖도록 함으로써 건강행동을 실천하도록 유도할 수 있다.

2) 보건교육 실무에의 적용

(1) 금연교육 적용 사례

흡연자 대상으로 보건교육을 실시하여 흡연이 건강에 미치는 부정적인 결과와 금연 시 긍정적으로 변화되는 건강상태 및 장점에 관한 지식을 전달한 경우, 흡연자는 새로운 지식과 흡연 중인 자신의 행동 사이에서 인지부조화를 경험하게 된다. 인지부조화 상태에 놓인 흡연자는 이를 해소하여 지식과 행동의 균형을 유지하고자 노력하게 되고 결국 금연을 시도하게 된다는 것이다.

인지부조화 상태에 있는 개인을 인지조화 상태로 유도하는 가장 효과적인 방법은 동기부여 상담(motivational interviewing)이며, 특히 행동변화를 망설이고 있거나 준비가 되어 있지 않은 경우에 유용한 것으로 알려져 있다.

(2) 제한점

김혜경 등(2006)은 보건의료인을 대상으로 한 금연교육모형 개발 연구에서 보건의료인은 흡연의 결과와 금연의 건강상 이득에 대한 전문지식을 갖추고 있음에도 불구하고 금연을 실천하기 위한 행동변화가 일어나지 않는다고 하였다.

이는 흡연 및 금연관련 지식을 단지 하나의 정보로만 생각하거나, 흡연에 대하여 부정적인 태도가 있어도 그대로 유지하기 때문이다. 또한 새로운 지식을 습득할 때 친구나 동료와의 사회적 관계유지나 휴식의 일환으로서의 흡연, 스트레스 감소 등 기존의 흡연 행동에 부합되는 이득만을 선택적으로 받아들이기 때문이며, 금연이라는 건강행동 실천에 장애요인으로 작용하는 사회적 · 물리적 환경이 뒷받침되지 않기 때문이다.

보건의료인과 같이 이미 지식이 습득된 경우 전문적인 지식은 필요조건이지 충분조건은 되지 못하므로, 이들의 금연실천 유도를 위해서는 흡연행동의 선행요인이나 결과에 대한 영향을 고려하는 다양한 기술 적용에 초점을 두고 교육을 해야 한다.

2. 건강신념모형

1) 개요

Becker(1974)에 의해 발전된 건강신념모형(health belief model)은 가장 널리 쓰이는 건강행동 이론의 하나로서, 1950년대 미국 공중보건서비스(U.S. Public Health Service)의 사회심리학자들에 의해 질병예방 프로그램에 소수의 사람들만이 참여하는 이유를 설명하고자 개발되었다.

미국 정부는 당시 주요 공중보건 문제였던 결핵예방을 위해 이동식 엑스레이 차량을 각 지역으로 보내 무료진료를 제공함으로써 보건의료서비스의 접근성과 이용 편리성을 높였으나 극소수만이 이용할 뿐이었다. 이러한 결과에 대한 원인을 분석하는 과정에서 자신이 질병에 걸릴 수 있다는 주관적인 민감성과 조기발견 시의 이득을 인식한 사람들의 대다수가 자발적으로 검사를 받은 것을 확인하였다. 이후 증상에 대한 사람들의 반응, 진단을 받아들이고 의료진의 지시를 잘 이행하는 행동 등으로 확대되어 건강행동을 설명하는 가장 영향력 있는 모형으로 알려져 있다.

건강신념모형에서는 인지가 의사결정에 가장 중요한 역할을 한다. 신념은 어떤 행동의 결과에 대한 기대를 불러일으키므로, 실제 사실보다는 행동을 일으키는 특정 신념에 대한 예측이 더 중요하다는 것이다. 그러므로 어떤 사람은 건강행위를 잘하는 반면 어떤 사람은 좋은 줄 알면서도 참여하지 못하는 이유를 설명할 수 있으며, 특히 질병예방이나 조기발견을 위한 예방적 행위를 설명하는 데 적합하다.

2) 개념틀

건강신념모형의 개념틀은 그림 3-2를 참조한다.

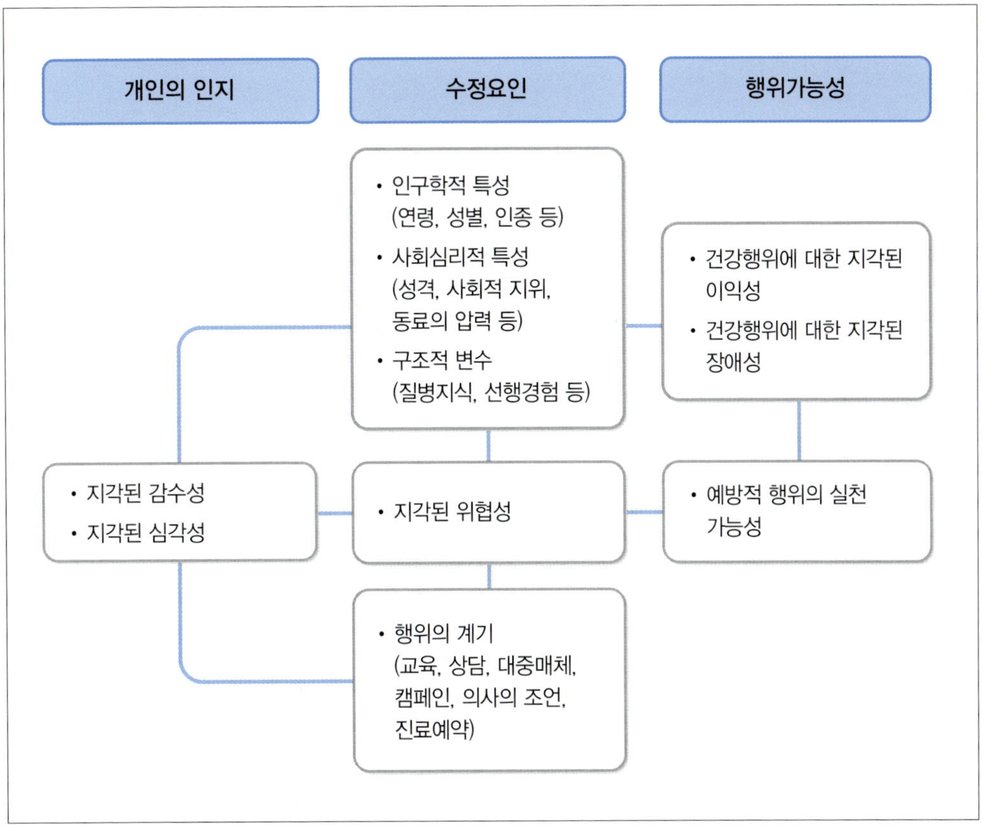

그림 3-2 건강신념모형의 개념틀

출처: Karen Glanz et al. (2008). Health Behavior and Health Education. Jossey-Bass

3) 구성요소

(1) 지각된 감수성

지각된 감수성(민감성, perceived susceptibility)은 건강상태를 감소시키는 위험성에 대한 개인의 주관적인지로, 자신이 그 질병에 걸릴 수 있다고 지각하는 정도이다. 질병에 걸릴 위험에 대한 주관적인 인식으로 진단된 병명을 받아들이고, 이 질병의 재발 가능성에 대한 판단 및 일반적인 질병에 대한 민감성을 포함한다. 이로 인해 자신이 병에 걸릴 것인가 걸리지 않을 것인가에 대한 믿음이 생기고, 어떤 사람들은 질병에 걸리지 않았음에도 질병에 걸리진 않았을까 두려워하는 한편, 다른 사람들은 질병에 걸렸음에도 부정하는 상황이 일어날 수 있다. 이렇게 다르게 판단하는 것은 사람들은 심리학적 특성 및 환경 등에 영향을 받으며, 특정 질병에 대해 인지하는 민감성 정도에 따라 특정 행위를 할 가능성도 달라지기 때문이다.

예: 독감 유행 시기에 자신도 독감에 걸릴 수 있다고 생각하는 사람은 독감 예방주사를 더 적극적으로 맞으려고 할 것이다.

(2) 지각된 심각성

지각된 심각성(perceived seriousness)은 질병에 감염되거나 질병을 치료하지 않고 방치하는 것이 얼마나 심각한가를 지각하는 정도이다. 이는 자신이 특정 질병 자체의 심각성에 대해 인지하는 정도와 그 심각성이 자신의 생활양식에 미치는 영향을 인지하는 정도의 두 가지 측면을 고려해야 한다. 같은 질병도 이러한 심각성 여부에 따라 가볍게 생각할 수도 있고 혹은 치명적으로 생각할 수도 있어 특정 건강행위를 할 가능성이 달라진다.

예: 신종 인플루엔자 A(H1N1)를 심각한 병으로 생각하는 사람들은 경미한 증상이 있어도 병원을 찾으려고 할 것이며, 독감이 유행한다면 특히 어린이나 병약한 노인은 다른 집단보다 예방주사를 더 적극적으로 맞으려고 할 것이다.

(3) 지각된 이익성

지각된 이익성(유익성, perceived benefits)은 자신이 건강행위를 실행함으로써 질병을 피할 수 있는 혜택을 인지하는 정도이다. 민감성이나 심각성에 있어서 높은 수준의 신념을 가진 개인이라도 건강행동이 실행 가능하고 효과가 있는 것으로 인지되어야만 건강행위를 받아들이게 된다.

예: 신종 인플루엔자 A(H1N1) 치료제인 타미플루가 효과가 크다는 것을 인지한 경우 복용 가능성을 높인다.

(4) 지각된 장애성

지각된 장애성(perceived barriers)은 개인이 취하려는 행동에 방해가 될 수 있는 요인을 인지하는 정도이다. 건강행위를 실천하는 데는 장애요인과 건강행동의 기대되는 효과에 대해 비교 검토하는, 일종의 무의식적 비용 분석이 이루어진다. 특정 건강행동에 대한 부정적인 측면인 건강행위 실천의 장애요인에는 필요한 비용, 수반되는 위험, 불쾌감, 통증, 시간낭비 등이 포함된다.

예: 자궁경부암 예방접종을 위하여 시간을 내기 어렵거나, 비용이 비싸거나, 주사가 아프다고 생각하고 있다면, 사람들은 예방주사를 맞지 않으려고 할 것이다.

(5) 행동의 계기

행동의 계기(cues to action)는 자신의 인식 속에 적절한 신념을 불러일으킴으로써 건강행위에 관한 의사결정 시 도움을 주게 된다. 행동할 준비가 되었는데도 불구하고 다른 구체적이고 환경적인 사건 같은 계기가 있어야 행동이 가능해진다는 것이다.

예: 금연 행동의 계기는 동료가 폐암으로 갑자기 사망하거나 대중매체를 통한 금연 캠페인에 참여함으로써 금연을 시도하려는 경우이다.

4) 보건교육 실무에의 적용

① **지각된 심각성을 높이는 전략:** 자신도 병에 걸릴 수 있다고 구체적으로 위험

상황을 느끼도록 한다.

② **지각된 민감성을 높이는 전략:** 위험집단과 수준을 알도록 하고, 개인의 특성에 근거하여 위험상황을 개인화하고, 실제 위험과 일치시킨다.

③ **지각된 이익성을 명료화하는 전략:** 질병예방으로 인한 이득이 크다는 것을 체감하도록 중재를 실시한다. 막연한 이익이 아닌 예상되는 긍정적 결과를 명확하게 제시하고 적정 행동을 언제, 어디서, 어떻게 할 것인가를 구체적으로 규정한다.

④ **지각된 장애성을 명료화하는 전략:** 예방적 치료적 건강행위를 하는 데 장애가 되는 요인들, 즉 시간, 비용, 근접성, 수용성 등을 확인하여 잘못된 정보의 교정, 보상을 제공하고 실제 행동화에 도움을 주거나 어렵다고 느끼는 부분을 도와줌으로써 안심시킨다.

⑤ **행동의 계기를 촉진하는 전략:** 행동화하는 데 필요한 정보를 체계적으로 제공하여 인식을 높이고, 기억을 돕는 기법을 적용하기도 한다.

3. 합리적/계획된 행동이론

1) 합리적 행동이론

(1) 개요

Fishbein과 Ajzen에 의하여 개발된 합리적 행동이론(theory of reasoned action, TRA)은 인간의 행위에 영향을 미치는 사회심리학적인 요인에 기초를 두고 있으며, 인간행동을 설명하는데 광범위하게 적용되어 왔다. 기본 전제는 인간은 합리적이며, 이용 가능한 정보를 활용하여 행동을 결정한다는 것이다.

합리적 행동이론에서, 인간의 행동은 그 행동을 하고자 하는 개인의 의도(intention)에 의해 결정되므로, 행위 실천에 가장 직접적인 결정요인은 행동하고자 하는 의도이며, 의도에 영향을 주는 요인은 행동에 대한 개인의 태도와 주관적인 규범(subjective norm)이라는 것이다. 행동에 대한 태도는 개인이 어떤 행동을 했을 때 나타나는 결과에 대한 신념과 평가에 의하여 결정되고, 주관적 규범은 개인에게 영향을 미칠 수 있는 중요한 사람들이 그 개인이 행동해야 한다고 생각하는 바람에 대한 개인의 규범적인 신념과 그들의 바람을 따르려는 동기에 의하여 결정된다.

(2) 개념틀

합리적 행동이론의 개념틀은 그림 3-3을 참조한다.

(3) 구성요소

① 행동에 대한 태도

행위결과에 대한 태도(attitude)를 의미하며, 행위가 특정 결과를 가져올 것이라는 개인의 신념과 이러한 결과들에 대한 개인의 평가로 결정된다. 즉, 개인의 신념으로부터 태도가 예측 가능하다는 것이다. 태도를 이해하기 위한 첫 단계는 두드러진 신념을 이해하고 그 행위와 관련된 신념들을 확인해야 한다. 개인이 갖는 행위에 대한 태도는 행위결과에 대한 평가와 신념 강도의 곱으로 나타낼 수 있다.

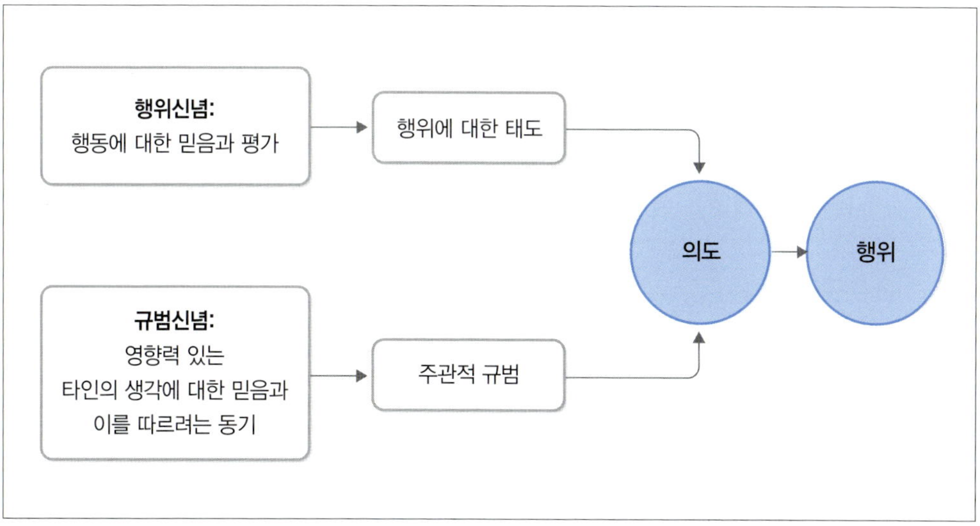

그림 3-3 합리적 행동이론의 개념틀

출처: Glanz, K., Rimer, B. K., & Viswanath. K. (2008). Health Behavior and Health Education. San Francisco: Jossey-Bass.

② 주관적 규범

주관적 규범(subjective norm)은 자신이 건강행동을 하려고 하는 생각에 대한 개인의 신념이다. 개인의 주관적인 규범에 깔려 있는 신념은 주변에 의미 있는 타인(significant others)의 기대에 대한 자신의 지각과 자신이 그 사람들의 의견을 얼마나 수용하는가에 따라 영향을 받는다. 의미 있는 타인들은 자신의 행동과 사고에 직접적인 영향을 미치는 사람으로 부모, 선생님, 보건의료인, 친구들이 된다. 즉, 자발적 건강행동은 건강행동에 대한 자신의 태도와 의미 있는 타인이 자신의 건강행동에 대해 어떻게 평가하는가 하는 자신의 지각에 의해 결정된다.

③ 행동에 대한 의도

행동에 대한 의도(intention)는 특정행동에 대한 동기유발이나 준비를 의미하는 것으로 인간이 어떤 행동을 시행할 동기가 얼마나 강한지를 알 수 있다. 인간은 그 행동을 하고자 하는 의도에 의해 결정되기 때문에 행동하고자 하는 의도는 행동에 대한 가장 직접적인 결정요인이 된다. 행동에 대한 의도는 두 가지 결정요인(행위에 대한 태도, 주관적 규범)으로 이루어지는 함수이다. 즉, 개인이 어떤 행동의 결과를 보다 긍정적으로 판단할수록, 또 그 행동을 주변 사람들이 지지할 것으로 판단할수록 행동을 수행할 의도가 높게 형성되어 행동 가능성이 높아진다는 것이다.

(4) 보건교육 실무에의 적용

① 행동에 대한 태도

나는 폐암 예방을 위하여 흡연을 하지 않으려고 한다.

② 주관적 규범

내가 다니는 회사에서도 건강을 위해 금연운동을 실시하고 있으며, 최근 직속상관도 금연을 결심하였다.

③ 행동에 대한 의도

나는 내 건강을 위하여 회사 동료에게도 공공장소에서 흡연하지 않도록 요구할 것이다.

2) 계획된 행동이론

(1) 개요

계획된 행동이론은 합리적 행동이론에서 발전된 이론으로, 합리적 행동이론이 인간의 행동을 자기통제 하에서 실행될 경우로 한정하고 있어 이를 보완하기 위해 기존의 이론에 인간의 행위를 제약하는 요인에 대한 인식, 즉, 지각된 행동통제(perceived behavioral control)의 개념을 추가하여 인간 행동과 의도에 대한 예측력을 증가시켰다.

인간이 어떤 행동을 하기 위해서는 그 행동에 대한 의도가 중요하며, 행동에 대한 태도, 주관적 규범, 지각된 행동통제가 함께 작용하여 행동을 할 것인지에 대한 의도를 결정하게 된다. 즉, 특정 행동의 결과가 좋을 것이라고 생각할수록, 그 행동을 하도록 하는 사회적인 압력을 느낄수록, 행동을 실천하는 것이 쉽다고 인식할수록 개인은 특정 행동을 하게 된다는 것이다.

(2) 개념틀

계획된 행동이론의 개념틀은 그림 3-4를 참조한다.

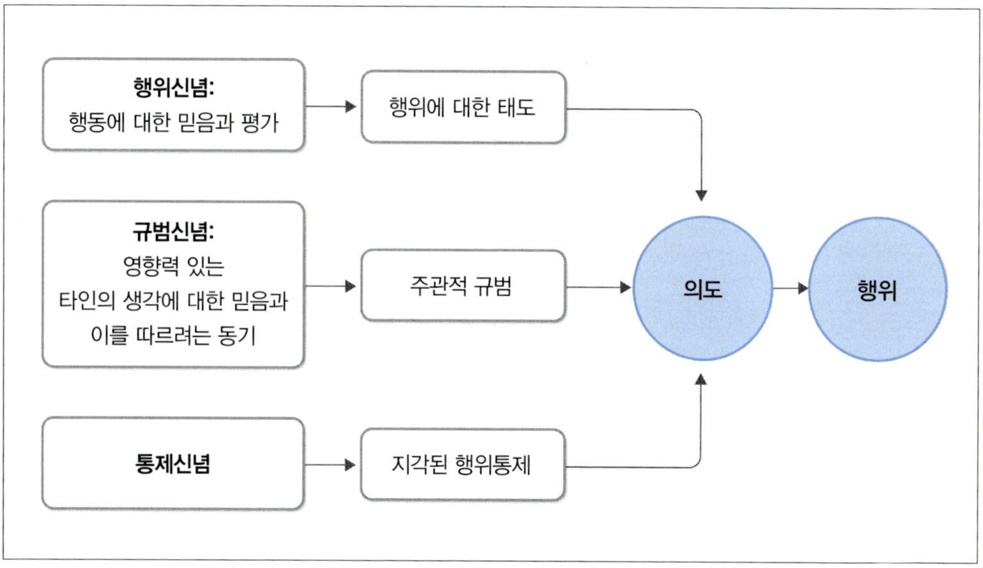

그림 3-4 계획된 행동이론의 개념틀

출처: Glanz, K., Rimer, B. K., & Viswanath. K. (2008). Health Behavior and Health Education. San Francisco: Jossey-Bass.

(3) 구성요소

① 행동에 대한 의도

Ajzen(1991)은 행위에 대한 의도(intention)의 결정요인은 태도, 주관적 규범, 지각된 행동통제 등 세 가지 요인의 각기 다른 변수의 영향을 받으며, 이는 세 요인을 측정하기 위한 간접적인 방법이 될 수 있다고 설명하고 있다.

첫째, 건강행동에 대한 개인적인 평가에 해당하는 행위에 대한 태도, 둘째, 건강행동을 수행하거나 수행하지 말라는 사회적 압력에 대한 개인의 지각으로서의 주관적인 규범, 셋째로 건강행동을 수행하기 쉽다고 생각하거나 어렵다고 지각하는 수준으로 정의되며, 행위의 실행이 자신의 의지적 통제 하에 있다고 각 개인들이 믿는 정도를 의미하는 지각된 행위통제력이 있다.

② 행동에 대한 태도

행동에 대한 태도(attitude)는 만약 그 행동을 수행하면 어떤 결과가 일어날 것이라는 신념과 평가에 의해서 결정되어진다. 목표 행동을 수행하는 것에 대해 개인이 지니고 있는 긍정적 혹은 부정적인 느낌이 행동 의도라는 매개 과정을 통해 실제 행동으로 발현된다.

예: 모임에서 술을 거절하는 것은 바람직하지 않다.
술은 사회생활에 빨리 적응하는 데 도움이 된다.

③ 주관적 규범

주관적 규범(subjective norm)은 주어진 행위를 하거나 하지 않도록 개인에게 부과되는 사회적 압력에 대한 지각을 의미한다. 의미 있는 타인의 특정 행동에 대한 견해가 개인의 태도와 행동에 영향을 준다. 특히 부모, 보건의료인, 친구, 선생님과 같은 중요한 사람에게 영향을 받을 뿐만 아니라, 동료나 책, 영화 속의 인물, 스타 등에게도 영향을 받는다.

예: 담배를 피우는 모습이 멋있어 보여서 흡연하고 싶어하는 청소년은 부모가 허락하지 않으므로 흡연을 시도하기 어렵다.

④ 지각된 행동통제

지각된 행동통제(perceived behavioral control)는 행위를 수행하는 데 있어서 어려움이나 용이함에 대해 지각하는 정도를 의미한다. 건강행동에 대한 과거의 경험과 행위를 할 때 실제로 있을 수 있는 장애물 또는 방해요인을 고려한 개념이다. 즉, 어떤 행동에 대해 얼마나 수행하기 어려운지, 성공적으로 행동을 수행할 수 있는지에 대해 개인이 지각하는 정도에 따라 행동은 영향을 받게 된다.

예: 흡연에 대해 긍정적인 태도를 가지고 있고, 사회적으로도 흡연을 허용하는 분위기이나 자신이 감당하기 어렵다고 인식한다면 흡연을 하지 않을 것이다.

4. 범이론적 모형

1) 개요

범이론적 모형(trans-theoretical model, TTM)은 Prochaska와 DiClemente (1983)에 의하여 개발되고 발전된 이론으로 심리적 이론의 역동성을 행위변화에 적용하여 건강행위의 변화과정을 설명하는 모형이다. Prochaska와 DiClemente의 이론적 기반은 진행적인 행동변화의 연속선상에서 단계(stage)의 개념을 기본적 요소로 하고, Janis와 Mann의 의사결정균형 이론(1977), Bandura의 자기효능감이론(1986) 등 사회 · 심리적 이론으로부터 개발하여 TTM이라고 명명하였다. TTM은 개인이 어떻게 건강행동을 시작하고 이를 유지하는가에 대한 행동변화의 원칙과 과정을 설명하는 통합적 모형이다.

2) 개념틀

범이론적 모형의 개념틀은 그림 3-5를 참조한다.

3) 구성요소

(1) 변화단계

① 1단계: 계획전단계

계획전단계(stage of precontemplation)는 건강행위 변화계획에 전혀 숙고하지

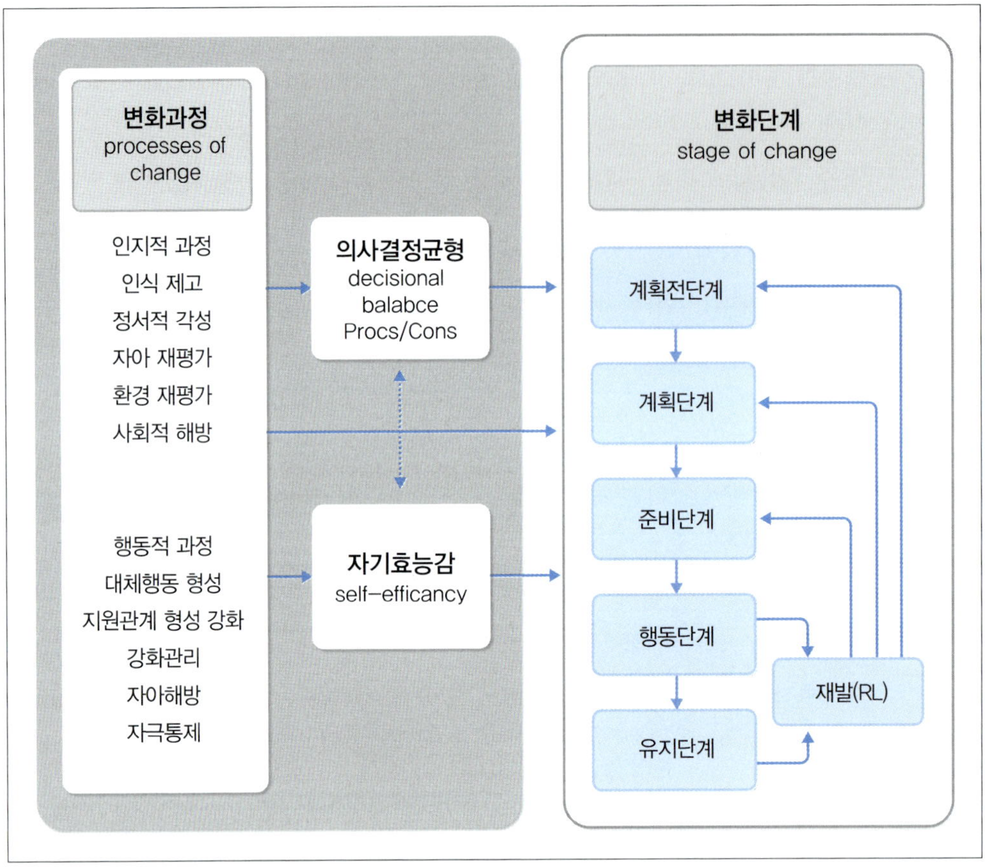

그림 3-5 범이론적 모형의 개념틀

출처: Glanz, K., Rimer, B. K., & Viswanath. K. (2008). Health Behavior and Health Education. San Francisco: Jossey-Bass.

않는 무관심기 단계이다. 앞으로 6개월 안에 건강행위 변화를 시도할 의도를 가지고 있지 않은 단계이다. 자신의 행동에 문제를 갖지 않으며, 변화의 필요성을 느끼지 않는다.

외부의 변화 압력에 저항적이며, 종종 다른 이론에서는 저항자(resistance), 동기가 없는 사람(unmotivated clients), 건강증진 프로그램 혹은 치료에 준비가 되지 않은 사람으로 불린다. 이러한 대상에게는 변화의 이익을 강조하고, 압력이 적은 정보를 많이 제공하는 것이 효과적이다.

② 2단계: 계획단계

계획단계(stage of contemplation)는 문제를 인식하고 곧 행동변화를 하겠다고 숙고하는 관심단계이다. 앞으로 6개월 안에 행동변화를 하고자 하는 단계이다. 행동변화로 인한 유익한 점과 장애요인을 모두 잘 파악하고 있어 행동변화에 대한 손실과 이득이 같다고 인식하는 단계이다. 또한 주위로부터 자극이나 동기부여가 없다면 이러한 단계가 지속되면서 올바르지 못한 행동이 계속될 수 있다.

③ 3단계: 준비단계

준비단계(stage of preparation)는 구체적인 행동실행이 계획되어 있는 단계이다. 아주 가까운 미래에 행동을 취하려고 준비하는 시기이고, 앞으로 1개월 이내에 행동변화를 하겠다고 결심하는 단계이다. 이 단계에서는 실행 가능한 목표를 설정하는 것이 중요하며, 금연교실 등 실천교육행동 중심적인 프로그램, 자가 학습용 인쇄물을 통한 교육방법이 효과적이다.

④ 4단계: 행동단계

행동단계(stage of action)는 건강한 생활습관을 갖기 위하여 노력하는 단계로 개인적인 시간과 노력을 상당히 투자하는 단계이다. 이 단계에서 건강행위 실천이 6개월 정도 지속되지만 건강행동이 일정하게 지속되지는 않는다. 이 시기의 활동은 행동변화가 완성된 상태와 동등하게 보이는 경우가 종종 있지만, 행동변화가 완성되기 위한 하나의 과정에 불과하다.

⑤ 5단계: 유지단계

유지단계(stage of maintenance)는 중독성 또는 습관성이던 불건전한 행동이 없어진 단계로, 새로운 생활습관이 6개월 이상 지속된 경우이다. 이러한 생활습관이 지속적으로 유지되기 위해서는 주변사람들의 지원이 절대적으로 필요한 시기이다. 예전의 행동으로 돌아가지 않기 위해 계속 노력하는 단계이나 예전의 습관으로 돌아갈 확률은 행동단계에 있는 사람들보다 적다. 이 단계에서는 예전의 습관으로 돌아가고 싶은 유혹에 쉽게 빠지지 않으며 변화된 행동을 계속 유지할 수 있다는 자신감을 갖게 되기 때문이다.

(2) 변화과정

변화과정(processes of change)은 시간의 경과에 따라 각각 다른 행동변화의 단계를 진행하면서 사용하는 10개의 기본적인 과정이며 기술이다. 변화과정은 한

단계에서 다음 단계로 전환될 때 적용할 수 있는 원인이나 전략에 해당하므로 중재 프로그램의 계획 시 중요한 지침을 제공한다. 개인이 겪는 구체적인 10가지 변화과정은 인지적(cognitive) 과정과 행위적(behaviroral) 과정의 두 가지 구성개념으로 이루어져 있다.

① 인지적 과정

㉠ 인식제고

인식제고(conscious raising) 과정은 특별한 문제행동에 대한 새로운 정보를 추구하고, 문제를 이해하며 피드백을 얻고자 하는 개인의 노력이다. 인식을 제고시킬 수 있는 중재방법으로 피드백, 대처(confrontation), 인지유도(awareness), 해석(interpretation), 독서요법(bibliotherapy), 대중매체, 캠페인 등이 있다.

㉡ 정서적 각성 혹은 극적 해소

정서적 각성(emotional arousal) 혹은 극적 해소(dramatic relief)는 적절한 행동이 취해지는 경우 갈등이 감소됨으로써 정서적 경험의 공유가 증가된다. 변화의 정서적 측면으로 흔히 문제행동과 관련된 강한 정서적 경험을 취하는 과정이다.

정서적으로 각성시킬 수 있는 중재방법으로 사이코드라마(psychodrama), 역할극(role play), 간증, 대중매체 캠페인 등이 있다.

㉢ 자아 재평가

자아 재평가(self reevaluation) 과정은 건강한 행위를 할 때 자신의 모습과 그렇지 않을 때의 자신의 모습이 자신에게 미치는 영향에 대한 정서적 · 인지적 재평가이다.

문제행동에 대해 개인이 내리는 정서적 · 인지적 재평가, 기분, 가치관의 재평가로 가치(value)를 분명하게 하고, 건강한 역할의 모형을 가지게 하며 정신적으로 상상하게 하는 방법 등을 이용한다.

㉣ 환경 재평가

환경 재평가(environmental reevaluation)는 개인의 건강행위와 그렇지 않은 행위가 물리적 · 사회적 환경에 어떻게 영향을 끼치는가에 대한 사회적 재평가이다.

이것은 다른 사람에게 긍정적 혹은 부정적 역할 모형을 인식하게 하는 것으로 감정이입 훈련(empathy training), 다큐멘터리(documentaries) 및 가족중재(family intervention) 방법 등이 있다.

ⓜ 사회적 해방

사회적 해방(social liberation) 과정은 사회 내에서 대안적 생활양식에 대한 개인의 인식과 이용 가능성을 넓혀 가는 것이다. 사회적 개선이라고도 하는데 특히 상대적으로 박탈되고 억압받는 사람들을 위해 사회적 기회나 대안방법을 많이 제공하는 것이다. 옹호(advocacy), 역량과정(empowerment procedures) 및 적절한 정책은 소수민족, 동성애자, 취약계층이 건강증진을 받을 수 있는 기회를 확대시킬 수 있다.

사회 자체가 규칙적 운동실천 행동을 촉진시키는 방향으로 변하고 있다는 것에 대한 개인의 인식개선, 금연구역 확대 등의 정책을 통하여 모든 사람들을 바람직한 건강행위로 변화할 수 있게 돕는다.

② 행위적 과정

㉠ 대체행동 형성

대체행동 형성(counter conditioning) 과정은 문제행동 혹은 건강하지 못한 행동을 대체할 수 있는 건강한 행동의 학습이다. 휴식, 주장, 탈감각, 긍정적 자기진술 등의 전략으로 건강문제행동을 건설적인 대체행동으로 대치하는 것이다.

㉡ 지원관계 형성 강화

지원관계 형성 강화(helping relationship) 과정은 건강한 행위 변화를 위해 노력하는 과정에서 타인으로부터 받은 신뢰와 지지를 받는 것이다. 지원관계 형성 강화전략으로는 라포의 형성을 위한 사회적 지지체계 구축, 상담 전화 등이 있다.

㉢ 강화관리

강화관리(reinforcement management) 과정은 문제행동을 통제하거나 원하는 방향으로 건강행위가 취해질 경우 칭찬이나 보상을 주는 것이다. 강화관리

전략으로 건강계약은 건강한 행동이 반복될 수 있는 확률을 높이고 건강행위 강화를 증가시킨다.

㉣ 자아해방

자아해방(self liberation) 과정은 변화될 수 있다는 신념과 이 신념을 건강행위로 나타내겠다고 계속 결심하고 헌신하는 것이다. 문제행동을 변화시키기 위한 개인적 선택과 위임 및 노력으로 새해의 결심, 다른 사람들에게 결심을 말하는 것 등 여러 방법을 함께 사용하는 것이 의지를 더 강화시킬 수 있다.

㉤ 자극통제

자극통제(stimulus control) 과정은 건강하지 못한 습관을 유발하거나 방해할 수 있는 상황이나 요인에 대해 통제하고 좀 더 건강한 행동을 위해 대안방법을 찾는 것이다. 문제행동을 자극하는 상황과 요인을 줄이고 서로 도움을 줄 수 있는 집단을 구축하는 것은 건강한 행동으로 변화하도록 지원하고 위험행동을 줄이도록 한다.

(3) 의사결정균형

의사결정균형(decisional balance)은 Janis와 Mann(1977)의 의사결정에 관한 갈등모형에 근거하고 있으며, 변화단계 중 계획전단계에서 계획단계로의 이동을 예측하는 데 유용하다.

개인이 어떤 행동변화에 대한 의사결정을 할 때, 변화된 행동에 대한 긍정적인 측면과 부정적인 측면을 비교하고 평가하여, 긍정적인 측면의 인식수준(Pros)이 부정적인 측면의 인식수준(Cons)보다 높으면 행동변화가 촉진되고, 반대의 경우라면 행동변화 가능성은 감소한다는 것이다.

(4) 자기효능감

자기효능감(self-efficacy)은 Bandura(1977)의 연구에서 도입된 개념으로, 직면한 문제 상황에서 필요한 행동을 성공적으로 수행할 수 있다는 개인의 신념을 의미한다. 즉, 구체적 상황에서 목표달성을 위해 필요한 행동의 조직 및 수행에 대한 개인 능력의 판단 또는 기대로서, 특정행동에 대한 수행은 그 행동을 수행할 수 있다는 개인의 확신정도에 의해 영향을 받는다. 예를 들자면, 운동실천에서의

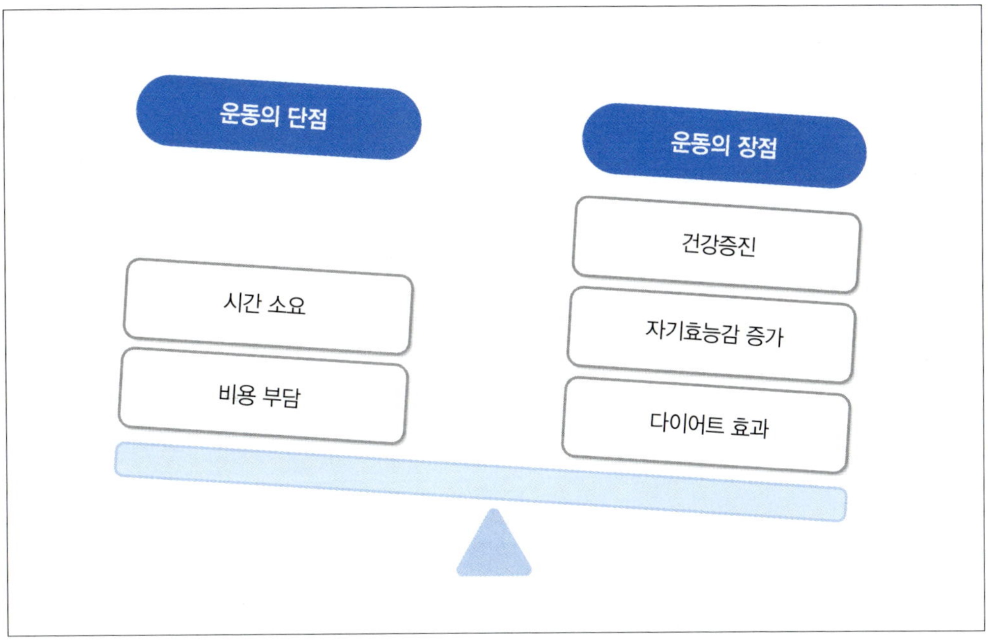

그림 3-6 운동의 긍정적 및 부정적 측면에 대한 의사결정균형

자기효능감은 어떤 상황에서도 운동을 실천할 수 있다는 확신 정도로, 자기효능감이 클수록 운동실천을 잘할 수 있다는 것이다. 김명 등(2007)의 연구에 의하면 변화의 단계가 증가할수록 자기효능감이 증가하는 것으로 보고되었으므로 단계의 계속적인 진행을 위해서는 자기효능감의 강화가 필수적이라 할 수 있다.

4) 보건교육 실무에의 적용

개개인의 건강생활습관 정도 및 태도, 지식 등에 따라 보건교육적 접근법을 달리하여 접근하는 방법이다. 이 단계이론에서는 건강생활에 대한 개인의 행동변화를 계획전단계, 계획단계, 준비단계, 행동단계, 유지단계로 구분하고 있다(표 3-1).

표 3-1 범이론적 모형의 변화단계별 특징과 과정

변화단계	행동의 특징	변화과정
계획전단계	• 가까운 미래(6개월 이내)에 행동을 변화시킬 의사가 없음 • 문제를 인식하지 못하거나 간과함 • 변화를 강요당하는 느낌을 받음	• 인식 제고: 피드백, 대처, 해석, 독서요법, 대중캠페인 • 정서적 각성: 심리극, 역할극, 상담 • 환경 재평가: 감정이입훈련, 다큐멘터리, 토론
계획단계	• 문제를 인식함 • 가까운 미래(6개월 이내)에 변화할 의사가 있음 • 구체적인 계획은 없음 • 이 단계에 머무르고 준비단계로 넘어가지 못하는 경우가 많음	• 인식 제고: 변화에 따른 불편함, 작은 생각의 변화가 큰 행동의 변화 유도 • 자아 재평가: 건강한 역할 모형
준비단계	• 1개월 이내에 행동으로 옮길 계획이 있음 • 과거에 시작했던 계획이 실패했던 경험이 있기도 함 • 작은 행동의 변화가 나타나기도 함	• 행동실천교육 행동 중심적인 프로그램/(금연)교실 등/실현 가능한 목표 설정 • 자아해방: 결심
행동단계	• 현재의 문제를 극복하기 위하여 행동, 경험, 환경을 조성함 • 상당한 시간과 정성이 필요함 • 행동이 지속적으로 이루어지지 않음 • 1일~6개월 정도 지속함	• 지원관계 형성강화: 자조모임, 개별 혹은 집단상담 • 대체행동 형성: 규칙적인 운동, 근육이완법 • 강화관리: 긍정적 행위를 강화하고 부정적 행위는 수정 • 자극통제: 건강행위 방해 환경 제거
유지단계	• 중독성 또는 습관성 행동이 없음 • 새로운 생활습관이 6개월 이상 지속됨 • 새로운 행동이 자신의 한 부분으로 정착됨 • 재발 유혹에 저항하며 행동 유지함	• 지원관계 형성강화: 변화된 행동의 지속 • 사회적 해방: 금연구역 확대

출처: Karen Glanz et al. (2008). Health Behavior and Health Education. Jossey-Bass

3절 개인 간 수준의 보건교육 관련 행위이론

1. 사회인지이론

1) 개요

반두라(Bandura, 1977)에 의하여 제시된 사회인지이론(social cognitive theory)의 기본 원리는 인간행동은 개인, 환경, 행동의 역동적 상호작용에 의해 학습된다는 것이다. 즉, 인간이 건강과 관련된 행동을 하게 되는 저변의 사회심리적 요소들의 역동적 관계와 행동변화를 촉진시키는 방법을 설명하는 이론이다.

인간의 행위, 인지를 포함한 개인적 요소, 환경적 영향이 서로 역동적으로 상호작용하여 개인의 행위가 결정된다는 것으로 사람들의 인지와 이 인지가 행위에 미치는 영향을 강조한다.

2) 개념틀

사회인지이론은 사회학습이론의 기본 전제인 개인(person), 행동(behavior), 환경(environment)이 끊임없는 동적인 상호작용을 하고 있다는 상호결정론(reciprocal determinism)을 이론적 기틀로 제시하였다(그림 3-7).

3) 구성요소

(1) 개인 요소: 자기효능감

① 자기효능감의 정의

자기효능감(self-efficacy)이란 특정한 상황에서 특정한 행동의 조직과 수행을 얼마나 잘 할 수 있는가에 대한 주관적인 판단을 의미한다. 따라서 효능기대는 결과를 얻는 데 필요한 행동을 성공적으로 수행할 수 있느냐에 대한 신념을 뜻하는 것으로, 행동의 정확한 예측요인으로서의 역할을 한다.

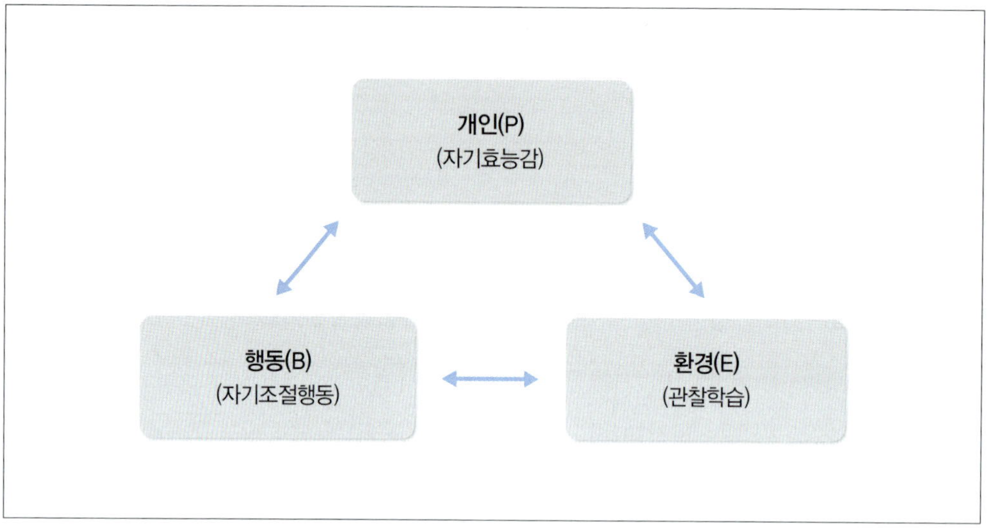

그림 3-7 사회인지이론의 개념틀

출처: Karen Glanz et al. (2008). Health Behavior and Health Education. Jossey-Bass

② 자기효능감을 강화하는 요소

- **수행경험(performance accomplishment)**: 자기효능감을 발달시키는 가장 효과적인 방법은 목표가 되는 행동을 성공적으로 수행해 보는 경험을 갖는 것이다. 직접수행을 통한 성공의 경험은 자기효능감을 증가시키며 반복적인 실패의 경험은 자기효능감을 감소시키게 된다.
- **대리경험(vicarious experience)**: 자신이 직접 경험하지는 않았지만 자신과 비슷한 능력을 가진 타인의 목표행동 수행을 관찰함으로써 자신의 효능감을 발달시킬 수 있다. 이러한 대리경험을 통하여 목표행동을 위한 기술을 배울 수 있을 뿐 아니라 자신이 수행할 수 있는 능력에 대한 자신감을 갖게 된다.
- **언어적인 설득(verbal persuasion)**: 어떤 특정한 목표행동을 수행할 수 있는 능력에 대한 자신감은 타인으로부터의 격려의 말이나 비판의 말에 의해 영향을 받는다.
- **생리적 상태(physiological state)**: 아픔, 피로 및 질병 등은 과제를 수행할 수 있는 사람의 능력에 대한 자신감에 영향을 미친다. 실제적인 생리적 상태뿐만 아니라 자신의 생리적 상태에 대한 인식 정도도 자기효능감에 직접적인 영향

을 준다.

③ 자기효능감의 영향 요소

- **효능기대(efficacy expectation)**: 효능기대는 어떤 수행 수준을 달성할 수 있는 자신의 능력에 대한 신념으로, 인간의 행동으로 연결시키는 매개 역할을 한다. 이 신념은 내적 표준과 자기 강화에 의해 형성되며 어떤 행동을 성공적으로 수행할 수 있게 만든다. 높은 효능기대를 가진 사람은 어떤 행동을 수행하기 위한 긍정적 지침을 제공하는 성공 각본을 상상하는 반면에, 스스로 효능기대가 낮은 사람은 실패 각본을 상상하며 사태가 어떻게 악화될지를 생각한다.

- **결과기대(outcome expectation)**: 결과기대는 특정 행동이 특정 결과를 가져올 것이라는 개인의 기대를 의미한다. 개인은 어떤 사건이 특별한 상황 하에서 개인의 행위에 대한 반응으로 일어나는 것을 배우게 되고, 그 후 같은 상황이 반복되었을 때 그 사건들이 다시 반복될 수 있음을 기대하게 된다. 인간은 행위가 이루어질 수 있는 상황의 많은 측면을 예견하여 상황을 다룰 전략을 개발하고, 그 상황에서 그들의 행동의 결과로 이루어질 수 있는 것을 예상하여 실제로 상황에 부딪히기 전에 행동의 결과에 대한 기대와 상황에 대한 기대를 만들어낸다. 많은 경우 예상행위는 그들의 걱정을 감소시키고 상황을 통제할 수 있는 그들의 능력을 증가시킨다.

(2) 행동요소: 자기조절행동

① 자기조절행동의 정의

자기조절행동(self-regulated behavior)이란 인간이 타인을 관찰하거나 사회화되는 과정 속에서 세운 행동수행의 기준에 의해 자기 자신의 행동을 평가하는 것이다. 설정된 기준 이상의 수행은 긍정적으로 평가되어 자기존경, 자기만족의 자기강화(self-reinforcement)로 나타나고, 기준 이하의 수행은 부정적으로 평가되어 자기비하, 자기모멸 등의 자기처벌(self-punishment)로 나타나 심한 경우에는 우울증, 만성적 무기력감, 무가치함 등의 병리현상을 초래한다.

② 자기조절행동의 단계

- **자기관찰(self-observation) 단계:** 자기관찰은 강력한 학습경험으로 인간은 공식적이거나 비공식적인 학습경험을 통하여 인간행동의 다양한 측면에 대하여 더 많이 알게 될수록 이전에는 중요하지 않게 생각했던 자신들의 행동의 많은 부분에 좀 더 관심을 기울이게 된다. 인간은 자신의 행동을 객관적 시각으로 보는 능력에 있어서도 개인차가 다양하다. 특히 감정은 자신의 행동에 대한 개인의 시각을 왜곡시킬 수 있는 요인이다.

- **자기평가(self-judgement) 단계:** 인간은 자신의 행동을 관찰하면서 그 행동이 어떠한 일을 완성하는 데 효과적이었는지, 그리고 윤리적 · 사회적 의미로 비교적 좋은 일이었는지, 나쁜 일이었는지를 평가하게 된다. 이러한 평가는 개인이 타당하고 현 상황에서 적용 가능하다고 생각하는 일련의 내면화된 기준에 의하게 된다. 이러한 기준은 직접적인 교육에 의하여, 특정 행동에 대한 사회의 평가반응으로부터 또는 타인에 의해 만들어진 자기 평가적 기준을 통하여 형성된다.

- **자기반응(self-reaction) 단계:** 자기반응은 특정한 일을 하는 자신을 관찰하고 판단한 후 그에 따른 보상을 주거나 처벌을 하는 과정이다. 보상이나 처벌은 은밀하게 내재적으로 행해질 수도 있고, 직접 외부로 나타나는 행동으로도 행해질 수도 있다.

(3) 환경요소: 관찰학습

① 관찰학습의 유형

- **대리강화(vicarious reinforcement):** 특정 행위에 대해 보상받는 타인들을 관찰할 때, 마치 자신이 그러한 결과를 받는 것처럼 자신의 행동을 변화시키고 수정한다.

- **대리처벌(vicarious punishment):** 특정 행위에 대해 처벌받는 타인들을 관찰할 때, 마치 자신이 그러한 결과를 받는 것처럼 자신의 행동을 변화시키고 수정한다.

- **모방(imitation):** 관찰 대상인 모델의 행동을 모방함으로써 이루어질 수 있다.

모방은 타인의 행동을 그대로 따라하는 것이지만 관찰은 타인의 행동을 따라하거나 따라하지 않을 수도 있다. 따라서 관찰학습은 모방을 포함할 수도 있고, 포함하지 않을 수도 있다.

② 관찰학습의 과정

- **주의집중과정**(attentional processes): 사람은 모델이 되는 행동의 중요한 특성에 주의를 집중하고 다른 사람이 어떤 행동을 하면 어떤 결과가 나타나는지 관찰한다. 관찰자의 선택적 주의집중은 과거의 강화에 의해 영향을 받게 된다. 주의집중이 높은 경우는 모델의 성별이나 연령 등이 관찰자와 비슷할 때, 존경받을 수 있을 때, 지위가 높을 때, 유능할 때, 매력적일 때 등이다.

- **파지과정**(retentional processes): 파지란 일단 기억된 정보가 잊혀지지 않고, 인지적으로 저장되어 있는 상태를 말한다. 관찰자가 특정 행동을 행해야 한다면 그 행동은 적절할 때 사용될 수 있도록 기억에 저장된다. 파지능력은 개인에 따라 다르지만 자극이 특출한 것이거나 말과 이미지가 관찰자와 관련있는 것일 때, 기억을 방해하고 주의를 산만하게 하는 요인들이 거의 없을 때, 그리고 기억된 정보를 회상하고 이용할 직접적 기회가 있는 경우 기억에 잘 저장된다.

- **운동재생과정**(motor reproductive processes): 파지된 기억을 실제 행동으로 재연하는 것으로 관찰된 행동에 대한 기억을 신체적 행동으로 전환시켜 따라해 보는 과정이다. 관찰자가 관찰하여 파지한 행동은 즉시 해보아야 모방이 가능해진다.

- **동기화과정**(motivation process): 관찰을 통해 학습한 행동은 강화를 받아야 동기화되어 실행에 옮겨진다. 관찰자는 어떻게 반응하면 강화를 받을 수 있는가에 관심을 기울인다. 만일 어떤 모델의 행위를 모방함으로써 강화를 받을 수 있다고 예상이 되면 그 행동은 기억하려고 노력할 것이나, 아무런 강화를 받을 수 없다고 예상되면 모델의 행동을 그대로 수행하지 않을 것이다. 즉, 강화를 통해서 행동의 동기화가 높아진다.

③ 관찰학습과 관련된 강화의 형태

- **직접강화**: 관찰자가 모델의 행동을 성공적으로 재생하고 직접적으로 강화(reinforcement)를 받는 경우이다. 실제 행동의 결과보다는 행동의 결과에 대한 개인의 해석, 즉 인지된 결과가 더 중요하다.
- **대리강화**: 관찰자가 특정 행동의 재생에 대해 타인이 강화받는 것을 목격하는 경우이다. 개인이 직접 경험하지 않았지만 타인의 경험을 관찰한 후 강화를 받는 것이다.
- **자기강화**: 관찰자가 스스로 자신에게 강화를 주거나 자신만의 어떤 강화인을 통제하는 경우이다. 환경과는 독립적으로 개인의 통제하에 있는 과정이다.

2. 사회적 지지 이론

1) 사회적 지지의 정의

(1) Cobb(1976)

사회적 지지는 관심과 사랑을 받고 있다는 믿음을 갖게 하는 정보로서의 정서적 지원, 자신의 가치를 인정받고 존중받는다는 믿음을 갖게 하는 정보로서의 존중감 지원, 상호적 관계에 소속되어 있다는 믿음을 갖게 하는 정보로서의 관계망의 지원이다.

(2) Kaplan(1977)

사회적 지지는 의미 있는 타인들이 개인으로 하여금 자신의 심리적 자원을 사용해 어려움을 극복하도록 돕는 것으로, 충고, 돈, 물질 같은 잉여자원을 제공함으로써 개인의 어려운 상황을 보다 잘 이겨낼 수 있도록 하는 원조이다.

(3) Dean과 Lin(1979)

사회적 지지는 일방향적인 도움이 아니라 상호호혜적 느낌 같은 객관적 측면과 지각된 사회적 지지와 같은 주관적 측면의 지원이다.

(4) House(1981)

사회적 지지는 정서적 관심이나 도움, 환경에 대한 정보 제공을 포함한 대인관계에 의한 상호작용이다.

(5) Cohen과 Hoberman(1983)

사회적 지지는 개인이 다른 사람과의 관계를 통해 얻을 수 있는 모든 긍정적 자원이다.

2) 사회적 지지의 종류

(1) House의 사회적 지지의 구분

① 정서적 지지 emotional support

- 공감, 사랑, 신뢰, 보살핌 등을 제공하는 것이다.

② 도구적 지지 instrumental support

- 금전, 노력, 시간 등의 직접적 도움을 제공하는 것이다.

③ 정보적 지지 informational support

- 문제해결에 활용할 수 있는 충고, 지시, 제안 등의 정보를 제공하는 것이다.

④ 평가적 지지 appraisal support

- 자기평가 과정에 유용하게 활용할 수 있는 정보를 제공하는 것이다.

(2) Cohen의 구조기능적 측면의 사회적 지지 구분

① 구조적 측면으로서의 사회적 지지

- **사회적 통합:** 결혼 상태, 지역사회 참여 여부 등으로 측정할 수 있다.
- **사회적 지지망:** 구성원 간에 지속적으로 긍정적인 지지를 교환하거나 부정적인 상호작용을 교환하는 일련의 집합체로 망의 크기, 밀도, 다양성, 상호호혜성, 접촉빈도, 기간, 동질성 등으로 측정할 수 있다.

② 기능적 측면으로서의 사회적 지지

- **긍정적인 지지행동:** 개인이 속한 지지망 구성원들 간에 지속적으로 주고받는

긍정적인 차원의 지지행동이다.

- **부정적인 지지행동:** 사회적 지지망이나 구성원들 개인에게 제공하는 부정적인 서비스와 부정적인 상호작용 행동이다.

③ 내용적 측면으로서의 사회적 지지

- **공식적 서비스:** 수단적 · 물질적 지지와 정서적 · 심리적 지지로서, 제공 주체가 전문적인 지지자에 의한 지지 활동이다.
- **비공식적 서비스:** 가족이나 친구, 이웃 등의 자연적인 지지자로부터 지원자나 자조집단 등으로 만들어진 지지자에 의한 지지 활동이다.

(3) Cohen의 스트레스 완충 측면의 사회적 지지 구분

① 물질적 지지tangible support

- 경제적 도움, 물질적 지원과 같은 활동이다.

② 평가적 지지appraisal support

- 어떤 사건을 정의하고 이해하고 대처하도록 도와주는 것과 스트레스를 받을 때 그것을 의논할 대상이 있는지에 관한 활동이다.

③ 정서적 지지emotional support

- **소속감 지지(belonging support):** 타인과 접촉하고 또 친밀해짐으로써 스트레스를 경감시키고, 긍정적 기분을 들게 하는 활동이다.
- **자존감 지지(esteem support):** 존중받고 받아들여지는 사람이라는 정보를 주는 것으로 자신의 결점이나 인간적인 실수에도 불구하고 받아들여진 경험과 자신을 가치 있게 느끼는 사람과의 의사소통을 통해 증진되는 활동이다.

3) 사회적 지지의 효과

(1) 주효과main effect

타인에게 지지를 받고 있다는 신념이 있으면 자긍심의 향상으로 이어지고 이는 신념의 존재가 곧바로 스트레스를 약하게 느끼도록 만드는 직접적 효과를 나타낸다(그림 3-8).

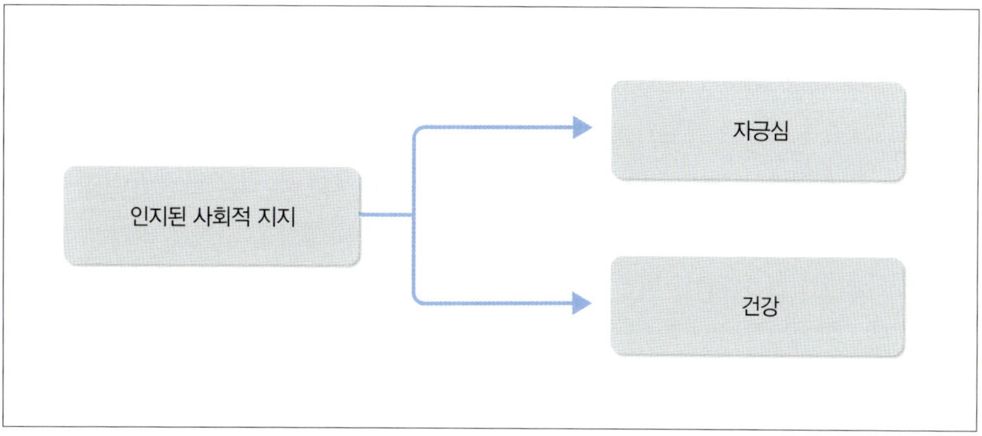

그림 3-8 주효과 모형의 개념틀

(2) 완충효과 buffering effect

사회적 지지는 스트레스 상황에 직면했을 때 문제해결을 제공하거나 문제의 중요성, 위험에 대한 평가를 약화시킴으로써 위기에 대처하는 능력을 증강시키고 적응을 촉진시켜 스트레스의 완충적 효과를 나타낸다. 강한 사회적 지지체계를 가진 사람에게서 사회적 지지가 스트레스의 부정적 영향을 완충시켜 결국 그들이 경험하는 스트레스의 부정적 영향은 감소하게 된다(그림 3-9).

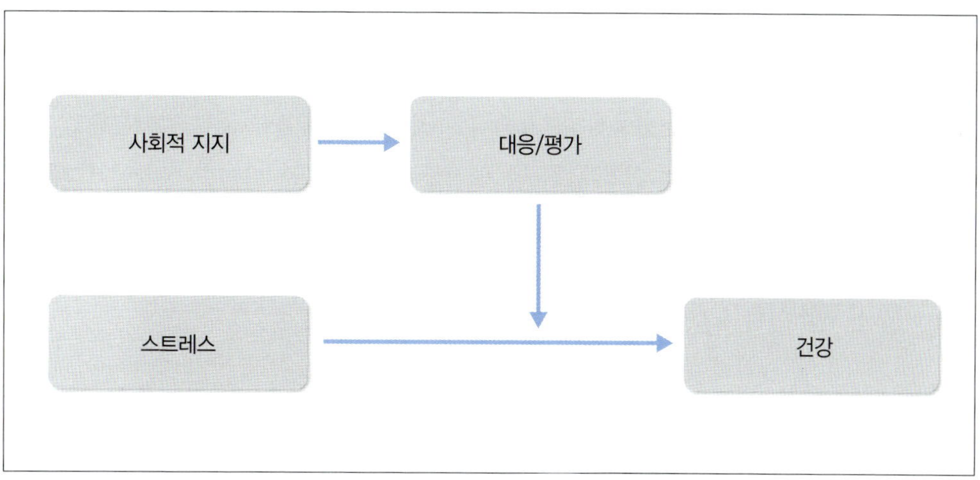

그림 3-9 완충효과 모형의 개념틀

(3) 매개효과 mediating effect

스트레스 상황에 직면했을 때 사회적 지지망을 활성화시켜 스트레스를 경감시켜 나가는 사회적 자원의 매개적 효과를 나타낸다. 개인은 지역사회의 지지적 관계로 개인적인 위기나 만성적 스트레스 상황을 다루는 데 필요한 자원을 가지려고 노력한다. 사회적 지지망은 건강결과에 직접적인 영향을 주지는 않지만 오히려 개인의 건강습관을 변화시킴으로써 건강결과에 영향을 미친다고 본다.

4) 사회적 관계망

(1) 사회적 관계망의 개념

사회적 관계망(social network)은 개인을 둘러싸고 있는 사회관계의 망상조직이며, 사회적 지지를 제공하는 사람들 간의 연합을 이루는 것이다.

지역사회 진단과정에 사회적 관계망 전략을 활용하여 건강문제를 파악하는 것뿐 아니라 개인이 어떻게 정보, 자원, 지지를 습득하게 할 것인지를 결정할 수 있다. 이는 사회적 관계망이 지역사회 내에 중복과 결핍되는 정도를 파악하여 지속적인 지역사회 건강문제를 해결하는 데 도움을 줄 수 있다.

(2) 사회적 관계망의 활용 형태

① 기존의 사회적 관계망 활용 형태

기존 사회적 관계망의 연계를 강화하기 위해서는 사회적 지지를 제공하는 사람, 받는 사람 또는 양쪽 모두의 태도와 행동변화를 유도해야 한다. 이때 효과적인 지지의 동원방법과 활용방법, 효과적인 지지의 수혜방법 등의 기술훈련을 시켜야 한다. 특히 특정 건강문제들을 해결하기 위해 또는 다양한 상황에서 지지를 제공하기 위해 사회적 관계의 질을 강화해야 한다.

② 새로운 사회적 관계망 개발 활용 형태

기존의 사회적 관계망이 작거나 효과적으로 지지를 제공하지 못할 때 새로운 사회적 관계망을 개발하여 활용하는 방법이다. 멘토와 멘티, 조언자, 또래를 활용하거나 자조 그룹을 형성하여 새로운 사회적 관계망을 조직한다. 이러한 조직체제는 공통된 스트레스에 직면해 있고, 개인 차원 또는 지역사회 차원에서 비슷한 변화를 추구하는 경우가 대부분이므로 사회적 지지의 상호작용 수준이 높은 편이다. 다른 사회적 관계로부터 지지를 받지 못하는 사람들에게 특히 효과적이다.

③ 자연적 조력자를 활용한 사회적 관계망 형태

자연적 조력자(natural helper)는 관계망의 다른 구성원들이 충고, 지지 그리고 다른 형태의 도움을 요청하는 사회적 관계망의 구성원이다. 이들은 일반적으로 존경을 받으며 다른 사람들의 요구에 기꺼이 응하는 신뢰를 받는 구성원이다. 이들은 직접적인 지지를 제공하는 것뿐 아니라 관계망의 구성원들을 서로 연계한다든지, 관계망 밖의 자원과 연계시켜 주는 역할을 한다.

④ 지역사회 역량 강화를 활용한 사회적 관계망 형태

지역사회 문제를 파악하고 해결하는 데 지역사회 구성원들이 참여하는 중재는 간접적으로 사회적 관계망을 강화시키는 역할을 한다. 문제해결에 참여하는 과정에서 지역사회 구성원들은 새로운 관계를 형성하기도 하고, 기존의 관계를 강화하기도 한다.

4절 조직 및 지역사회 수준 보건교육 관련 행위이론

1. PRECEDE-PROCEED 모형

PRECEDE-PROCEED 모형은 Green과 Kreuter(1991)에 의해 개발되었으며, 건강문제에 영향을 준 요인들을 분석한 후 이를 바탕으로 하여 보건교육 · 건강증진 프로그램을 개발할 때 활용되며, 집단을 대상으로 보건교육과 건강증진 프로그램을 기획하는 데 유용하다.

PRECEDE(Predisposing, Reinforcing and Enabling Constructs in Educational /Environmental Diagnosis and Evaluation)는 보건교육 요구도를 진단하고 우선순위를 파악하는 단계이며, PROCEED(Policy, Regulatory, Organization, Constructs in Educational and Environmental Development)는 프로그램을 실행하고 평가하는 데 필요한 정책, 규정과 조직에 관련된 요인을 제시해 주는 단계이다. 또한 PRECEDE-PROCEED 모형은 인과적 모형(cause-and-effect)으로, 투입(보건교육, 정책, 규정과 조직)은 행위의 변화를 야기하고 그 결과로 건강문제를 감소시켜 삶의 질 향상을 가져온다는 보건교육과 건강증진사업을 위한 모형이다.

1) 제1단계: 사회적 진단

대상 집단의 삶의 질에 영향을 미치는 주요 문제를 파악하기 위하여 주관적 · 객관적 자료를 사정하는 과정을 말한다. 주관적 사정을 위한 자료로는 지역사회 주민의 적응(스트레스 생활사건, 개인적 혹은 사회적 자원)과 삶의 만족도를 활용할 수 있으며, 객관적 자료에는 실업률 같은 사회지표와 주택밀집과 공기의 질 등 환경지표, 이환율과 사망률 등이 포함된다. 사회적 진단은 건강증진 프로그램의 실행자와 참여자와의 공유된 우선순위를 설정하고자 시도하는 단계이다.

2) 제2단계: 역학적 진단

삶의 질에 영향을 미치는 건강문제를 사정하는 단계이다. 역학적 자료(사망율,

이환율, 장애율 등)는 대상 인구집단의 건강문제의 상대적 중요성을 나타내 준다. 자료를 근거로 하여 건강문제에 가장 영향을 받는 집단(연령, 성, 종족, 주거지), 중재방법(예방접종, 환경개선, 치료법, 행동변화), 중재 시 어느 것이 가장 효과적인 결과를 가져올 것인가 등을 조사하여 여러 건강문제 중에서 중재계획을 위한 우선순위를 정하고 프로그램의 목표와 목적을 결정하여야 한다. 프로그램의 목표가 건강과 삶의 질을 향상시키는 것이라면 프로그램의 목적은 '누가 언제까지 어떤 혜택을 어느 정도 받을 것인가(Who will benefit how much of what outcome by when?)'를 나타내는 것이다.

3) 제3단계: 행위적 · 환경적 진단

앞의 두 단계에서 확인된 대상 집단의 삶의 질 또는 건강문제와 관련된 개인이나 집단의 행위들과 환경요인을 사정하는 단계이다. 행위는 개인들의 생활양식 또는 행동을 말하는 것으로 건강문제의 발생 및 심각성에 영향을 미친다.

(1) 행위적 진단의 단계

① 건강문제의 행위적 · 비행위적 관련요인 분류

진단의 첫 단계는 건강문제의 행위적 · 비행위적 요인을 찾는 것으로 시작된다. 흡연, 과음, 고지방식이, 좌식생활은 행위적 요인이며, 성, 연령, 가족력, 유전적 요인, 생물학적 요인은 비행위적 요인이다.

② 예방행위와 치료행위의 분류

행위요인들을 예방행위와 치료행위로 분류한다. 예방행위는 표준체중 유지, 금연, 과음, 규칙적이고 지속적인 운동, 건강검진 등이며, 치료행위는 처방에 의한 약물복용 혹은 금연, 처방에 의한 운동 등이다.

③ 행위의 중요도에 의한 등급화

행위의 중요도는 행위가 빈번히 발생하는지와 건강문제와 명백히 관련이 있는 행위인지를 고려하여 결정한다.

④ 변화 가능한 행위의 등급화

건강증진을 하는 데 변화 가능성이 있는 행위를 건강프로그램의 목표로 설정한다. 행위의 변화 가능성을 판단할 때에는 '시간요인'을 신중히 고려하여야 한다.

⑤ 대상행위의 선정

행위의 중요도와 변화 가능성에 따라 서열을 정하고 교육의 초점이 될 수 있는 행위들을 선정하여야 한다.

환경적 요인은 개인의 통제 범위를 넘어선 개인 외적인 사회적 · 물리적 요인이다. 때로는 행동을 지원하거나 건강 결과에 영향을 미치기 위하여 수정할 수 있는 요인도 있다. 예를 들면 직장 내의 금연정책 같은 환경조건의 변화는 개인의 건강행위에 영향을 미칠 수 있다. 따라서 프로그램의 목표설정 시 변화 가능한 행동과 환경변화를 구체적으로 명시하여야 한다.

4) 제4단계: 교육적 · 조직적 진단

이전 단계에서 행위적 · 환경적 변화과정을 시작하고 지속시키기 위해서는 건강행위에 영향을 주는 성향요인, 강화요인, 촉진요인을 교육 및 조직의 전략에 따라 규명하여야 한다. 이 세 가지 요인은 보건교육과 지역사회 조직에 직접적이고 즉각적인 영향을 미치고, 그로 인하여 행위와 환경에 간접적인 영향을 미치기 때문이다.

(1) 성향요인predisposing factors

행위 변화를 하고자 하는 근거나 동기를 제공하는 개인의 속성으로 행동보다 선행하는 요인이다. 성향요인에는 개인의 지식, 가치. 태도, 신념, 선호, 기존의 기술, 자기효능감 등이 포함된다.

(2) 강화요인reinforcing factors

행위가 지속되거나 반복됨으로써 받게 되는 보상이나 인센티브를 말하며, 지속적으로 제공하는 행동을 뒤따르는 요인이다. 자신에게 중요한 사람 및 친구의 영향, 보건의료제공자의 긍정적 · 부정적 반응, 사회적 지지, 직장동료의 관심 등은 행위 변화의 지속성에 영향을 미친다.

(3) 촉진요인enabling factors

바람직한 행위 변화를 촉진시킬 수 있게 영향을 미치는 요인을 말한다. 촉진요인은 동기를 실현할 수 있게 하는 행동에 선행한다. 보건의료자원의 이용가능성 및 접근성, 시간적 여유, 개인 및 지역사회의 자원, 보건정책의 우선순위, 국가의 건강증진 정책, 보건소의 금연클리닉, 금연보조제 지급 등이 해당된다. 각각의 요인들은 건강 관련 행위와 조직에서 작용을 하므로 보건교육 시 요인들을 규명한 후 요인들의 상대적 중요성과 변화 가능성을 사정하여 우선순위의 목표를 설정하여야 한다.

5) 제5단계: 행정 및 정책적 진단

이전의 단계에서 규명된 계획이 건강증진사업으로 전환되기 위한 행정적 및 조직적 역량과 자원을 사정하는 단계이다. 행정적 진단은 계획된 프로그램에 필요한 자원, 조직과 지역사회에서 이용 가능한 자원과 프로그램 수행에 방해가 되는 요인들을 사정하는 것이며, 정책적 진단은 계획이 수행되기 전에 관련 정책, 규정, 조직에 적합한지를 검토하는 것이다.

6) 제6단계: 수행

이전의 단계들을 통하여 보건교육 프로그램을 개발하고 구체적인 방법과 전략을 선정하여 실행하는 단계이다.

7) 제7단계: 과정평가

과정평가는 보건교육 프로그램의 수행이 사업 정책, 이론적 근거와 프로토콜 등에 따라 잘 이루어졌는지를 평가하는 단계이다.

8) 제8단계: 영향평가

대상 행위의 성향요인, 촉진요인, 강화요인이나 영향력 있는 환경요인에 대한 프로그램의 효과를 평가하는 것이다.

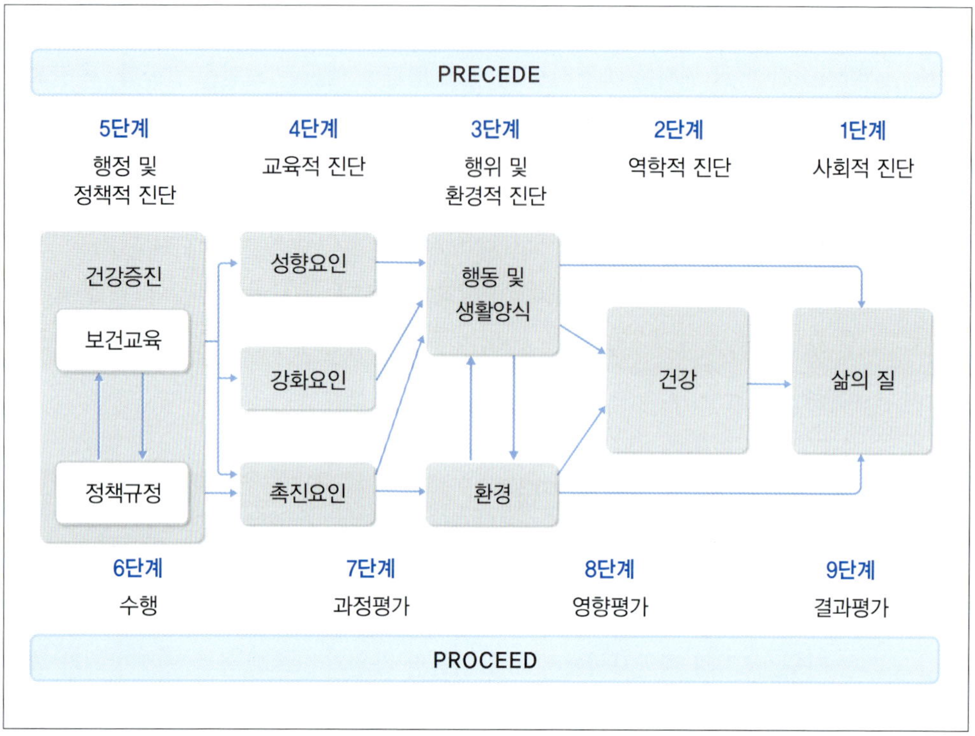

그림 3-10 PRECEDE-PROCEED 모형

출처: Green L. W. and Kreuter M.W.(1991). Health promotion planning-An educational and environmental approach. 2nd ed. Mayfield pub.co.

9) 제9단계: 결과평가

보건교육의 첫 단계에서 수립된 삶의 질의 지표에 프로그램의 영향으로 인하여 나타나는 지표들의 변화를 평가하는 단계이다.

2. 혁신전파이론

1) 전파의 개념

Rogers(1983)에 의해 만들어진 이론으로 개인이나 사회에 정보가 채택되는 전파 과정에 대한 것이다. Rogers는 혁신(innovation)이란 "수용 주체(개인이나 조직)가 새로운 것으로 인식하는 아이디어, 실천 또는 목표"이며, 전파(diffusion, 확산)는 "혁신이 사회조직에 속해 있는 구성원에게 일정한 기간에 걸쳐 어떤 경로를 거쳐 전달되는 의사소통의 과정이다."라고 하였다. 혁신전파(확산)이론(diffusion of innovation theory)은 개인, 집단 또는 다른 채택 단위 등의 사회적 시스템에 의해서 어떤 혁신이 구체적인 의사소통을 통하여 시간을 두고 채택되어 그 수용자의 수가 확대되어 나간다는 것이다. 즉, 특정 개혁이 어떤 채널을 통해서 시간의 경과에 따라 사회체계 내의 구성원들 사이에 전달되는 과정이라고 볼 수 있다.

2) 혁신의 채택 단계

혁신을 채택(adoption)하는 심리적인 단계는 다음의 5단계를 거친다.

(1) 인지awareness

새로운 변화에 대하여 처음으로 접하게 되는 단계이다. 수동적으로 노출되어 그 존재를 알고는 있지만, 아직 완전한 정보를 갖고 있는 상태는 아니다. 정보탐색을 위한 충분한 관심을 보이지는 않는다.

(2) 관심interest

변화에 대한 정보가 구전(word-of-mouth) 등에 의해 반복적으로 노출됨으로써 관심을 가지는 단계이다. 보다 많은 정보를 얻기 위하여 능동적인 탐색에 참여 한다.

(3) 평가evaluation

전 단계에서 수집한 변화에 관한 정보를 바탕으로 현재 및 미래용도에 비추어 혁신의 효용을 판단하고 실천 여부를 결정하게 된다. 수용자는 지각된 위험을 감소시키기 위하여 동료, 이웃이나 친구들로부터 정보를 얻는다.

(4) 시도trial

혁신이 자신의 문제를 해결하는 데 적합한지를 판단하기 위하여 먼저 소규모로 그 가치를 경험적으로 확인해 본 다음, 혁신의 채택 여부를 확인하는 단계이다. 이 단계에서는 이웃, 친구 등이 대단히 중요한 영향력으로 작용한다.

(5) 채택adoptation

변화에 대한 경험이 긍정적이었다면 혁신을 지속하거나 자신의 생활양식으로 통합하며, 부정적이었다면 변화를 거부하게 된다.

3) 혁신의 속성

(1) 상대적 이점relative advantage

상대적 이점이란 종래의 아이디어보다 얼마나 더 좋은가에 대해 개인이 느끼는 정도를 말한다. 상대적 이점의 정도는 경제적인 관점에서 계산될 수 있지만 흔히 사회적 지위, 편리함, 만족감 등이 척도가 된다.

(2) 호환성compatibility

혁신이 수용자들의 욕구, 기존의 가치관, 과거의 경험 등에 얼마나 부합하는가를 말한다. 사회의 가치와 규범에 모순이 되는 아이디어는 잘 부합되는 혁신처럼 빨리 채택되지 않는다.

(3) 복잡성complexity

복잡성이란 혁신을 이해하고 사용하기가 어느 정도 어려운가를 뜻한다. 어떤 혁신은 보통 사람들에게 쉽게 이해가 되지만 어떤 것들은 이해하기가 힘들어 확산 속도가 늦어진다.

(4) 시험가능성trialability

수용자가 혁신을 제한된 범위 내에서 어느 정도 시험해 볼 수 있는가를 뜻한다. 일반적으로 조금씩 시험이 가능한 혁신은 시험이 불가능한 혁신보다 더 빨리 채택된다. 시험이 가능한 혁신은 수용자들에게 위험을 덜 느끼게 하기 때문이다.

(5) 관찰가능성obserbility

혁신의 결과를 다른 사람들이 어느 정도 관찰할 수 있는가를 뜻한다. 혁신의 결과를 쉽게 눈으로 관찰할 수 있을수록 채택의 가능성은 높아진다.

따라서 혁신은 기존 방식과 비교하였을 때 상대적 이점이 크고 호환이 되며, 복잡성이 낮고, 결과를 예측해 볼 수 있도록 시험 가능하며, 혁신으로 인한 성과 확인이 쉬울수록 확산된다.

4) 혁신의 전파와 관련된 집단의 특성

새로운 것에 대하여 개인들은 서로 다르게 수용하려는 마음의 정도를 가지는 것으로 간주된다. 혁신을 채택하는 과정은 혁신을 받아들이는 비율이 시간이 지남에 따라 확산되어 보통 정규분포를 이루는 종형(bell-shaped curve) 모양이 관찰되는 혁신수용곡선을 이룬다. 혁신수용곡선에 의해 수용자의 범주를 나누면 개인들은 다음과 같은 다섯 가지 유형으로 분류되며, 각각의 유형 구성원들의 특성은 다음과 같다(그림 3-11).

(1) 혁신자innovators

혁신자란 모험적인 성향을 지니고 있어 변화를 이끌어내는 용기 있는 사람들로 먼저 혁신을 일으키는 사람들이다. 교양이 있으나 사회규범을 따르지 않는 다소

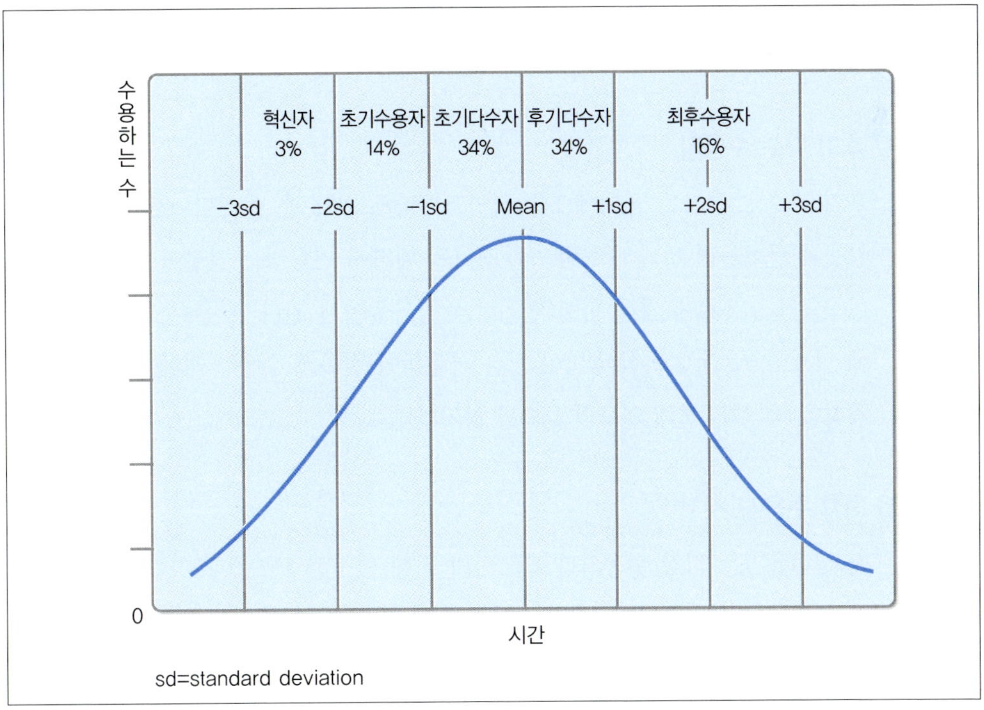

그림 3-11 혁신수용곡선에 의한 수용자의 범주

출처: Rogers, E. M. (1983). Diffusion of Innovation. New York: Free Press.

독립적인 성향을 지니고 있다. 복수의 정보원천으로 혁신자는 아주 중요한 커뮤니케이션 메커니즘이다. 전체 인구집단의 3% 정도로 매우 소수이다.

(2) 초기 수용자 early adopters

초기 수용자란 혁신자보다는 조금 늦지만 새로운 아이디어를 조심스럽게 시도하는 여론 주도자(opinion leader)이다. 교양이 있고 사회규범을 잘 따르며 다른 사람의 모범이 되어 소속 집단 내에서 인기가 있고 존경받으며 큰 영향력을 행사하는 사회적 리더이다. 특히 초기 수용자는 구전(word-of-mouth)으로 혁신을 하도록 설득하는 역할을 담당한다. 전체 인구의 약 14%가 해당된다.

(3) 초기 다수 수용자 early majority

초기 다수 수용자는 신중한 성향을 가진 사람들로 여론 주도자와 대중매체의 영향을 받아 변화를 받아들인다. 초기 수용자들이 시도하는 것을 보고 그 결과 가치가 있다고 판단되면 새로운 것을 채택하는 경향을 보인다. 정보는 이웃, 동료 등과 같은 비공식적인 사회적 접촉을 통하여 얻는다. 일반적인 사람들보다 좀 더 빨리 변화를 수용하며 전체 인구의 34% 정도이다.

(4) 후기 다수 수용자 late majority

후기 다수 수용자는 변화에 회의적인 사람들로 새로운 아이디어를 대다수의 사람들이 받아들여 하나의 규범으로 정착될 때까지 기다리는 경향이 있다. 주로 주변 사람들, 동료에 의해 혁신의 개념을 받아들이게 된다. 낮은 사회경제적 위치에 있으며, 혁신에 의심이 많아 많은 사람들이 변화를 수용한 후에야 받아들이는 경향을 지닌다. 전체 인구의 34%를 차지한다.

(5) 최후 수용자 laggards

최후 수용자는 지각 수용자라고도 하며 전체 인구의 16%를 차지한다. 사회경제적 상태와 교육수준이 낮은 집단으로, 기존 방식을 좋아하고 새로운 아이디어에 대해 비판적이며, 새로운 아이디어가 주류가 되거나 심지어 전통이 되어야 수용한다. 이웃들과 친구들이 주요한 정보원천이지만 제한적이다.

5) 보건교육 프로그램의 확산 전략

식이, 운동, 흡연, 음주 등의 보건교육 프로그램을 확산시키기 위해서는 혁신자와 초기 수용자에게 확신을 주며 시작하는 것이 좋은 방법이다. 변화를 수용한 혁신자들은 대부분 자신들의 수용경험을 구전으로 다른 사람들에게 전달하기 때문에 아직 수용하지 않은 사람들의 수용 여부에 강력한 효과를 미친다. 즉, 특정한 보건교육 프로그램이나 건강 관련 정책 등이 지역사회, 학교, 산업장 등에서 해당 조직의 주도자들이 혁신자로서의 역할모델 행동을 함으로써 구성원들은 점진적으로 새로운 것에 그들의 행동을 인식하고 행동을 따라하게 되어 확산이 이루어진다. 또한 사회체계 내에서 대중에게 최적의 확산을 이끌어내기 위해서는 매스미디어의 활용이 중요하다. 따라서 보건교육자는 사회나 지역사회 구성원들의 교육프로그램 참여를 확산시키기 위해서는 변화 전략을 고려해 볼 필요가 있다.

6) 보건교육 실무에의 적용

전파(확산)이론을 성공적으로 적용한 보건사업의 예로는 금연운동 확산전략이 있다. 다양한 대중매체전략, 사회적 압력, 금연 프로그램, 흡연규제정책 및 법률지원과 최근에 실시한 담뱃값 인상 등에 의한 금연 분위기의 사회적 확산으로 흡연율이 감소된 것이다.

실패한 확산의 사례로는 페루의 한 마을에서의 물 끓여 먹는 운동을 들 수 있다. 200가구 정도 되는 작은 마을에서 2년에 걸쳐 물 끓여 먹기를 장려하였으나, 2년 동안 단지 17가구만이 물을 끓여 먹게 되어 결국 실패하였다. 이와 같이 유익한 변화라고 할지라도 그 사회의 깊은 이해 없이는 효과적인 확산은 불가능하다.

3. 조직변화이론

조직의 특성이 건강생활실천에 영향을 미치는 환경으로 작용하여 개인의 건강행위를 촉진하거나 방해하는 결과를 초래할 수 있으므로 조직의 변화에 대한 이해가 필요하다.

조직변화는 조직 내와 조직 외적인 변화로 구분할 수 있다. 조직 내부의 변화를 설명하는 이론으로는 단계이론과 조직개발이론이 있으며, 조직 외적인 변화를 설명 이론은 조직과 조직 간의 협력을 이끌어내는 방안에 관한 조직 간 관계이론과 지역사회연합활동이론이 있다.

1) 조직 내 변화

(1) 단계이론

단계이론(stage theory)은 조직변화 과정에서의 일련의 단계를 설명하는 것으로 Lewin(1951)의 조직변화 단계이론과 Rogers(2003)의 혁신전파이론에 근거한다. 조직은 단계별로 적절한 전략을 채택하여 실행함으로써 성공적인 변화를 가져올 수 있으므로 변화단계를 이해할 필요가 있다. 조직변화의 단계는 학자에 따라 4단계 또는 7단계로 구분된다.

① 인식단계 awareness stage

조직에 존재하는 건강관련 문제점을 명확하게 밝히고 해결 방안을 제안함으로써 조직의 변화에 대한 관심과 지지를 이끌어내는 단계이다. 조직의 이사회, 운영진 등의 관심유도가 필요하다.

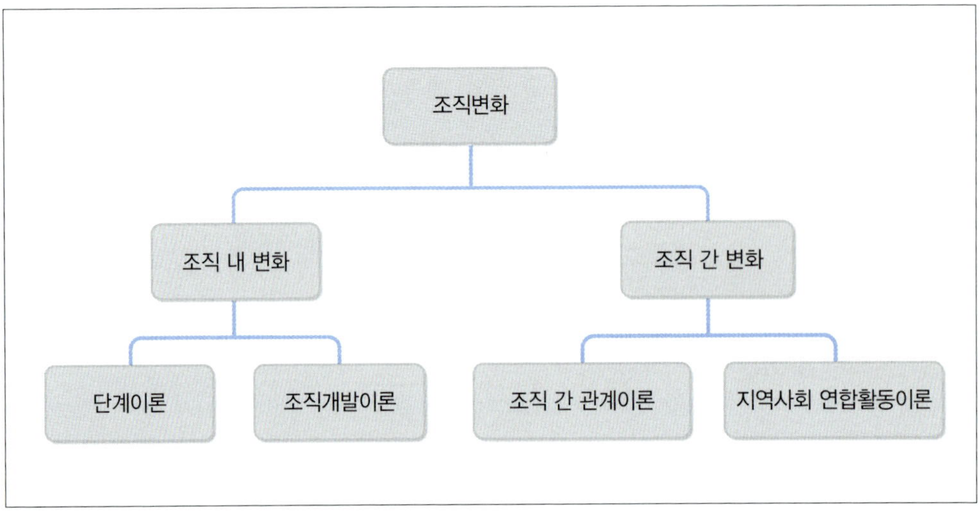

그림 3-12 조직변화이론의 분류

② 채택단계 adoption stage

규명된 문제해결을 위한 프로그램이나 정책을 마련하거나 더 나은 방안에 대한 계획을 세우고 필요한 자원을 파악하는 단계이다. 조직 운영에 직접 관여하는 관리자의 역할이 중요하다.

③ 수행단계 implementation stage

변화가 시작되는 단계로, 변화에 필요한 훈련, 기술지원 등의 도움이 필요하다. 문제해결 방안을 수행하는 사람들의 적극적인 역할과 이들에 대한 훈련과정이 필요하다.

④ 제도화 단계 institutionalization stage

프로그램이나 정책이 조직 내에 확고하게 자리매김한 상태로, 변화를 장기적으로 지속시키기 위해 노력하는 단계이다. 장애요인 극복과 지속적인 투자 및 모니터링이 필요하며, 질 관리와 통합을 위한 체계가 형성된다.

표 3-2 단계이론의 구성

구분		내용	비고
4단계	7단계		
인식단계	충족되지 못한 요구 감지	• 문제 인식 및 분석 • 문제해결 방안 모색	• 인식제고를 위한 참여 촉진
	반응에 대한 조사		
	대안 평가		
	행동과정 채택 여부 결정		
채택단계	활동 시작	• 정책형성 • 자원 할당	• 정보제공 • 필요한 자문
수행단계	변화 시작	• 변화수행 • 반응발생 • 역할변화	• 훈련실시 • 기술지원
제도화 단계	변화의 제도화	• 변화된 정책과 프로그램의 유지	• 발생되는 장애요인 극복

출처: Karen Glanz et al. (2008). Health Behavior and Health Education. Jossey-Bass

(2) 조직개발이론

조직개발(organizational development, OD)은 조직 내·외의 환경 변화에 대한 적응 능력을 기르기 위한 조직체의 변화와 구성원의 행동개선을 의미한다. 즉, 조직 전체의 효율성을 높이고 경영 성과를 증대시키기 위한 다양한 변화와 개혁을 효율적으로 촉진시키는 것이다. 조직개발이론의 주요 요소와 구체적인 내용은 다음과 같다.

① 조직풍토 organization climate

조직풍토는 조직 특성, 조직분위기와 유사한 의미로, 조직의 관행에 대한 태도와 신념에 의해 형성되고 구성원들의 행동에 영향을 미친다. 조직풍토는 상황에 따라 변화하며, 의사소통 방식, 명확한 역할분류, 갈등해결 방법, 리더십 등이 구성요소이다.

② 조직문화 organizational culture

조직문화는 구성원의 행동규범을 창출하는 공통된 가치관, 규범, 신념, 행동패턴 등을 말하며, 조직풍토와 밀접한 관련이 있다. 무의식적으로 작용하며 오랜 기간에 걸쳐서 형성되므로 안정적이며 변화가 어렵다. 조직풍토가 개인수준의 개념이라면 조직문화는 보다 집단내지는 조직수준의 개념이라 할 수 있다.

③ 조직역량 organizational capacity

조직역량은 조직의 하부체계가 최적으로 기능하는 상태이며, 주요 구성요소는 자원의 획득, 조직구조, 활동, 성과이다. 조직풍토와 조직문화에 의해 영향을 받고, 적절한 자원 획득의 실패 및 미흡한 조직구조, 비효율적인 조직 활동, 가치 있는 성과를 도출하지 못할 때 조직은 더 이상 존재할 수 없게 된다.

조직개발은 궁극적으로 직장생활의 질 향상을 위한 것이므로 조직진단을 통해 직장생활의 다양한 측면을 파악하는 것으로 시작한다. 주로 현장연구 방법을 사용하여 진단, 활동계획, 중재, 평가의 4단계로 진행한다.

2) 조직 간 협력

(1) 조직 간 관계론

조직 간 관계론(inter-organizational relations theory)은 조직 서로 간에 어떠한 방법으로 협력할 수 있을 것인지에 초점을 두는 이론이다. 복잡하고 다양화되어 가는 건강문제 및 사회현상에 대한 효율적인 대응을 위해서 개별 조직의 노력보다는 조직들 간의 협력을 통하여 통합적인 접근을 하는 것이 바람직하다. 조직 간 연계의 특성은 다음과 같이 구분된다.

① 교환 네트워크exchange or obligational networks

자원의 교환과 극소수의 협력활동에 참여하는 형태로, 조직 간 업무 조정과 통합을 담당하는 개인에 의해 유지되는 느슨한 연계이다.

② 활동 네트워크action or promotional networks

조직의 목적 달성을 위해 수반되는 협력적 활동의 성취를 위해 자원을 공유하고 자원 풀을 구성하는 연계이다.

③ 체계적 네트워크systematic networks

조직들이 협력 상품이나 서비스를 생산하기 위하여 장기간에 걸쳐 공식적인 관계를 형성하는 연계이다.

(2) 지역사회 연합활동이론

지역사회 연합활동이론(community coalition action theory, CCAT)은 연합구축 과정을 포괄적으로 다루는 이론이다. 지역사회 연합은 공통의 목적을 성취하기 위해 협력하기로 동의한 지역사회 내 다양한 조직, 기관을 대표하는 사람들의 집단을 말하는 것으로, 지역사회 연합활동이론은 지역사회 변화를 유도하는 연합 내적인 요인들을 파악함으로써 연합의 효과를 측정할 수 있는 방안을 제공한다.

지역사회 연합활동이론은 14개의 구성요소(constructs)와 이를 근거로 개발되고 검증된 23개의 제안(propositions)으로 구성된다. 지역사회 연합활동이론은 연합의 형성(formation), 유지(maintenance), 제도화(institutionalization)의 단

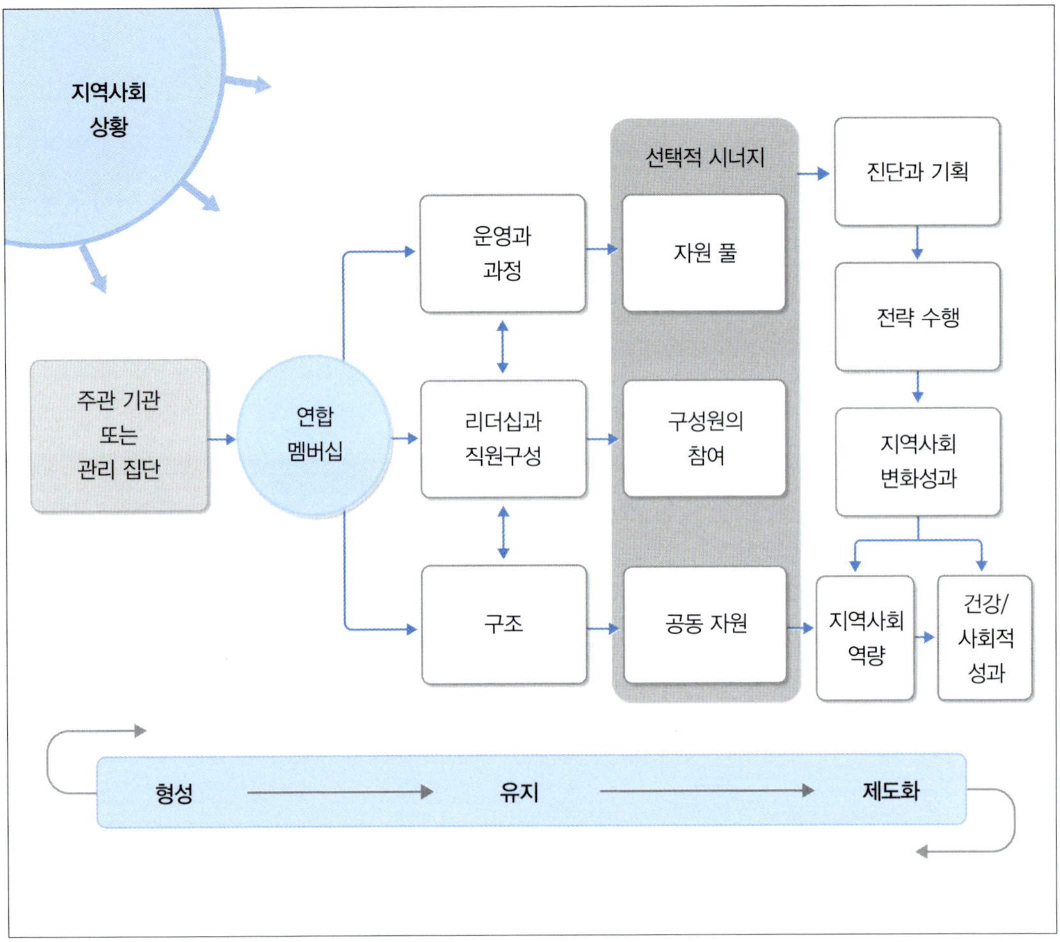

그림 3-13 지역사회 연합활동이론(Community Coalition Action Theory, CCAT)

출처: Glanz, K., Rimer, B. K., & Viswanath. K. (2008). Health Behavior and Health Education. San Francisco: Jossey-Bass.

계를 거치게 되고, 새로운 문제나 과제에 부딪히게 되면 형성단계로 회환된다.

조직 간의 연합은 새로운 정보 및 자원에 대한 접근성을 높일 수 있고, 서비스의 중복을 줄일 수 있으며 효율적인 자원공유가 가능하도록 한다. 또한 단일 조직의 권한을 넘어서는 복잡한 문제에 공동으로 대응할 수 있다. 반면, 개별조직의 자율성을 손상시키고 상호간 의견이 다를 경우 의사결정의 지연을 초래할 수도 있다.

표 3-3 지역사회 연합활동이론의 구성요소

구성요소	정의
개발의 단계 (stage of development)	• 연합이 진행되는 단계 • 형성, 수행, 유지, 제도화를 포함
지역사회 상황 (community context)	• 지역사회의 특성으로 연합의 기능을 강화하거나 방해하며, 연합이 발달되는 방법에 영향을 줌 • 지리적 여건, 인구학적 특성, 정치, 사회자본, 지역사회 부문 간의 신뢰, 지역사회의 준비도 등을 포함
주관기관(lead agency)/ 관리자 집단(convener group)	• 연합을 주관하는 조직 • 기술적 도움과 재정적, 물질적 자원 제공
연합 멤버십 (coalition membership)	• 건강 또는 사회적 문제를 해결하고자 모인 다양한 이해집단을 대표하는 사람들과 조직
운영과 과정 (operations and processes)	• 연합을 구성한 상태에서 활동이 수행되는 방법 • 스태프와 구성원의 의사소통, 의사결정, 갈등관리 등을 촉진 • 조직의 풍토와 구성원의 참여에 영향을 줌
리더십과 직원구성 (leadership and staffing)	• 협력과정과 연합기능을 촉진하는 자원봉사 지도자와 고용된 스태프
구조(structure)	• 연합으로 발생된 공식적인 조직의 규칙, 역할, 절차, 비전이나 미션 설정, 목적과 목표, 조직도, 운영위원회, 실행집단 등을 포함
구성원 및 외부자원의 풀 (pooled member and external resources)	• 현물의 기부, 기증, 부과금, 보조금 등으로 기부를 받거나 얻어진 자원
구성원의 참여 (member engagement)	• 연합활동에의 구성원 참여, 헌신, 만족도
진단과 기획 (assessment and planing)	• 전략수행에 선행하는 진단 및 기획 활동
전략수행 (implementation of strategies)	• 지역사회의 정책, 실천, 환경 변화를 성취하도록 돕는 연합의 전략적인 활동
지역사회 변화 성과 (community change outcome)	• 지역사회의 역량 및 건강/사회적 성과와 관련되어 있는 지역사회 정책, 사업, 환경의 측정 가능한 변화
건강/사회적 성과 (health/social outcome)	• 연합의 효과성에 대한 궁극적 지표인 지역사회의 건강상태/사회적 상황의 측정 가능한 변화
지역사회 역량(community capacity)	• 사회적 문제와 공중보건 문제 파악과 가동화 및 해결하는 능력에 영향을 미치는 지역사회의 특성

출처: Glanz, K., Rimer, B. K., & Viswanath. K. (2008). Health Behavior and Health Education. San Francisco: Jossey-Bass.]

4. 건강증진의 생태학적 모형

생태학적 모형은 인간의 행동이 개인과 환경 특성의 상호작용에 의해 결정된다는 것에 기초를 두고 있다. 생태학적 이론의 대표적인 학자인 Bronfenbrenner(1979)는 인간을 독립적인 유기체가 아니라 주변 환경과의 상호작용을 통해 발달하고 변화하는 결과물로 보았으며, 개인의 행동을 변화시키기 위해서는 개인을 둘러싼 생태환경의 요소들을 수정해야 한다고 하였다.

인간과 상호작용하는 환경으로서의 생태학적 환경체계는 미시체계, 중간체계, 외부체계와 거시체계로 구분된다. 첫째, 미시체계(microsystem)는 가족, 이웃, 또래친구 같은 개인에게 직접적인 영향을 주는 개인들 간의 상호작용으로 이루어진 체계이다. 미시체계가 동료집단일 경우 흡연, 음주, 약물사용, 성적 행동 등의 행위에 영향을 받게 된다. 둘째, 중간체계(mecrosystem)는 미시체계들을 연결시켜주며, 미시체계들 간에 상호작용하는 체계를 말한다. 가정과 학교와의 관계, 가정과 동료집단과의 관계이다. 셋째는 외부체계(exosystem)이다. 직접적인 관련성은 없으나 개인에게 영향을 미치는 환경체계로 체육시설, 대중매체 등이 해당된다. 넷째, 거시체계(macrosystem)는 사회문화적 규범 등의 체계를 말한다. 여성의 외모에 대한 사회전반의 거시체계적 가치는 거식증, 폭식증과 같은 섭식장애를 유발하는 요인이 되기도 한다. Bronfenbrenner는 이러한 생태학적 환경체계를 건강행동에 적용시킨 건강증진의 생태학적 모형(ecological model of health promotion)을 제안하였다.

1) 구성 요인

생태학적 모형은 긍정적인 건강행동을 설명하는 틀로 사용도 개인을 둘러싸고 있는 생태학적 환경은 개인 내적 요인, 개인 간 요인, 제도적 요인, 지역사회 요인과 공공정책으로 구성되어 있으며, 이들 요인들은 건강증진 행위에 영향을 미친다(그림 3-14).

(1) 개인 내적 요인intrapersonal factors

개인이 가지고 있는 특성으로 건강행동에 영향을 미친다. 지식, 태도, 믿음, 가치관, 자아존중감, 자기효능감, 가족력, 성별, 연령 등을 포함한다.

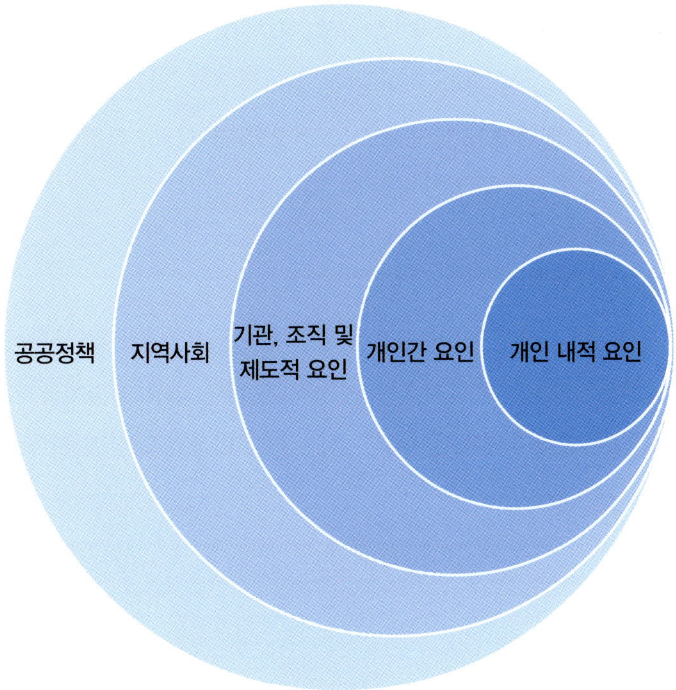

그림 3-14 생태학적 모형

(2) 개인 간 요인interpersonal factors

개인과 개인 사이의 관계 즉, 사회적 동질성을 가질 수 있는 개인들의 사회적 관계성은 건강에 중요한 영향을 미친다. 즉, 개인은 가족, 친구, 친척, 동료, 이웃, 의사 등의 사회적 관계망을 통해 건강한 생활습관을 형성할 수 있으며, 이 과정에서 다른 사람들로부터 받는 지지, 보살핌, 존중, 도움 등이 사회적 지지이다. 사회적 지지는 정서적 지지, 물질적 지지, 정보적 지지로 분류된다.

(3) 기관, 조직 및 제도적 요인institutional factors

개인의 건강행동에 영향을 미치는 공식적 · 비공식적인 기관이나 조직, 단체는 개인의 행동에 영향을 미친다. 직장 내 금연운동, 금연자에 대한 포상 등은 금연에 효과적이다. 이와 같이 해당기관이나 조직의 운영방식, 건강관련 규칙, 규정 등이 이에 해당된다.

(4) 지역사회 community factors

지역사회에 존재하는 소속감, 규범, 가치관, 사회적 연대감, 네트워크 등은 개인 및 집단의 건강에 영향을 미친다. 조기축구회, 산악회, 노인돌보미 자원봉사단, 절주 및 금연 캠페인 참여 등으로 건강한 지역사회 환경을 조성할 수 있으며, 이는 개인의 건강생활 실천에도 영향을 미친다.

(5) 공공정책 public policy or Social Level

건강행위에 영향을 미치는 가장 넓은 범위로서, 국가 및 사회적 차원에서의 공공의 건강과 안전을 위해서 반드시 지켜야 하는 법규와 정책을 의미한다. 비흡연자의 간접흡연 피해 보호를 위한 금연정책, 미성년자 담배 판매 금지 법안 제정 등이 해당된다.

2) 접근방법

(1) 다차원적 접근

생태학적 모형의 목적은 행동에 대한 환경적 원인에 관심을 갖고 환경적 개입을 파악하는 것이다. 개인의 건강행위는 일차적으로 개인의 내적 요인에 의한 것이지만, 개인이 속한 가족과 이웃, 건강과 관련된 조직 및 보건정책과 같은 사회 환경이 복합적으로 작용한 결과라 할 수 있다. 생태학적 모형의 관점은 건강과 관련된 사회 환경체계를 파악하여 건강행위를 보다 효과적으로 변화시킬 수 있는 프로그램의 개발로 건강증진으로의 접근이 가능하다는 것이다.

개인의 건강과 관련된 행동은 개인의 요인과 다양한 환경요인과의 상호작용에 의해서 이루어지는데, 즉 환경적 요인들이 개인의 인식을 통하여 직접적 · 간접적으로 행동에 영향을 미치게 된다. 따라서 개인에게만 초점을 둔 프로그램의 경우, 개인을 둘러싼 주변 사람들, 조직, 정책에 의해서 장애를 받을 수 있으므로 건강증진 행위의 실천 효과는 제한적일 수 밖에 없다. 개인의 건강행위문제를 교정하기 위해서는 개인을 둘러싼 생태환경의 요인들을 함께 조정할 필요가 있다. 그러므로 건강행동에 영향을 미치는 환경요인들의 다양성으로 인해 개인의 건강행위 변화를 이끌어 내기 위해서는 통합적이고 다차원적인 접근(multi-level intervention)이 필수적이다.

(2) 건강행동변화를 위한 기본원칙

특정 건강행동에 영향을 미치는 생태학적 접근의 기본원칙은 다음과 같다(유태균, 유혜라, 2009).

① 다양한 차원의 요인들이 건강행동에 영향을 미친다.

② 다양한 유형의 환경적 영향들이 건강행동에 영향을 미친다.

③ 특정 행동에 관한 생태학적 모형들이 특히 유용할 수 있다.

④ 다차원적 개입이 가장 효과적일 수 있다.

⑤ 다차원적 개입은 다영역 집단에 의해서 가장 잘 실행될 수 있다.

⑥ 생태학적 모형을 평가하기 위해서는 실행과정과 다양한 차원의 매개요인들의 변화를 모니터링한다.

⑦ 정치적 역동성은 생태학적 개입을 제한할 수 있다.

4) 보건교육 실무에의 적용

생태학적 연구는 사람과 환경에 역동적인 영향을 주는 심혈관질환, 암, 직업병, 스트레스 등의 건강문제를 설명하는 데 많이 사용되고 있다. 생태학적 모형을 기반으로 청소년 인터넷 중독에 관한 연구(엄옥연, 2010)에서, 청소년의 인터넷 중독에 영향을 미치는 생태체계 요인은 개인적 요인(자아존중감, 자기효능감)을 포함하여, 가정환경 요인(부모의 양육태도, 부모-자녀 간 의사소통, 부모의 지지), 학교환경 요인(친구의 지지, 교사의 지지)인 것으로 나타났다. 따라서 다양한 요인들이 청소년의 인터넷 중독에 영향을 미치기 때문에 중독을 예방하기 위해서는 어느 한 체계만의 역할로는 부족하며, 모든 체계 간의 유기적인 네트워크를 구축하여 통합적인 개입이 이루어질 수 있도록 하여야 한다. 즉 건전한 여가활용을 위한 청소년 지원 프로그램, 청소년의 자아존중감과 자기효능감을 증진시키는 프로그램, 가족체계를 지원할 수 있는 프로그램 개발과 학교에서 친구들과 교사의 지지를 확대하는 다차원적이고 통합적인 접근을 통해 청소년의 건강한 인터넷 사용 습관을 형성하고 인터넷 중독을 예방할 수 있다고 하였다.

CHAPTER

04

보건교육의 실행

학습목표

- 보건교육 실행 단계를 설명할 수 있다.
- 학습자의 보건교육 요구를 사정할 수 있다.
- 학습목표를 설정할 수 있다.
- 보건교육계획안을 작성할 수 있다.
- 보건교육 수행 단계를 구분하여 설명할 수 있다.
- 학습자에게 적합한 교육방법과 매체를 선택할 수 있다.
- 보건교육 평가의 기능을 설명할 수 있다
- 보건교육 평가를 분류하고 평가방법을 선택할 수 있다.

1절 보건교육 계획

보건교육자는 효율적인 보건교육 실행을 위해 가장 먼저 구체적인 보건교육 계획을 수립하여야 한다. 보건교육 계획의 첫 단계는 학습자의 요구 사정이며, 파악한 요구를 토대로 우선순위를 정하여 우선순위별 보건교육 목표를 설정한다. 보건교육 목표 달성을 위한 내용을 조직하여 보건교육계획안을 작성하고, 적절한 교육방법과 매체를 선정하여 실제 보건교육의 수행 및 이에 따른 평가를 실시하게 된다. 이러한 과정을 성공적으로 수행할 수 있도록 실제적이고 적용 가능한 계획을 수립하는 것이 필요하다(그림 4-1).

지역사회 보건교육 계획과 실행 시 WHO 보건교육전문위원회가 권장하는 지침을 참고하여 보다 효율적이고 효과적인 교육이 되도록 한다.

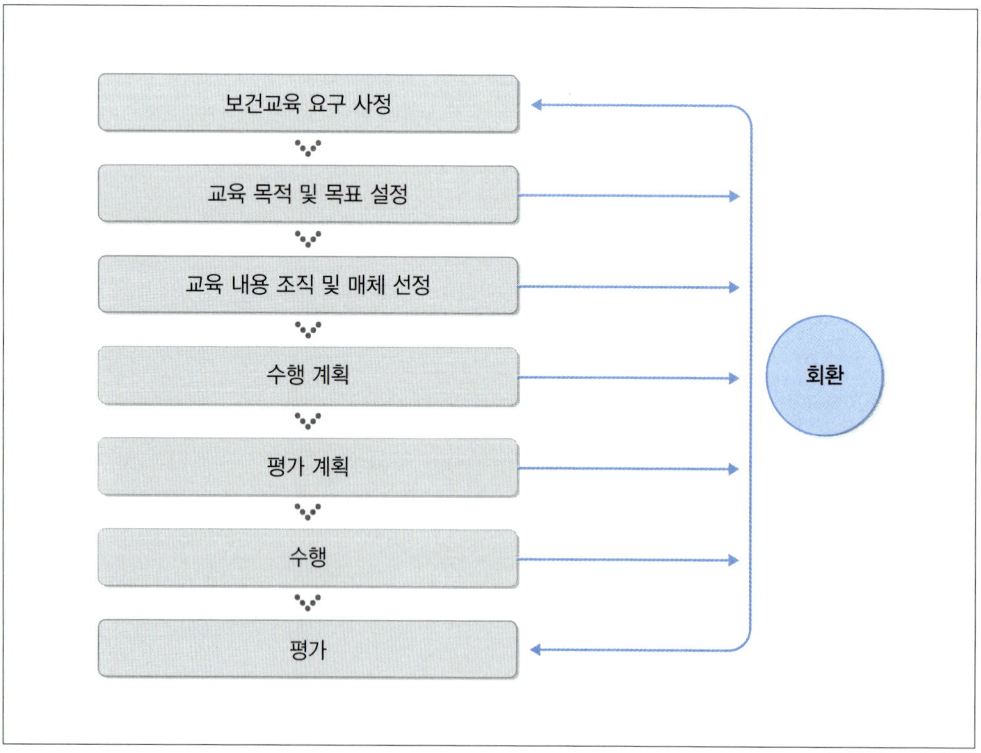

그림 4-1 보건교육 실행과정 흐름도

WHO 보건교육전문위원회의 보건교육 계획에 대한 지침

- 가장 먼저 지역사회 진단을 실시한다.
- 보건교육은 처음부터 전체 보건사업 계획의 일부로 계획한다.
- 보건교육 계획 시 대상자를 참여시킨다.
- 보건교육의 명확한 목표를 설정하고 달성을 위한 구체적인 계획을 수립한다.
- 보건교육의 범위는 시범사업 등으로 좁은 범위에서부터 시작하여 점차 확대해 나간다.
- 보건교육자와 보건교육관련자들은 보건교육실천자로서의 모범을 보임으로써 공감을 이끌어 낸다.
- 효율적인 보건교육을 수행을 위하여 보건교육 전문가의 자문을 받는다.
- 이용 가능한 지역사회 자원을 파악한다.
- 보건교육을 위한 적절한 예산을 편성하고 우선순위에 따라 사용한다.

1. 보건교육 요구 사정

학습자의 건강문제와 관련된 정보를 수집하는 단계이다. 요구 사정의 목적은 학습자 요구를 규명하고 학습에 영향을 미치는 요소를 파악하여 충족시키기 위함이다.

교육자는 학습자의 기존 지식, 기술, 학습동기에 대한 이해가 필요하며, 학습에 도움이 되거나 장애가 되는 자원도 파악하여야 한다.

1) 학습요구 사정

보건교육의 첫 단계로서 학습자가 배우기 원하는 것이 무엇인지를 파악하는 것이다. 교육의 주제, 교육의 범위와 깊이, 교육의 필요성을 확인하고, 학습자의 학습요구와 학습능력에 영향을 미치는 인구학적, 신체적, 지역적, 경제적, 심리적, 사회적, 영적 측면 등 다양한 요인을 고려하도록 한다.

학습자의 요구가 규명되면 우선순위를 선정한다. Stanhope와 Lancaster (2008)는 요구 사정의 단계를 다음과 같이 제시하였다.

① 학습자가 배우고자 하는 것이 무엇인지 파악한다.

② 학습요구, 학습 준비성, 학습 장애에 대한 정보를 얻기 위해 체계적인 자료 수

집을 실시한다.

③ 수집한 자료를 사정하고 인지적 · 정의적 · 심리운동적 영역의 학습요구를 확인한다.

④ 학습자의 학습능력과 학습동기를 향상시킬 수 있는 것을 파악한다.

⑤ 학습자가 우선적 알고자 하는 학습요구를 사정한다.

(1) 학습자의 요구 유형

학습자의 요구는 현재의 상태와 기대되는 바람직한 상태의 차이로 부터 발생한다. 즉, 학습자가 목표로 하는 이상, 기대, 규범과 현실의 차이가 있을 때 이를 충족하기 위해 발생하는 것이다. Bradshow(1972)는 다음과 같이 요구 유형을 제시하고 있다.

① 규범적 요구

규범적 요구(normative needs)는 보건의료전문가의 전문적인 판단에 의해 객관적으로 규정되는 요구이다. 대부분 일정한 표준이나 준거에 의한 것이므로 학습자의 실제 생각이나 주관적인 느낌과는 차이가 있을 수 있다. 이차자료를 활용하거나 전문가 집단의 의견 등을 통해 파악이 가능하다.

② 내면적 요구

말이나 행동으로 나타나기 이전의 드러내지 않은 요구로서, '인지된 요구'라고도 한다. 학습자의 표정, 느낌, 태도 등에 의하여 인식될 수 있으며, 설문지를 활용하여 확인할 수도 있다.

③ 외향적 요구

내면적인 요구가 행위로 전환된 것으로 학습자의 말이나 행동으로 나타나는 '표출된 요구'이다. 건강문제에 대한 질문이나 보건교육 참여 신청 등으로 알 수 있다.

④ 상대적 요구

특정 집단이 다른 집단과는 구별되어 가지는 요구이다. 사회적 상황이나 배경, 보건의료자원의 편중에서 비롯되며, 타 집단 및 전체 집단의 평균과의 비교 등을 통하여 차이가 있을 때 발생하게 된다.

(2) 학습자의 건강요구 사정

① 학습자로부터의 정보수집

보건교육과 관련하여 학습자가 표현하는 건강문제와 교육요구를 파악하여 다수의 대상자가 공통적으로 원하는 건강요구를 찾는다.

② 학습자 소속지역의 건강관련 자료수집

지역사회의 유병률, 발생률 등 역학 자료와 학교, 보건소, 공공기관, 산업체, 시민단체 등의 자료를 참고하여 특수한 건강문제나 건강증진과 관련된 보건교육 요구를 파악한다.

③ 건강관련 분야 전문가의 자문

보건의료인, 건강관련 전문가, 시민단체 및 공공기관의 보건관련 전문가를 대상으로 자문을 구하여 건강요구를 사정한다.

(3) 건강요구 자료수집 방법

① 직접법(1차 자료) Primary data

- **자가보고형 질문지:** 구조화된 질문지나 반구조화된 질문지를 사용한다.
- **관찰:** 학습자의 실제 상황과 건강행위를 관찰함으로써 정보를 수집한다.
- **면담:** 개방성 질문을 통해 학습자의 요구를 파악한다. 직접 면담, 전화 면담, 전자우편 면담, 집단 면담 등이 있다.
- **기타:** 지역사회 여론 및 사회조사, 주요인사, 사회복지사, 종교지도자, 부녀회 등을 통해 수집할 수도 있다.

② 간접법(2차 자료) Secondary data

- **기존 자료:** 보건의료기관 의무기록, 진료기록 및 간호기록, 학교, 산업체의 건강기록부 등 기록과 문서를 활용하여 필요한 정보를 수집한다.

2) 학습자의 준비성 사정

학습자의 준비 정도는 학습에 큰 영향을 미치므로 효과적인 보건교육을 위하여 파악할 필요가 있다. 학습자의 준비성은 신체적 준비 정도(P: physical readiness) 정서적 준비 정도(E: emotional readiness), 경험적 준비 정도(E: experience readiness), 지식적 준비 정도(K: knowledge readiness) 등을 파악함으로써 확인할 수 있다.

(1) 신체적 준비

학습자의 신체기능 정도가 건강행위를 수행할 수 있는지를 파악하는 것으로, 학습자의 건강 상태, 기능 정도, 신체에 직접 영향을 주는 환경요인 등을 사정한다.

(2) 정서적 준비

학습에 영향을 미치는 학습자의 심리적 요인에 관한 것으로, 건강행위에 필요한 노력을 최대한 투입하려는 학습자의 동기이다. 학습 동기, 불안수준, 심리상태, 우월감과 열등감, 지지체계, 발달단계 등이 이에 해당하며, 학습 동기가 가장 중요한 요인이다.

동기유발 방법은 내적 동기에 해당하는 자발적 동기화(intrinsic motivation)와 외적 동기에 해당하는 인위적 동기화(extrinsic motivation)가 있다. 자발적 동기화는 학습자가 학습과제를 성취해야 할 의의나 중요성을 인식할 때 가장 잘 형성되고, 후자는 상과 벌, 경쟁심, 교사의 태도 등 외적요인 의한 것이다. 학습자의 동기화 정도를 파악하면 학습자의 준비 정도를 알 수 있다.

(3) 경험적 준비

새로운 학습과 관련된 학습자의 이전 경험이나 훈련 정도로, 선수학습(prerequisite skill)이라고도 한다. 즉, 학습자가 학습과 관련하여 기존에 가지고 있는 기술, 태도, 인지능력 등이며, 과거 건강문제에 대한 대처방법, 문화적 배경에 따른 건강신념, 건강관련 용어의 이해 정도, 학습자의 긍정적 또는 부정적인 경험이었는지도 파악할 필요가 있다.

(4) 지식적 준비

학습주제에 대한 지식 정도, 학습능력 정도, 학습 장애 정도 등에 관한 것이다. 학습내용에 대한 이해, 기억, 회상, 적용할 수 있는 정보처리 능력, 학습자가 선호하는 학습유형 등도 파악한다.

3) 우선순위 설정

보건교육의 우선순위를 결정하는 것은 건강문제나 요구 중 먼저 해결해야 하는 것에 대한 고려이다. 하위의 문제나 요구가 중요하지 않아서가 아니라 투입 가능한 인력, 예산, 자원 등을 감안하여 순서를 결정해야 하기 때문이다. 다음은 우선순위 결정 시 고려해야 할 사항이다.

① 많은 학습자에게 적용되는 것을 선정한다.
② 심각한 영향을 미치는 건강문제를 선택한다.
③ 학습자의 관심과 동기유발 정도를 고려한다.
④ 교육의 효율성이 높은 것을 선택한다.
⑤ 문제해결을 위한 교육방법의 실현가능성을 고려한다.

2. 보건교육 목표 설정

학습자의 요구 사정이 이루어지면 다음 단계로 교육자는 확인된 학습요구 충족을 위한 목표를 설정한다. 보건교육 계획 시 학습목표는 명확히 제시되어야 하며 그에 따른 구체적인 계획이 이루어져야 한다.

1) 학습목표 설정 시 고려해야 할 사항

(1) 학습영역 결정

학습자의 요구를 파악하여 무엇을 배우고자 하는지, 인지적, 정의적, 심리운동 영역 중 변화시키고자 하는 영역은 어떤 영역인지를 확인한다.

(2) 학습자의 준비성

학습자의 정서적 · 발달적 · 경험적 준비성을 고려한다. 학습자의 학습능력과 적용능력에 따라 학습목표와 교수전략을 달리해야 한다.

(3) 학습자의 수준 및 배경

성공적인 보건교육을 위하여 학습자의 교육수준, 사회 · 문화적 배경, 경제적 수준, 종교 등을 고려할 필요가 있다. 이는 학습자가 보건교육을 얼마나 잘 수용할 것인지를 결정하는 요인이 된다.

(4) 학습 환경

학습이 이루어지는 환경에 대한 고려로서, 물리적, 심리적 환경을 포함한다. 자유롭고 안정된 분위기, 이용 가능한 매체 및 기구, 설비 등을 고려하여 학습목표를 설정한다.

(5) 행동용어로 기술

일정한 기간 내에 기대되는 학습자의 행동변화를 구체적이고 분명하게, 측정 가능한 용어로 기술한다. 관찰이나 측정이 어려운 용어를 사용할 경우 평가 시 장애가 된다.

2) 학습목표의 범위

학습목표는 일반적 목표와 구체적인 목표로 구분된다.

(1) 일반적 목표

구체적 목표의 상위 목표에 해당하는 것으로, 교육 실시 후 학습자가 도달해야 하는 궁극적인 수준에 대한 기술이다. 구체적 목표에 비해 추상적이며, 학습 전반에 대한 방향을 제시한다.

예: 보건교육 실시 후 학습자는 운동의 중요성을 인식하고 실천할 수 있다.

(2) 구체적 목표

일반적 목표의 하위 목표에 해당하는 것으로, 교육 실시 후 학습자가 수행 가능한 임무나 과제 등이다. 비교적 짧은 시간에 변화가 가능하고, 관찰 및 측정할 수 있는 것을 구체적인 용어로 기술해야 한다.

예: 보건교육 후 학습자는 운동의 효과를 3가지 이상 말할 수 있다.
보건교육 후 학습자는 당뇨에 좋은 음식과 나쁜 음식을 구별할 수 있다.

3) 학습목표 작성 방법

① 학습종료 후 기대되는 최종행위에 대하여 기술한다.

② 학습자의 관점에서 작성한다.

③ 행동용어로 기술한다.

④ 하나의 학습목표에는 단일 성과만을 기술한다.

⑤ 하위목표는 상위목표에 부합되도록 일관성 있게 기술한다.

4) 학습목표의 영역 및 수준

학습목표는 학습자가 학습경험을 통하여 지식, 태도, 습성 등을 바람직한 방향으로 변화시켜야 할 수준을 설정하는 것이다. 즉, 학습자가 학습과정을 거치면 어떤 상태까지 변화될 것인가에 대한 구체적인 진술이다. 교육을 시작하기 전에 학습자에게 학습목표를 분명하고 확실하게 전달하여야 교육의 효과를 기대할 수 있다.

블룸(Bloom, 1956)은 교육을 통하여 변화할 수 있는 학습목표를 인지적 영역(cognitive domain), 정의적 영역(affective domain), 심리운동 영역(psychosomatic domain)으로 분류하였다.

(1) 인지적 영역

주로 아는 것(knowing)과 관계되는 기초적인 정신적 · 지적 과정으로 기억, 사고, 문제해결, 창의력 등 광범위한 사고과정이 포함된다. 복잡성의 원리에 따라 6단계로 구분되고 단계가 낮을수록 하위정신 능력에 해당하며, 단계가 높을수록 고등정신 능력으로 판단된다.

① 지식 knowledge

지식은 학습한 내용을 암기하여 회상하거나 기억 또는 재생하는 것을 의미하므로, 이를 강조하는 목표이다. 가장 낮은 수준의 지식은 암기로서 행동변화를 이끌어내는 보건교육에서 강조될 경우 단순히 지식만을 변화시키므로 유의해야 한다.

행동적 용어: 기억하다, 묘사하다, 기술하다, 서술하다, 정의하다, 나열하

다, 분류하다, 연결하다

② **이해** comprehensive

이해는 전달하는 내용에 대하여 알고 제시되는 자료의 의미를 파악하는 능력이다. 이해를 통하여 얻은 지식은 오래 기억되며, 새로운 상황에의 활용도가 높다.

행동적 용어: 해석하다, 추론하다, 설명하다, 요약하다, 보고하다, 번역하다, 예를 들다

③ **적용** application

학습자가 학습한 내용을 새로운 상황의 문제해결에 사용하는 능력이다.

행동적 용어: 응용하다, 증명하다, 수정하다, 변형하다, 계산하다, 예측하다, 조작하다

④ **분석** analysis

주어진 자료의 구성요소를 찾아내어 각 요소 간의 관계와 조직원리 등을 파악하는 능력을 의미한다.

행동적 용어: 구별하다, 변별하다, 식별하다, 추론하다, 비판하다, 조직하다, 해결하다

⑤ **종합** synthesis

여러 요소들을 조합하여 하나의 새로운 전체를 구성하는 능력이다.

행동적 용어: 구성하다, 편집하다, 범주화하다, 재구성하다, 설계하다, 공식화하다, 관리하다, 디자인하다, 창조하다

⑥ **평가** evaluation

특정한 목표에 근거하여 주어진 자료 또는 방법의 가치나 중요성을 판단하는 능력으로, 어떤 준거에 의한 가치판단이다.

행동적 용어: 평가하다, 비교하다, 사정하다, 해석하다, 감정하다, 선택하다, 정당화하다, 결론 내리다

(2) 정의적 영역

학습자가 행동하기 전에 느낌, 감정, 가치, 신념 등과 관련된 내면화 과정을 거쳐 성격과 가치체계에 통합되어가는 과정을 말한다. 내면화 수준이 높을수록 학습자의 성격과 가치체계의 통합이 증가한다.

① 수용 receiving 혹은 attending

어떤 현상에 대하여 자극을 감지하고 집중하여 의식적으로 받아들이는 것으로서, 흥미를 느끼거나 주의를 기울이는 것을 말한다.

행동적 용어: 보다, 듣다, 찾다, 주목하다, 관찰하다, 조절하다, 참석하다, 주의집중하다

② 반응 responding

학습자가 주어진 자극에 대하여 관심과 집중의 수준을 넘어 능동적으로 반응하는 것을 의미한다.

행동적 용어: 박수치다, 따르다, 참여하다, 동의하다, 시도하다, 노력하다, 연습하다

③ 가치화 valuing

학습자가 특정 현상이나 사물, 행동에 가치와 의의를 부여하고 내면화하는 것이다.

행동적 용어: 행동하다, 토의하다, 조직하다, 확신하다, 시도하다, 자원하다, 가입하다, 돕다, 완성하다

④ 조직화 organization

각 상황에서 가치를 구체적으로 평가하고 통합하여 체계적으로 확립하는 것이다.

행동적 용어: 결정하다, 정의하다, 조작하다, 비교하다, 통합하다, 합성하다, 완성하다

⑤ 인격화 characterization

학습자의 행동이 가치체계와 일관성 있게 내면화되어 드러나는 것으로, 실생활

에서 개인의 생활을 지배함으로써 독특한 양식을 형성하는 것이다.

행동적 용어: 과시하다, 지속하다, 참아내다, 방어하다, 몰두하다, 저항하다, 내면화하다

(3) 심리운동 영역

신체적 행위를 통한 신체적 능력과 기능 발달에 관련된 영역이다. 행동으로 변화될 수 있는 영역으로 관찰이 가능하므로 확인하고 측정할 수 있다. 심리운동 영역의 단계가 높을수록 신체적 기술을 수행할 수 있는 능력도 커지며, 시범과 연습을 통해 가장 잘 학습된다.

① 지각 perception

감각기관을 통해 대상과 대상의 특징 및 관계를 알게 되는 것을 말한다.

행동적 용어: 발견하다, 분리하다, 선택하다, 기술하다, 차이를 구분하다

② 태세 set

특정한 행동이나 경험을 위한 준비를 의미하는 것으로, 신체적, 정신적, 정서적인 것을 포함한다.

행동적 용어: 시작하다, 착수하다, 반응하다, 출발하다, 전시하다, 자원하다

③ 인도된 반응 guided response

교육자의 지도 또는 안내를 받아서 나타나는 학습자의 외형적인 행위를 의미하며, 모방과 시행착오를 포함한다.

행동적 용어: 해보이다, 분석하다, 측정하다, 조정하다, 조직하다, 조립하다, 스케치하다

④ 기계화 mechanism

학습된 행위가 습관화 되어 학습자의 숙련도와 자신감이 높아져 습관적으로 행동하게 되는 것을 의미한다.

행동적 용어: 자신감을 가지고 프로그램을 수행하다, 습관적으로 행동하다

⑤ 복합적 외형반응 complex over response

학습자가 고도의 기술을 습득하여 비교적 복잡한 동작을 최소한의 시간과 노력으로 자연스럽고 효과적으로 표현하게 되는 것을 의미한다.

행동적 용어: 복잡한 운동요법을 순조롭게 따라하다, 수행하다.

⑥ 적용 adaptation

새로운 문제 상황에 대처하기 위하여 신체적 반응이 운동이나 활동을 변경하여 수행하는 것을 의미한다.

행동적 용어: 적응하다, 변경하다, 재배열하다, 재조직하다, 변화시키다

⑦ 창조 origination

학습자가 심리운동 영역에서 발달한 이해, 능력, 기술을 활용하여 새로운 활동이나 자료를 다루는 방법을 창안해 내는 것을 의미한다.

행동적 용어: 새로운 운동방법을 개발하다.

5) 학습목표 설정 원리

① 학습목표는 학습자 중심으로 설정되어야 한다.

② 학습자가 실현 가능한 목표여야 한다.

③ 관찰 가능하고 측정 가능하여야 한다.

④ 구체적이고 명확한 행동용어로 설정되어야 한다.

⑤ 학습목표 간에 일관성이 있고, 논리적이어야 한다.

⑥ 변화시키고자 하는 학습자의 행위와 내용, 조건, 기준을 모두 포함하여야 한다.

3. 보건교육 수행계획

수행계획은 학습목표에 따라 교육과정을 계획하는 것이다. 보건교육 내용, 학습자 선정, 교육매체 및 방법 선정이 포함된다.

1) 학습내용의 선정 및 조직

교육내용의 선정은 학습자가 배워야 할 내용을 말한다. 학습자의 수준에 맞고, 요구 사정과 교육목표 도달에 적절한 내용을 선정하여 효과적으로 학습하도록 내용을 조직한다. 교육내용의 조직은 선정된 교육내용을 어떻게 횡적으로 관련시키며, 종적으로 체제를 잡느냐의 문제로서, 계속성(continuity), 계열성(sequence), 통합성(integration)의 원리가 있다.

1) 계속성

교육내용의 수직적인 배열에서 동일한 내용이 계속적으로 반복되도록 구성하는 것을 말한다. 즉, 교육 내용의 중요한 개념이나 원리, 사실 등을 반복함으로써 계속성을 유지하는 조직 원리이다.

(2) 계열성

교육내용의 종적인 배열에서 전후관계를 의미하며, 동일한 내용이 위계적, 순차적으로 반복되도록 함으로써 단순한 반복이 아닌 전후 내용 간의 관계, 확대, 심화학습이 되도록 하여 누적학습이 일어나도록 하는 것을 의미한다.

① 단순한 내용에서 시작하여 복잡한 내용으로 구성한다.

② 전체적인 개요를 제시하고 부분적이고 특별한 내용 순으로 제시한다.

③ 구체적 형태의 자료를 먼저 제시하고 추상적인 자료를 후에 제시한다.

④ 친숙한 것부터 제시하고 낯선 것은 후에 제시한다.

⑤ 직접적인 내용을 먼저, 간접적인 내용은 후에 제시한다.

⑥ 쉬운 내용을 먼저 제시하고 어려운 것은 나중에 제시한다.

⑦ 시간의 흐름에 따른 자료를 제시할 경우에는 과거에서 현재의 순으로 제시

한다.

(3) 통합성

여러 영역에서 학습하는 내용들이 학습과정에서 서로 연결되고 통합되어 의미 있는 학습이 되도록 조직하는 것이다. 즉, 여러 교과의 다양한 학습상황에서 얻어진 내용이나 경험들이 상호 연결되어 통합되도록 함으로써 보다 효율적인 학습과 성장 발달을 촉진할 수 있도록 조직하는 것이다.

2) 학습자 선정

보건교육에 대한 관심이나 목적에 따라 학습자는 달라질 수 있다. 학습자의 특성에 따라 요구도가 다르므로 학습자의 건강에 대한 관심과 요구도의 동질성, 경험 및 지식정도, 교육수용능력 등을 파악하여야 한다. 또한 교육의 효율성과 경제성을 고려하여 학습자의 인원을 결정하여 보건교육을 실시함으로써 교육효과를 극대화시킬 수 있다. 일반적으로 학습 인원은 30~40명 정도가 적절하다.

3) 교육매체 및 방법 선정

교육매체는 교육목표를 효과적으로 달성시키기 위한 것으로, 교수자와 학습자 간에 필요한 커뮤니케이션을 발생시키는 다양한 형태의 매개수단이다. 매체 선정 시 학습자의 특성, 학습목표, 학습유형, 교육자원과 자료의 효과성을 고려하여 최대의 효과를 높이도록 한다.

교육 방법의 선정 시에도 학습목표, 교육내용, 교육자원과 학습자의 수준을 고려한다.

4) 보건교육 계획안 작성

보건교육 시 학습자가 바람직한 학습만을 할 수 있도록 도와주기 위하여 합목적으로 일정한 절차와 방법이 필요하게 된다. 이러한 절차와 방법을 미리 계획하는 것이 보건교육 계획안(lesson plan)이다. 보건교육 계획안은 계획 없이 시행할 경우의 불안전한 학습을 방지하고, 교육의 방향과 학습방법, 지도내용과 학습활동을 명료화하여 학습의 효과를 높일 수 있다.

(1) 학습단계

① 도입 단계 opening stage

학습목표를 분명히 전달하고 확인하는 단계로서, 총 학습시간의 10~15%를 배정하는 것이 적정하다. 학습자들의 흥미와 동기를 유발하여 적극적으로 학습에 참여하도록 준비한다. 보건교육의 주제나 전반적인 교육내용의 윤곽, 학습목표 등을 제시하거나 기존에 알고 있는 지식이나 경험 등과 연관시킨다.

② 전개 단계 development stage

학습의 중심이 되는 단계로 학습내용을 제시하고 전달함으로써 실제 교수-학습 활동이 일어난다. 전체 학습의 70~80%의 시간을 할애하여 보건교육의 대부분을 차지하며, 다양한 보건교육 방법과 매체를 활용하여 학습자의 참여를 유도한다.

보건교육 진행방향은 쉬운 내용에서 어려운 내용으로, 단순한 내용에서 복잡한 내용으로 구체적인 것에서 추상적인 것으로, 친숙한 것에서 낯선 것으로 과거의 이론이나 내용에서 최신의 것으로 전달한다.

③ 요약정리 단계 synthesis stage

보건교육의 최종 단계로 학습한 내용을 종합 · 정리하여 결론짓는 총괄단계이며, 전체 학습 시간의 10~15%의 시간을 할애한다. 학습내용을 요약 · 정리하여 주요

도입	전개	요약정리
• 전체 학습 시간의 10~15% • 학습 동기유발 • 학습목표 인지 • 학습 의욕 환기 • 교육 내용의 충분한 계획과 준비	• 전체 학습 시간의 70~80% • 학습의 중심 활동 • 명확한 학습목표 제시 • 학습자료 제시 • 학습자의 참여 유도 • 교육매체 및 방법 사용	• 전체 학습 시간의 10~15% • 학습내용 요약정리 • 주요내용 질문 또는 토의 • 연습을 통한 강화 • 과제 및 차시 예고

그림 4-2 교수 · 학습 단계 및 주요 내용

내용을 확인하고, 연습을 통한 강화와 과제 제시, 다음 차시를 예고하는 것으로 마무리한다.

(2) 보건교육계획안이 갖추어야 할 조건

- 기대되는 학습목표 달성의 결과에 대한 설명이 있어야 한다.
- 학습내용, 교육방법 및 구체적인 학습활동이 제시되어야 한다.
- 교육결과를 평가할 수 있는 평가기준이 제시되어야 한다.

(3) 보건교육계획안 작성 시 유의사항

- 보건교육계획안 필요한 내용만 적절히 준비한다.
- 교육에 혼란을 일으키지 않는 범위 내에서 세밀하게 작성한다.
- 지나치게 복잡하거나 간단한 계획안은 피해야 한다.

(4) 보건교육계획안 작성법

보건교육계획안에 대한 합의된 형식이 있는 것은 아니므로 교육 주제의 특성, 학습목표, 활용할 수 있는 학습자료에 따라 다르게 작성될 수 있다. 계획안에는 학습자, 학습목표, 학습내용, 학습활동과 방법의 계획, 학습자료의 계획, 시간계획, 평가계획을 포함한다.

① 양식 A

- **주제:**
- **대상:**
- **장소:**
- **시간:**
- **일반적 학습목표:**

학습단계	구체적 학습목표	학습내용	교육방법	교육매체	시간	평가방법
도입						
전개						
종결						

② 양식 B

- 주제:
- 대상:
- 장소:
- 시간:

보건교육계획안			
학습주제			
학습목표			
학습자료			
단계	**교수 학습내용**	**시간**	**자료 및 유의사항**
도입			
전개			
종결			

4. 보건교육 평가계획

평가계획은 교육 전에 수립된 교육목표 달성 정도를 측정하는 것으로, 보건교육의 결과 학습자의 지식, 태도, 가치, 기술과 신념을 포함하는 행동의 변화를 측정하는 방법에 대한 계획이다. 평가계획에는 평가의 목적, 내용, 범주, 방법, 시기 등의 요소가 포함되어야 하며, 평가결과에 따라 필요한 경우 재교육을 계획하게 된다.

평가계획이 갖추어야 할 조건은 다음과 같다.

- 평가 측정을 명확히 할 수 있도록 계획하여야 한다.
- 평가를 위한 자료수집 및 분석에 대한 계획이 있어야 한다.
- 활동에 대한 적절한 피드백이 가능하도록 계획하여야 한다.
- 건강문제와 기준을 재정립할 수 있도록 계획하여야 한다.

2절 보건교육 방법

1. 보건교육 방법의 이해

교육방법은 설정된 교육목표를 달성하기 위해 선정된 교육내용을 학습자에게 효과적으로 전달하기 위한 수단을 말한다. 보건교육방법은 교육의 대상자인 개인, 집단, 지역사회가 지니고 있는 건강에 대한 지식, 태도, 행위의 수준을 바람직한 방향으로 향상시키기 위해 보건교육 내용의 효과적인 전달방식을 말한다. 따라서 보건교육자가 보건교육 목표를 달성하기 위해서는 대상자에게 적절한 보건교육 방법의 선정은 매우 중요하다.

2. 보건교육 방법의 분류

보건교육 방법은 기준에 따라 다양하게 분류될 수 있는데, 가장 일반적으로 교육대상자의 크기와 교육과정의 주체에 따라 분류한다.

1) 교육대상의 크기

교육대상의 수 또는 학습자의 크기에 따라 개인적 방법, 집단적 방법, 대중적 방법으로 나눌 수 있다.

(1) 개인적 방법

개별학습으로 진행되는 교육방법을 말하며, 독학, 연습, 프로그램학습, 도제학습, 인턴십, 상담, 개인교수 등을 말한다. 개별교육을 통한 보건교육은 개인건강지도와 건강상담에 주로 활용하며, 오늘날은 컴퓨터보조학습처럼 매체를 이용한 교육방법도 활용한다.

(2) 집단적 방법

집단학습으로 진행되는 교육방법을 말하며, 크게 소집단 교육과 대집단 교육방법으로 구분된다. 소집단 교육은 주로 대화중심의 교육방법이 활용되는데 브레인스토밍, 집단토의, 프로젝트 집단, 포커스 그룹 등이 대표적이며, 대집단 교육에서는 강연회, 심포지엄, 패널토의, 포럼 등이 활용된다.

(3) 대중적 방법

불특정 다수에게 교육내용을 전달하는 교육방법으로 방송, 전시회, 캠페인, 원격교육, 인터넷을 활용한 온라인 교육 등이 있다. 특히 대중적 방법은 대중매체 또는 컴퓨터 등을 활용해서 전달하기 때문에 교육대상, 교육장소, 교육시간에 대한 제약을 받지 않는다. 동시에 교육대상의 범위가 명확하지 않아 교육방법과 교육매체라는 의미가 혼용되기도 한다. 학자에 따라 대중적 방법을 매스컴을 활용한 교육방법으로 분류하기도하고, 매스컴 자체를 교육매체로 구분해서 분류하기도 한다.

2) 교육과정의 주체

교육과정의 주체가 누구인지에 따라 교육자 중심형, 학습자 중심형, 혼합형으로 나눌 수 있다.

(1) 교육자 중심형

학습자를 외부 자극에 반응하는 행동주의적 입장을 근거로 하여 교육자가 학습자에게 지식과 정보를 전달하고 외적 보상에 의한 동기유발을 끄는 방법과 관련이 된다. 교육자 중심형 교육방법으로 개인교육, 강의, 시범, 발표 등이 있다.

(2) 학습자 중심형

학습자를 개인의 성장과 의미 있는 학습을 통해 잠재능력이 개발되며 자기주도적인 학습자의 관점을 중시하는 인본주의적 입장, 내적으로 정보처리를 하는 인지주의적 입장, 환경과 상호작용하여 의미를 구성해가는 구성주의적 입장을 근거로 학습방법을 유도하는 것과 관련이 된다. 학습자 중심형 교육방법으로 협동학습, 문제기반학습, 팀기반학습, 프로젝트 학습 등이 있다.

(3) 혼합형

혼합형은 학습자와 교육자의 상호교류적 학습방법으로 토의 · 토론, 견학, 실험 · 실습 등이 있다.

3. 보건교육 방법의 선정

보건교육을 실시하기 전 계획단계에서 선정된 보건교육 방법은 보건교육 방법선정의 기준에 따라 교육효과가 가장 높을 것으로 판단되는 방법이어야 한다. 보건교육의 효과를 높이기 위한 교육방법 선정의 기준은 교육내용, 교육대상, 조직의 기대, 교육자원의 네 가지로 나눌 수 있다. 네 가지 요인의 구체적인 선정기준을 살펴보면 다음과 같다(그림 4-3).

교육내용
- 교육내용이 요구하는 필요능력: 지식, 기능, 태도 등
- 교육내용이 요구하는 결과 유형: 정답, 다양한 의견, 바람직한 해결방안 등
- 교육내용의 수준: 일반적, 전문적 등

교육대상(학습자)
- 학습 태도(적극적, 논리적, 실용적 등)
- 학습 경험
- 학습자 수
- 학습자의 위치
- 지속적인 교육의 필요성
- 학습 기대치

조직의 기대
- 선호하는 교육방법
- 구체적인 교육목표
- 평가나 측정의 구체적인 방법

교육자원
- 교육기술과 경험을 갖춘 인력의 지원
- 새로운 교육자원의 개발
- 교육장소
- 교육시간 할당

그림 4-3 교육방법 선정에 영향을 미치는 요소

1) 교육내용

보건교육을 실시해야 할 학습내용이 지식, 행동(기술), 태도 영역 중 어느 영역인가에 따라 방법을 다르게 선택하여 교육내용을 전달하면, 학습자들의 교육목표 달성은 타당하게 이루어질 것이다.

2) 교육대상(학습자)

학습자의 수와 수준은 교육방법 선정에 중요한 요인으로 작용한다. 학습자의 수가 소수일 때는 개별적으로 교육을 수행할 수 있으며, 다수일 경우에는 집단으로 교육을 실시할 수 있다. 한편 학습자의 성장 발달 단계에 따라 어린이, 청소년, 성인, 노인 등으로 나누어 교육내용을 전달하는 방법을 달리한다.

3) 조직의 기대

보건교육을 실시하는 기관이나 조직이 선호하는 교육방법, 구체적인 학습목표 및 교육의 평가나 측정의 구체적인 방법은 교육을 수행할 방법을 선정하는데 하나의 요인이 될 수 있으며, 보건교육자는 주로 조직이 제공하는 조건에 맞추어진 상황에서 교육을 수행하게 된다.

4) 교육자원

보건교육을 실시할 장소의 물리적 환경과 보건교육자의 경험 등은 보건교육 방법을 선정하는 데 있어서 중요한 기준으로 작용할 수 있다. 특히 교육매체가 완비된 공간에서의 교육방법 선정은 매체교육을 수행하기에 매우 편리할 것이다.

4. 보건교육 방법

보건교육 방법은 기준에 따라 다양하게 분류할 수 있으며, 일반적으로 하나의 교육과정에도 여러 교육방법이 복합적으로 활용된다. 보건교육 현장에서 많이 활용되고 있는 교육방법은 다음과 같다.

1) 개별 보건교육 방법

(1) 면담학습

면담(interview)은 교육자가 개별 학습자나 가족을 개인적으로 만나서 서로의 정보를 교환하는, 편안하면서도 자유로운 교육방법이다. 면담의 과정은 학습자를 주의 깊게 관찰하고, 학습자의 호소를 청취하며 청취한 내용에 대해 질문하고 대화한 내용을 이야기로 만들어 상호 확인한 후 마지막으로 교육자가 해석을 내리게 된다. 이 과정을 진행하면서 교육자는 목적을 가지고 학습자나 가족의 건강문제를 확인하고 해결할 수 있는 지식, 기술, 태도와 관련된 정보들을 전달함으로써 학습자가 문제를 해결할 수 있도록 돕는다.

장점

- 특별히 정해진 형식이 없어서 자연스럽게 면담을 진행할 수 있다.
- 교육자가 학습자나 가족을 만나게 되는 어떠한 시간이나 장소에서도 교육을 실시할 수 있다.
- 교육자나 개별 학습자, 보호자가 특별히 교육을 위해 준비해야 하거나 심리적 부담이 없다.

단점

- 교육효과를 위해 소수의 학습자나 보호자로 학습자 수가 제한된다.
- 개별적인 관계를 형성해야 하므로 시간이 많이 소요된다.

전략

- 수시로 교육목적을 확인하여 구체적 목표에 도달하도록 노력해야 한다.
- 개별 학습자나 보호자의 건강문제에 대한 비밀이 보장됨을 강조한다.
- 학습자가 교육자를 신뢰하도록 노력해야 한다.
- 교육자와 학습자, 보호자 사이의 공감대를 형성하도록 노력한다.
- 교육자는 건강문제와 관련하여 전문지식과 폭넓은 해결방안에 관한 전문가가 되도록 유능해야 한다.

(2) 상담

상담(counseling)은 교육자가 특정 과정을 통해 상담자 자격을 갖춘 뒤, 개별 학습자나 보호자의 건강문제를 해결하도록 돕는 교육방법이다. 이 과정을 통해 학습자나 가족들은 자신들의 건강문제에 대해 인식하고, 스스로 건강문제를 해결하는 방안을 찾아낼 수 있는 역량을 키우게 된다. 한편 상담은 보건교육 현장에서 개인의 사적비밀에 해당하는 건강문제를 해결하는 데 가장 효과적인 교육방법으로 널리 활용되고 있다. 건강문제를 해결하기 위한 상담의 과정은 일반적으로 다섯 가지 단계(관계 형성 단계, 경청 단계, 직면 단계, 문제해결에의 참여 단계, 정리 단계)로 구성된다.

- **관계 형성 단계:** 학습자나 보호자가 스스로 건강문제를 표면화할 수 있을 정도로 보건교육자와 학습자와의 관계(rapport)를 형성하기 위해 보건교육자는 학습자를 충분히 이해해야 한다. 그리고 학습자는 보건교육자를 근본적으로 믿고 자신의 비밀에 해당하는 건강문제를 표면화해야만 문제를 제대로 인식하고 정확하게 파악할 수 있게 된다.
- **경청 단계:** 보건교육자와 학습자가 상담을 하면서 학습자의 문제를 표현할 때 공감대를 형성하며 학습자 입장에서 상황을 이해하려고 노력하고 건강문제와 관련된 정보들을 탐색하면서 문제 상황을 탐색한다.
- **직면 단계:** 학습자가 자신의 문제에 대해 정확하게 파악하고 인식하여 자신의 문제를 바로 인정하도록 보건교육자는 학습자를 돕는다.
- **문제해결에의 참여 단계:** 학습자 스스로 직면한 건강문제에 대해 긍정적 태도를 가지고 정확하게 문제해결을 할 수 있는 방향을 설정하여 문제를 해결한다.
- **정리 단계:** 보건교육자와의 상담을 통해 학습자가 자신의 건강문제에 대해 긍정적으로 느끼고 행동의 변화를 가져올 수 있도록 돕고 보건교육자와 학습자 모두가 만족하면서 상담을 정리한다.

장점

- 학습자나 보호자가 자신의 건강문제에 대해 정확하게 인식하고 대처할 수 있다.
- 개인의 사적 비밀에 해당하는 건강문제도 해결할 수 있다. 즉 문제해결력이

우수하다.

- 교육을 수행함에 있어 정해진 시간 및 장소, 문제해결 방안에 제한을 받지 않는다.

단점

- 많은 시간 소모에 비해 효과를 보장할 수 없다.
- 집단으로 실시하기에 어려움이 있다.

전략

- 학습자나 보호자의 어떤 건강문제에 대해서도 긍정적으로 반응한다.
- 학습자에게 신뢰감을 얻을 수 있도록 일관된 행동, 태도를 보여야 한다.
- 학습자가 사적 비밀을 표현할 수 있는 편안한 관계를 형성하여야 한다.
- 학습자가 건강문제를 표현할 때까지 여유를 가지고 학습자를 대해야 한다.
- 학습자 스스로 문제를 해결할 수 있도록 기다려야 한다.
- 개인의 사적 비밀을 존중하여 노출하지 않도록 한다.

(3) 모델링

모델링(modeling)은 학습자나 보호자가 보건교육을 받아서 변화해야 할 행동이나 목표를 성공적으로 수행한 사람(모델)의 행동을 관찰하면서 배우는 교육방법으로, 특정 목표를 성취하고자 할 때 어떻게 도달했는지, 무엇을 해야 하는지를 그 모델의 행동, 태도, 기술을 본 따서 배우는 방법이다.

장점

- 자신이 가진 건강문제와 해결방안을 먼저 경험한 모델을 통해 정확히 이해하고 배우므로 이해 속도가 빠르고 같은 종류의 건강문제에 대한 해결이 쉽다.
- 모델을 통한 동일시가 이루어져 동기 조성이 쉽다.
- 시행착오를 줄이므로 교육 진행 속도가 빠르다.

단점

- 같은 건강 문제를 가진 모델을 구하기가 어렵다.
- 모델과 같은 과정으로 건강문제 및 해결단계가 진행되지 않을 경우 문제해

결 방안을 찾기가 어렵다.

- 다양한 변화가 발생될 때 문제해결이 어렵다.

전략

- 학습자와 거의 동일한 건강문제를 가진 적절한 모델을 선택해야 한다.
- 학습자가 기대하는 행동을 실제로 관찰할 수 있도록 문제해결 행동의 주요 관점에 주의를 기울이도록 집중해야 한다.

(4) 자율학습/연습

자율학습(self-study)은 학습자가 스스로 자율적, 독립적으로 학습목표를 성취할 수 있도록 하는 교육방법으로, 하나의 주제에 초점을 두어 관련된 지식과 정보를 학습할 때 효과적인 방법이다. 자율학습은 학습자의 학습을 위해 자습서, 학습지침서, 강의자료, 컴퓨터 프로그램 등의 형태로 제공되며, 교육자는 학습자가 학습목표를 인지하고 학습할 수 있도록 동기를 부여하는 촉진자 역할을 한다. 자율학습은 학습자에게 기술을 시범으로 보여주기 전에 단계적인 지침을 알려주기 위해 효과적인 방법이며, 교육자는 학습자의 지식과 기술의 차이를 고려하면서 한 가지 학습목표를 단계적으로 달성할 수 있도록 학습을 진행시켜야 한다. 또한 교육자는 한 번에 많은 정보를 제공하지 않으며, 학습은 단계별로 구분되어 학습자의 요구에 따라 구성된다. 정기적인 자가평가와 적절한 피드백을 통해 학습상황을 점검하고 다음 단계로 이동할 수 있도록 한다.

장점

- 학습자의 능력에 따른 교육이 가능하다.
- 학습자 스스로 자신의 요구에 따라 학습속도를 조절할 수 있다.
- 단계적 학습을 통해 학습을 활용하기 위한 기초를 다질 수 있다.

단점

- 학습자의 동기부여, 준비성 등 개인적 차이에 따른 개인별, 단계별 학습구분이 어렵다.
- 적절한 평가와 피드백이 이루어지지 않을 경우 교육효과가 떨어질 수 있다.

(5) OJT

OJT(On-the-Job Training)는 업무를 수행하는 동시에 이루어지는 교육훈련으로서 직장 내 교육 또는 현장교육이라고 한다. 이는 부하나 후배육성을 위해 실시하는 관리자의 관리활동으로, 관리자는 업무를 수행할 때 지휘 감독만 하는 것이 아니고 업무를 수행하는 과정에서 부하의 능력을 향상시킬 책임도 있다는 발상에서 비롯된 것이다. 직무 이외의 시간 또는 장소에서 이루어지는 직장 외 교육(Off the Job Training, Off-JT)과는 반대 개념으로, 직장 내 교육(On the Job Training, OJT) 흔히 OJT라고 줄여 부른다. OJT는 상사와 선배가 부하와 후배에게 1대 1이 되어 업무에 필요한 지식, 기능, 태도 등을 면대면(Man to Man) 형식으로 교육한다. 또한 OJT 교육은 개인의 능력수준에 맞추어 실무에 밀착한 것, 업무에 직결되는 것이어야 한다. 이를 위해서는 즉흥적이 아닌, 계획적 · 중점적 · 단계적으로 실행하는 것이 중요하다. 특히 몇몇 기업에서는 이전부터 OJT 방식을 통한 현장훈련교육을 중시하여 신입사원을 훈련시킬 때에도 입사 직후부터 본격적으로 업무에 배치시켜 OJT를 실시하는 경우가 많다.

2) 집단 보건교육 방법

(1) 강의

강의(lecture)는 전통적 교육방법으로 한 명의 보건교육자가 다수의 학습자나 보호자를 대상으로 건강과 관련된 다양한 정보나 사실을 언어와 비언어적 표현을 통하여 전달하는 교육자 중심의 교육방법이다. 이 교육방법은 많은 양의 지식을 한꺼번에 전달하기에 매우 적절하며, 학습자의 특별한 준비 없이도 교육이 이루어지는 편리한 방법이다. 최근에는 인터넷을 통한 대중적 강의가 활발히 진행되고 있으며 대표적인 예로 TED, K-MOOK 등이 있다.

장점

- 짧은 시간에 많은 학습자에게 많은 지식과 정보를 전달할 수 있다.
- 학습자가 특별한 준비를 하지 않아도 교육이 가능하다.
- 교육자의 능력에 따라 조직적이고 체계적으로 지식 전달이 가능하다.

단점

- 학습자 주도의 교육 참여도가 낮으므로 스스로 건강문제를 이해하고 해결하기 어렵다.
- 학습자 간의 학습능력 차이를 인정하고 교육을 수행할 수 없다.
- 일방적인 내용 전달을 통해 학습효과가 낮을 가능성이 크다.

전략

- 전달할 보건교육 주제에 따른 내용을 조직적이고 체계적으로 준비한다.
- 학습자나 보호자들의 학습효과를 높이기에 적절한 매체를 함께 사용한다.
- 학습자들이 적극적으로 참여하도록 질문을 많이 한다.
- 교육자는 언어나 말의 속도를 적절히 유지하여 학습자의 이해수준을 높이도록 한다.
- 너무 많은 사실과 내용을 전달하는 데 집중하지 않도록 한다.

(2) 시범

시범(demonstration)은 실제 활동을 함으로써 건강문제를 해결하거나 확인하는 교육방법으로, 학습목표에 도달하기 어려운 건강 관련 기술을 습득하고자 할 때 교육자가 이론적으로 설명하고 바람직한 건강문제 해결 기술을 행동으로 보여주는 복합적 방법이다.

이 교육방법은 학습자의 건강문제에 대한 이해도를 높이고 동기를 유발하며 주의집중을 용이하게 하여 매우 효과적이나, 학습자의 요구나 건강문제에 따라 철저한 사전 준비가 요구되는 교육방법이다.

장점

- 학습자의 건강문제 해결에 대한 동기 조성과 주의집중이 쉽다.
- 학습자는 교육자의 문제해결 방법을 따라해 봄으로써 학습목표에 쉽게 도달한다.

단점

- 교육자의 과거 건강문제 해결 경험이 문제해결 및 교육효과에 여러 가지 영향을 미친다.

- 교육자와 학습자 간에 밀접한 상호작용이 이루어져야 하므로 다수를 대상으로 하기 어렵다.
- 교육시간이 오래 걸린다.
- 실습교육을 위한 다양하고 적절한 교육자료, 다양한 학습 환경 등이 요구된다.

전략

- 교육자가 교육 실시 전에 교육 절차와 내용을 충분히 연습하여 익숙하게 시범한다.
- 교육내용에 대해 충분히 검토하여 건강문제 해결 전문가가 되어야 한다.
- 교육환경(실습자료, 교육자료, 시청각 매체)을 완벽히 갖추고 매체의 작동 여부를 사전에 검토하도록 한다.
- 시범을 보일 때에는 긍정적 접근법(~하세요)을 사용한다.
- 모든 학생이 시범해 볼 수 있는 기회를 가져야 한다.
- 시범을 마친 학습자에게는 피드백을 주어 정확한 문제해결 내용과 절차를 확인시킨다.
- 시범에 대한 토론을 실시하여 장 · 단점, 수정사항에 대해 재고하도록 한다.
- 피드백을 통해 수정하도록 지시된 내용은 남아서 다시 연습할 기회를 주도록 한다.

(3) 토의 · 토론

여러 명의 학습자나 보호자들이 서로의 의견이나 정보들을 교환하면서, 건강문제를 확인하고 해결방안을 찾아서 문제를 해결하는 방법으로, 교육 학습자들이 토의에 참여하고 협동하여 자신들의 건강문제를 해결해 나가는 학습자 중심의 교육방법이다.

학습자들은 자신의 복잡하고 어려운 건강문제를 정확히 알게 되고, 건강문제 해결과정을 찾아내고 문제의 쟁점을 파악할 수 있게 된다. 따라서 이 교육과정 동안 학습자들은 적극적으로 토론함으로써 피드백을 받고 정서적으로 유대관계를 맺으며 협동의식을 갖게 된다. 한편 교육자는 학습자들의 의견교환과 문제 직면을 위한 과정에서 교육목적 · 목표와 관련없는 토의 · 토론이나 정보교환이 이루어질 때 적절히 개입함으로써 토의 · 토론 흐름을 조절하여 교육의 효과를 높인다. 소수 의견이 지배적일 때는 집단의 의견이 한쪽으로 치우칠 수 있기 때문에 타당한 의견교환이 되도록 개입하여 교육목표에 도달하도록 조절한다.

토의 · 토론이 목적을 달성하기 위해서는 철저한 사전준비가 필요하며, 일정한 규칙과 단계에 따라 진행되도록 해야 하며, 참여자들이 개방적이고 민주적인 태도를 가지고 있어야 한다. 토의 · 토론의 유형은 집단토의, 분임토의, 피시볼토의, 포럼, 배심토의, 심포지엄, 브레인스토밍이 있다.

① 집단토의

집단 내의 참가자들이 어떤 특정 주제에 대해 자유로운 입장에서 상호 의견을 교환하면서 결론을 내리는 대화식 방법으로 보건교육에서 광범위하게 사용되고 있다. 효과적인 토론을 위해서는 참가자 모두가 토론의 목적을 이해하고 토론을 시작해야하며, 한두 사람에 의해 토론이 집중되지 않고 모든 학습자가 토론에 참여하도록 한다. 기록자와 사회자를 정해 토의하고 토의 내용을 기록하여 학습 자료로 사용하게 된다. 참가자들이 토의에 적극적으로 참여하여 의문을 제기하고 서로 생각을 나누고 논리를 분명히 하기 위해서는 참가자의 수는 10~15명 내외가 적당하다.

② 분임토의

분임(buzz)토의는 집단토론을 실시하기에 참여자가 너무 많아 토론하기 어려울 경우, 여러 명의 학습자들을 소그룹으로 편성하여 서로 의견을 교환하면서 학습하는 방법이다. 전체를 4~6개 그룹으로 나누어(6명씩 6분간: 6-6기법) 집단 내에서 토의하게 한다. 어느 정도 토의가 진행되면 다시 두 그룹을 한 그룹(6명+6명 = 12명)으로 묶어 토의를 진행하도록 하여, 최종적으로 전체 학습자가 모여 토론한 내용을 요약 · 정리하여 학습주제를 통합해 가는 토론식 교육방법이다. 이 교육방법은 집단토의에 비해 분임별 구성원 수가 적어서 소극적인 학습자가 자신의 의견을 자유스럽게 표현할 수 있고, 여러 개의 그룹에서 토론을 하므로 주어진 문제에 대해 다각적인 측면을 토론함으로써 여러 방면으로 문제해결 방안을 찾아낼 수 있다(그림 4-4).

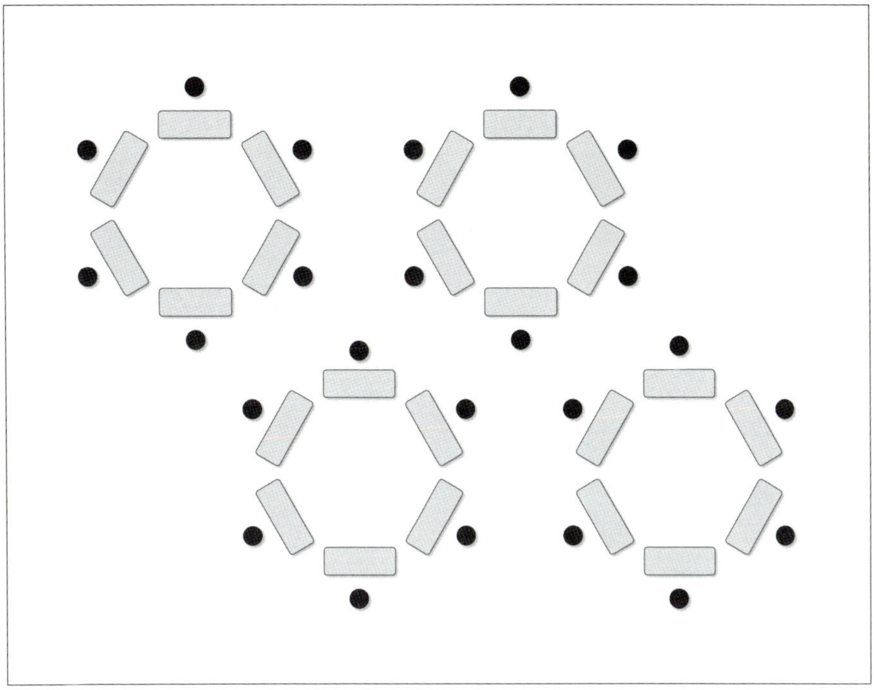

그림 4-4 분임토의 좌석배치

③ 피시볼 토의

피시볼(fish bowl) 토의는 어항을 밖에서 안을 들여다 볼 수 있는 것처럼, 바깥 집단이 안쪽 집단의 토의과정을 관찰하면서 학습하는 방법이다. 먼저 토의그룹(안쪽 집단)과 관찰그룹(바깥 집단)을 나누어 진행하고, 다시 이들의 자리와 역할을 서로 바꾸어 진행하게 한다(그림 4-5).

④ 포럼

포럼(forum)은 특정 주제의 전문가 1~3명이 10~20분 간 자신의 의견을 다수의 청중 앞에서 공개적으로 발표한 후, 사회자의 진행으로 청중이 직접 토의에 참여하여 질의응답을 진행하게 된다. 사회자는 발표시간을 적절히 조절하고, 청중의 질문을 유도하거나 불필요한 발언을 통제하는 역할을 담당한다(그림 4-6).

⑤ 패널토의(배심토의, 단상토의)

패널(panel)토의는 토의할 특정 문제에 대해 서로 다른 상반된 견해를 가진 4~6

명의 전문가(패널리스트)를 초청하여 다수의 일반 청중 앞에서 숙련된 사회자의 진행으로 토론한다. 패널토의는 약 15~45분간 진행되며, 각각의 패널리스트는 한 번에 2~3분간 자신의 의견을 발표한다. 학습자는 패널리스트들의 토론을 청취함으로써 특정 문제에 대해 전문적 내용을 알게 되고, 문제에 대한 해결방안을 찾아내는 교육방법이다. 이 교육과정 중 학습자는 사회자로부터 질문 기회를 받아 질의함으로써 패널리스트로부터 관련 주제에 대한 의견을 청취하여 학습하게 된다. 이때 패널리스트가 너무 전문적인 내용으로만 토론을 진행하면 자신들만의 토론으로 끝나게 되어 교육의 효과를 기대할 수 없다(그림 4-7).

장점

- 학습자가 자유롭게 자기 의견을 표현할 수 있다.
- 타인의 의견을 받아들일 수 있다.
- 학습자 간의 동료감을 증진시킬 수 있다.
- 민주적 태도를 형성할 수 있다.

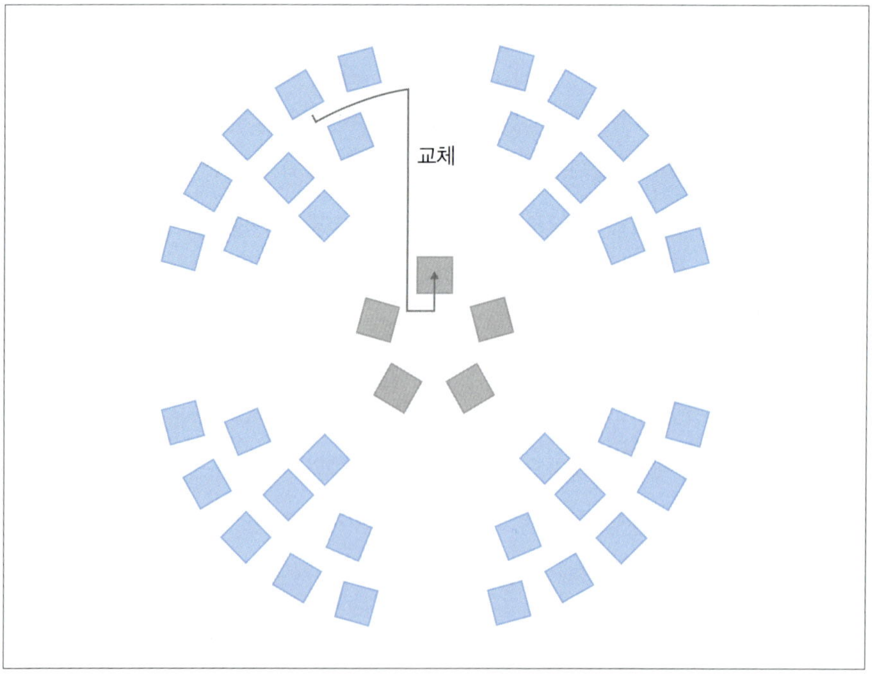

그림 4-5 피시볼 토의 좌석배치

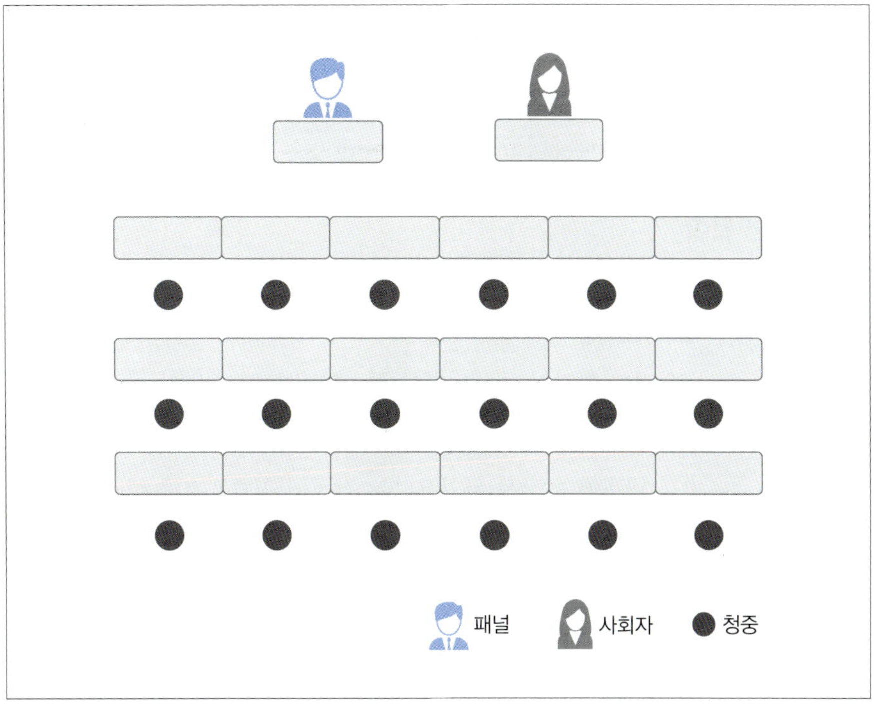

그림 4-6 포럼 좌석배치

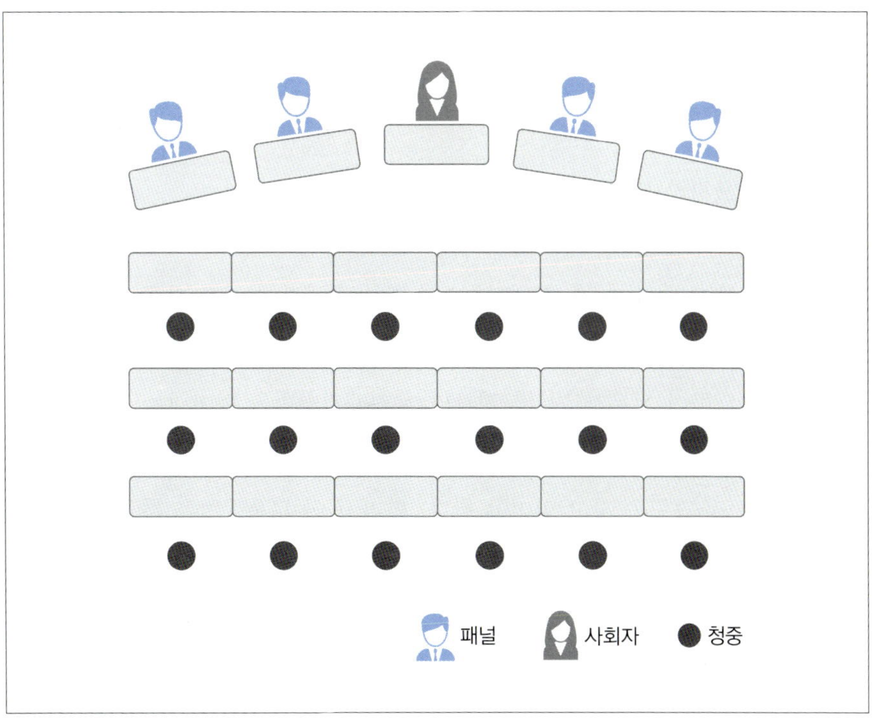

그림 4-7 배심토의 좌석배치

- 학습자들이 자발적으로 교육목표에 도달할 수 있다.
- 학습자의 창의성과 자발성을 육성할 수 있다.
- 대인관계 능력을 증진시킬 수 있다.

단점

- 교육 진행 중 예기치 않은 문제나 분위기가 발생한다.
- 많은 인원을 수용할 수 없다.
- 바람직한 의견이 무시되거나 경시될 가능성이 있다.
- 시간 소모가 많다.
- 발표 내용에 초점을 두기보다는 감정에 집중될 가능성이 있다.

전략

- 교육자는 한두 사람에 의해 토론이 지배되지 않고 구성원 전원이 발표할 수 있도록 조정한다.
- 교육자는 전체가 토의에 집중하고 주제에서 벗어나지 않도록 개입한다.
- 토론 중간 중간 학습목표를 분명히 하여 학습목표에서 벗어나지 않도록 지도한다.
- 질서의식을 배우고 민주시민의 의식을 높이도록 도와준다.
- 토론의 목적이 협동의식을 통한 건강문제 해결임을 주지시킨다.

⑥ 심포지엄

심포지엄(symposium)은 다른 의견을 가진 전문가 2~5명을 초청하여 특정 토의 주제에 대하여 10~15분 정도의 제한된 시간에 서로 다른 각도에서 의견을 발표한다. 전문가 발표 후 사회자를 중심으로 발표자와 청중 간에 의문점을 질의하고 응답하여 전문가로부터 정보나 문제해결방법을 얻어내는 교육방법이다. 심포지엄에 참여한 청중, 사회자, 발표자 모두 토의주제에 대한 전문적인 지식이나 정보 및 경험을 갖고 있어야 한다. 따라서 이 교육방법은 특정 주제를 보는 관점이 달라 논쟁의 여지가 있을 때 효과적이며, 하나의 주제를 다양한 측면에서 심도 있게 다룰 수 있어 문제해결 방법을 효과적으로 제시하는 데 바람직한 토론식 교육방법이 된다(그림 4-8).

장점

- 발표자 수만큼이나 다양하고 깊이 있는 지식과 경험을 얻을 수 있다.
- 발표내용이 다양하므로 지속적으로 집중할 수 있다.
- 교육환경에 따라 많은 수의 학습자나 가족이 참여할 수 있다.

단점

- 토론의 주제가 학습자나 가족의 건강문제와 다를 때는 도움이 되지 않는다.

전략

- 교육자, 피교육자 모두가 해당 건강문제에 대해 유사한 경험이 있어야 한다.
- 특정 건강문제에 대해서만 교육이 이루어지므로 교육자 수준으로만 교육을 전개하면 학습자나 보호자가 이해하지 못해 효과를 달성할 수 없으므로 이에 유의한다.

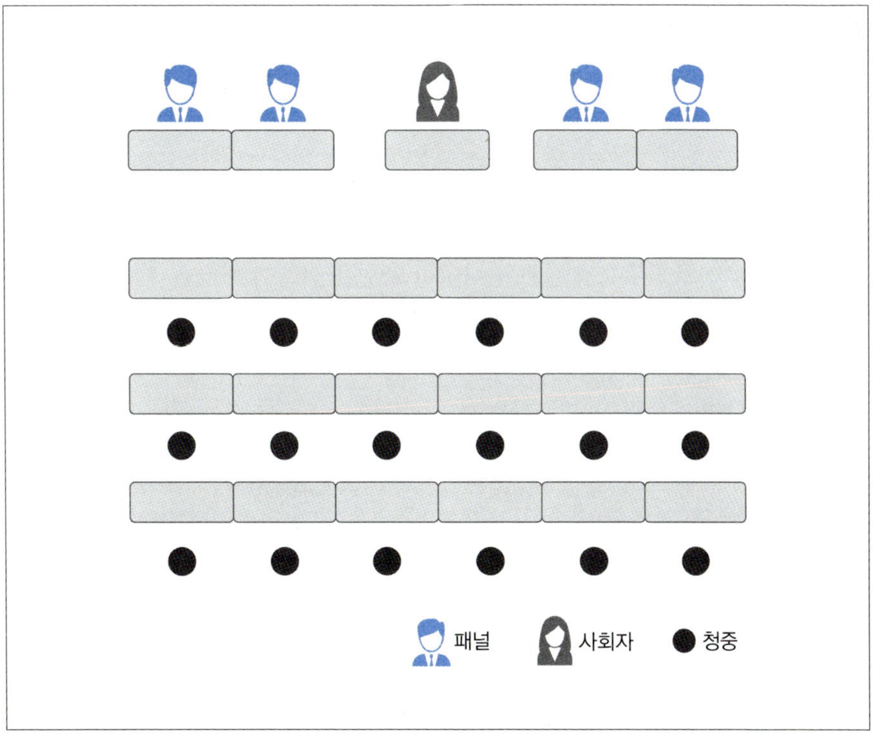

그림 4-8 심포지엄 좌석배치

⑦ 세미나

세미나(seminar)는 토론 구성원이 해당 주제에 관한 전문가나 연구자들로 구성된 소규모 집단으로, 주제 발표자가 먼저 발표를 하고 토론 참가자들이 이에 대해 토론을 하는 방법이다. 세미나를 실시하기 전 토론자들에게 발표해야 할 과제를 미리 알려 발표자는 주제 내용을 깊이 있게 준비하도록 하고, 원활한 진행을 위해 주최의 체계적이고 구체적인 계획과 준비가 필요하다. 따라서 세미나는 참가자들에게 해당 주제에 관한 전문적인 연수나 훈련 기회를 제공하는 데 목적이 있으므로, 참가자 전체가 해당 주제에 대하여 관련된 지식이나 정보를 심도있게 토의하기 위해 사전에 철저한 준비를 해야 하며, 보고서 형식의 간단한 자료들을 서로 교환할 수 있어야 교육적 효과를 높일 수 있다.

장점

- 참여자가 전문가이므로 주제에 대해 전문적인 정보 교류가 된다.

단점

- 전문지식이 없는 사람들은 주제 내용을 이해하기 어려우므로 일반인 대상의 보건교육 방법이 되기 어렵다.

전략

- 특정 주제에 관련된 다양한 측면을 다루어 다양한 학습자에게 도움이 될 수 있도록 노력한다.

⑧ 브레인스토밍

브레인스토밍(brainstorming)은 1950년 오스본이 제창한 창조성 개발을 위한 기법으로 '돌연한 정신착란' 또는 '돌연한 묘안'이라는 의미이다. 특정한 주제나 문제점에 대하여 학생들이 자신의 의견이나 아이디어를 자유롭게 제시하도록 하는 교수방법으로, 보통 6~7명의 그룹에서 다음 네 가지 원칙에 근거하여 실시한다.

- 자유분방한 아이디어나 의견을 낸다.
- 타인의 아이디어나 의견을 비판하지 않는다.
- 질보다 양을 추구하는 발상에서 다수의 아이디어와 의견을 낸다.
- 타인의 아이디어나 의견을 조합시켜 새로운 아이디어나 의견을 만든다.

장점

- 손쉽게 실행할 수 있는 방법이다.
- 거의 모든 경우에 적용할 수 있다.
- 다양한 아이디어를 얻을 수 있다.
- 참여자 능력 범위 안에서 뿐만 아니라 대안까지 생각하는 계기가 된다.
- 참가자들 사이의 상호자극과 창조성 신장을 위한 기회를 제공한다.

단점

- 다른 사람에게 의지하여 진지하게 생각하지 않는 참가자가 생길 수 있다.
- 리더에 따라서 브레인스토밍의 성과가 좌우될 수 있다.
- 타인 앞에서 발언을 잘하지 못하는 사람의 능력을 살리기 어렵다.

전략

- 비교적 성숙한 참여자들로 이루어진 집단에서 효과적으로 사용할 수 있다.
- 참여자가 주제에 관하여 자유롭게 이야기할 수 있어야 한다.

(4) 견학/현장학습

견학(field trip)은 학습자를 데리고 교육내용에 맞는 현장에 찾아가서 직접 관찰하며 배우는 교육방법으로, 학습자의 관찰과 주의에 따라 학습효과가 매우 다양하게 나타난다. 그러므로 학습목표와 교육내용에 대한 사전 설명을 통해 학습자의 학습활동에 대해 안내를 함으로써 학습효과를 높일 수 있다.

장점

- 학습자가 실제로 경험해야 할 내용을 현장에서 직접 관찰할 수 있다.
- 학습할 교육내용에 대해 더 많은 흥미를 유발시킬 수 있다.
- 견학 장소에서 본 내용에 대해서는 학습효과가 높아진다.

단점

- 사전 현장과의 협조가 필요하다.
- 견학 장소 선택에 어려움이 있다.
- 현장을 직접 찾아야 하는 시간적, 경제적 노력이 필요하다.
- 학습자가 관찰한 부분적인 내용을 전부라고 오해할 가능성이 있다.

전략

- 학습자의 수를 조절하여 질서를 지키도록 한다.
- 견학하기 전에 교육목적과 관찰할 내용에 대해 충분히 설명하여 학습효과를 높인다.
- 학습자가 관찰한 내용을 기록할 현장학습 기록장에 작성하고 발표한 다음, 부족하거나 잘못 관찰한 부분을 보건교육자가 보충 설명하여 학습효과를 증대시키도록 한다.
- 학습자의 현장 방문으로 현장에 불편을 주지 않도록 노력한다.

(5) 역할극

역할극(role play)은 학습자나 보호자에게 자신들의 건강문제나 해결방안에 대한 상황을 직접 연기하게 함으로써 학습자들이 스스로의 문제에 좀 더 정확한 인식을 갖고 바람직한 방향으로 문제를 해결하도록 돕는 교육방법이다.

장점

- 자신들의 문제를 직접 표현하므로 흥미가 생기고 동기유발이 쉽다.
- 문제의 상황과 해결방안을 좀 더 객관적으로 이해한다.
- 객관적인 관점에서 자신의 문제를 생각해 볼 기회를 가진다.
- 연기를 통해 자신의 건강문제를 이해하고 타인 입장에서 의사소통하는 방법을 배울 수 있다.

단점

- 역할극을 준비할 때 가급적 같은 건강문제 상황이 재현될 수 있도록 많은 시간과 노력이 필요하다.
- 학습자와 같은 건강문제에 맞는 극중 상황을 만들어 내기가 어렵다.
- 역할극을 수행하는 타인이나 환경이 학습자의 건강문제 상황과 차이가 있을 때 학습자에게 기대하는 교육효과를 가져올 수 없다.
- 예기치 않은 역할극의 진행으로 학습자가 감당하기 어려운 상황을 불러올 수 있다.

전략

- 학습자의 특수한 상황이나 환경을 재현할 수 있도록 사전에 역할극 준비를 철저하게 한다.
- 역할극의 주제와 내용에 대해 연기할 학습자에게 정확하게 제시한다.
- 교육효과를 극대화하기 위해 학습자의 건강문제, 환경과 가급적 일치하도록 준비한다.
- 역할극 종료 후 학습자와 논의할 시간을 가짐으로써 해결해야 할 학습자의 문제와 해결방안을 찾아내도록 노력한다.

(6) 프로젝트 학습

프로젝트(project) 학습은 문제해결방법의 한 형태로 개인이나 소수 집단의 학습자에게 교육목표를 제시하고 교육지침을 알려줌으로써, 학습자 스스로가 학습내용을 수집하고 계획하여 교육내용을 찾아 자신들의 건강문제를 이해하고, 해결방안을 찾아내는 자기 주도형 교육방법이다. 프로젝트 학습은 학습자 중심의 능동적인 학습활동이지만 교육자는 학습자들이 학습활동을 수행하는 동안 수시로 점검하고, 학습자들이 도움을 필요로 할 때 언제든지 지원할 수 있어야 학습의 효과를 높일 수 있다.

장점

- 학습자 스스로가 교육의 주체가 되므로 자율성과 책임감을 높인다.
- 스스로 찾고자 하는 문제에 대한 인식과 해결방안을 찾고자 하는 동기가 유발된다.
- 자기 스스로 혹은 팀원과 함께 의사를 결정하고 문제를 해결하는 탐구 · 협동능력을 키운다.

단점

- 이 방법에 익숙하지 않은 학생에게는 시간 및 노력의 낭비를 초래한다.
- 학습자의 자신감을 감소시킬 수 있다.
- 세부적인 교육계획이 없으면 단계마다 학습목표 달성 정도를 측정하기 어렵다.

전략

- 학습자가 반드시 해결해야 할 교육주제를 선정하여 문제해결에 필요한 구체적이고 단계적인 자료수집, 계획, 해결방안과 관련하여 자기 주도적으로 학습할 기회를 제공한다.
- 학습과정을 단계별로 정확히 지시하여 학습자가 해야 할 수행 지침을 구체적이면서 정확히 제공한다.
- 각 단계별로 수행한 상황을 교육자와 함께 검토하여 바람직한 교육과정을 거치도록 지지한다.
- 학습계획과 평가계획을 세부적으로 구성하여 학습자의 요구가 있을 때 도움을 줄 수 있는 표준화된 과정과 지침들을 제시하도록 한다.
- 학습자가 자신의 문제점을 스스로 판단하도록 교육자가 직접적으로 의견을 제시하지 않고 지원자 역할에 충실하도록 노력한다.

(7) 문제해결학습/문제중심학습

문제해결학습(problem based learning, PBL)이란 학습자들에게 제시된 실제적인 문제를 협동적으로 해결하기 위해 학습자들이 공동으로 문제해결 방안을 논의한 후, 개별학습과 협동학습을 통해 공동의 해결안을 마련하는 과정에서 학습이 이루어지는 학습자 중심의 학습환경이자 모형이다. 문제해결학습은 실제사례를 만나는 것과 같은 가상의 시나리오를 체계적으로 구성하여 학생들에게 단계적으로 제공하면 학생들은 사례가 가지는 문제점을 스스로 발견하고, 그러한 문제를 해결하기 위한 과정을 찾아감으로써 유사한 사례에 대한 통합적인 문제해결능력을 함양하도록 하는 학습방법이다.

문제해결의 진행절차는 다음과 같다.

첫째, 문제인식 단계이다. 문제를 발견하고 인식하여 학습동기를 유발시키는 단계로 문제에 대한 충분한 설명이 필요하다.

둘째, 자료수집 단계이다. 발견되고 인식된 문제를 해결하기 위해 필요한 자료를 계획하여 조사하는 단계이다.

셋째, 해결방안 계획단계이다. 문제해결을 위해 방법을 계획하는 단계로 해결방법과 과정을 정하고 과제를 분담하는 것이 필요하다.

넷째, 실행단계이다. 계획한 것을 기초로 실제 문제해결 활동을 수행하는 단계이며 학습자의 주도 하에 자유로운 분위기에서 자율적으로 이루어진다. 교육자는 조언과 지원의 역할을 해야 한다.

다섯째, 평가단계이다. 문제해결을 위해 실행단계를 거친 후 종합적인 결과를 정리하여 발표하는 단계이며, 교육자는 문제해결의 과정과 결과를 평가하고 지속적인 발전이 있도록 격려한다.

장점

- 학생들의 학습동기 유발에 효과적이다.
- 실제적 상황을 통해 학습하므로 문제해결능력이 강화된다.
- 필요한 새로운 지식을 자율적으로 습득할 수 있는 능력이 함양된다.
- 환자에게 필요한 지식, 태도, 사고와 판단 및 의사소통 기술을 동시에 습득할 수 있다.
- 문제해결을 통해 지식을 학습하게 되고 단순 암기에 비해 학습의 능률이 오르며 지식을 융통성 있게 활용할 수 있다.

단점

- 교과과정의 기획과 문제설계가 복잡하다.
- 충분하고 다양한 학습매체가 준비되어야 한다.
- 소집단 토의를 위한 충분한 교실 확보가 필요하다.
- 교수자의 경우 학생교육에 많은 시간을 들여 사전교육과 준비가 필요하다.
- 학습자의 경우 반드시 습득해야 할 지식이나 수기를 빠뜨리거나 불필요한 것을 학습할 수도 있다.
- 문제가 해결될 때마다 개개인의 참여도와 성취도에 대한 학생 간 평가, 튜터에 의한 평가 등 형성평가가 이루어지므로 기말고사나 총괄평가에 대한 적절한 척도가 되지는 못한다.

(8) 시뮬레이션학습

모의상황(simulation)은 건강문제와 관련된 실제 사례가 희소하고 해결방안이 심각하여 현장실습이나 각종 교육방법으로 학습자들에게 경험시킬 수 없는 경우,

학습자의 건강문제나 해결방안을 가상 상황으로 만들어서 학습자나 보호자가 자신들의 문제와 거의 흡사한 가상 상황에 뛰어들어 건강문제를 스스로 해결해 보는 교육방법이다. 학습자에게는 실제와 가장 가까운 경험을 하게 하여 자신들의 건강문제를 반추하고 실제와 유사한 경험을 하게 하는 역동적 교육방법이다.

장점

- 학습자에게 흥미를 유발하고 학습 동기유발을 촉진시킨다.
- 역할 수행에 대해 만족감이 높다.
- 간호 및 대처방안에 대한 자신감을 높여준다.
- 윤리적 문제가 발생할 소지가 적다.
- 팀 훈련에 적합하다.

단점

- 모의상황을 조성하는 데 시간 · 노력 및 비용이 많이 든다.
- 학습자의 학습내용 이해 정도에 따라 단순한 이벤트성 교육이 될 가능성이 높다.
- 학습자의 진행 속도에 따라 시간 소모가 많다.

전략

- 구체적 건강문제로 모의상황이 구성되어 학습자가 세부 학습내용을 파악할 수 있는 능력을 가지도록 조절한다.
- 모의상황 중간에 교육자는 검토할 시간을 가짐으로써 학습자의 학습내용을 회환시켜 교육목표 도달 정도를 파악한다.
- 먼저 모의상황을 실시한 학습자에 의해 모의 건강문제가 다른 학습자에게 노출되어 교육과정 및 내용을 사전에 인지하지 않도록 실습을 마친 학습자들에게 보안을 유지하도록 지도한다.

(9) 스토리텔링

스토리텔링(storytelling)은 스토리(story)와 텔링(telling)의 합성어로 스토리는 학습할 내용을 담은 이야기이고, 텔링은 이야기를 학습자에게 전달하는 방법을 말한다. 사전적 의미로는 단어, 이미지, 소리를 통해 사건이나 이야기를 전달하는 것이다. 즉, 스토리텔링은 스토리를 통해서 글 또는 말로써 메시지를 전달하는 것으로 정의할 수 있다. 우리나라에서는 스토리텔링과 유사한 뜻으로 구연이라는 용어로 많이 쓰이는데, 이는 여러 사람 앞에 동화, 만담, 야담 등과 같이 일련의 사건들을 재미있게 줄거리를 만들어 글로써 전달하는 것이 아니라 말로써 의사를 전달하는 것을 뜻한다.

장점

- 스토리 형식으로 제공되므로 오래 기억된다.
- 관련된 학습을 수행함에 있어 집중력을 높이는데 효과적이다.
- 학습자에게 상상력과 창의성을 기르는 데 효과적이다.
- 학습자의 분석적인 사고능력과 문제해결 능력을 증진시킨다.

단점

- 순수한 정보만을 전달하는 서술방식에 비해 많은 시간이 걸린다.

(10) 실험

실험(experiment)은 학습주제에 대해 과학적인 방법을 통하여 학습함으로써 학습자의 주의집중과 흥미를 유발하며 실험과정을 통해 특정한 현상의 원리와 과정을 검증하고 이와 관련된 지식과의 연관성을 이끌어내는 것이다. 학습자의 학습주제에 대한 기본 지식과 참여가 중요하며 학습자의 참여를 통해 과학적 원리를 검증하고 기존 지식과의 연관성을 도출하므로 학습내용에 대한 이해를 높이는데 효과적이다.

장점

- 학습자의 흥미와 동기유발이 용이하다.
- 학습주제와 관련된 변화나 현상을 직접 관찰할 수 있다.
- 학습주제에 관한 과학적 원리를 명확히 가르칠 수 있다.

단점

- 실험을 위한 계획과 사전준비에 대한 노력이 요구된다.
- 시간이 많이 소모된다.

- 학습 분위기가 다소 산만해질 수 있다.
- 실험도구와 준비를 위한 비용이 필요하다.
- 안전사고가 발생할 위험이 있다.

(11) 블렌디드 러닝

블렌디드 러닝(blended learning)의 정의는 온 · 오프라인 교육의 혼합으로 보는 입장과 온 · 오프라인의 혼합을 넘어서 다양한 요소들의 혼합으로 보는 입장으로 크게 나눌 수 있다. 온 · 오프라인 교육의 혼합으로 보는 입장에서는 전통적인 수업 형태인 면대면으로 교사에 의해 이루어지는 수업에 전자형태의 수업이 보조로 진행되는 수업을 가리킨다. 즉, 혁신적 정보기술의 발전에 기초한 온라인학습과 상호작용적 참여를 동반하는 전통적인 학습과의 통합을 말한다. 온 · 오프라인의 혼합을 넘어서 다양한 요소들의 혼합으로 보는 입장에서는 학습자들의 학습 성과를 향상시키기 위해 두 가지 이상의 제시방식 또는 전달방식을 결합하여 학습에 활용하는 것을 의미한다.

장점

- 학습자가 자기주도적 학습을 촉진하고 다양한 학습요구에 부합한다.
- 다양한 형태의 상호작용이 이루어진다.
- 비용과 시간을 절감할 수 있다.

단점

- 전통적인 교수법을 온라인으로 옮겨놓은 것에 지나지 않는다.
- 상호작용의 적시성과 그 범위에 한계가 있다.
- 온라인 학습 활용에 있어 용이성에 한계가 있다.

(12) 사례연구

사례연구(case study)는 특정 학습주제를 학습자에게 전달하기 위해 기존의 여러 사례들을 이용하는 방법이다. 학습자는 사례를 수집, 비교, 분석하여 해결방안을 모색하거나 일반적인 원리를 파악하는 과정에서 새로운 지식을 습득하게 된다.

장점

- 학습자 중심의 활동이 많다.
- 문제해결 과정에서 분석적 사고력이 향상된다.
- 특정 문제 해결 방법에 다양한 해결방안이 있음을 알게 된다.

단점

- 교수자가 교수 지도경험이 부족한 경우 예기치 못한 결과를 야기할 수 있다.

(13) 플립 러닝

플립 러닝(flipped learning)은 '거꾸로 학습', '역전 학습', '역진행 수업 방식' '반전 학습' 등으로 해석된다. 이는 기존의 교육 방식을 바꾸어, 집에서 교사가 제작한 강의를 듣고 학교에서는 교사 및 학생들과 토론하면서 퀴즈, 프로젝트 활동, 토론 등을 통해 문제를 해결하는 교육방법이다.

장점

- 교수자와 학습자 간의 소통을 강화할 수 있다.
- 학업 성취도가 낮은 학생들에게 도움이 된다.
- 학생들 간의 실력과 편차를 감소시킬 수 있다.
- 수준별 학습이 가능하다.
- 동영상 강의로 반복 학습이 가능하다.
- 투명한 수업 운영이 가능하다.

단점

- 교수자와 학생의 수업 준비도의 비중이 크다.

(14) 건강캠페인

건강캠페인(health campaign)은 많은 사람들에게 건강관리에 필요한 지식과 기술을 향상시키기 위하여 집중적, 반복적인 과정을 통해 올바른 교육내용을 습득하도록 널리 알리는 교육방법이다. 캠페인은 수일에서 1개월까지 매우 다양하게 운영되며, 이때 사용될 수 있는 교육매체로는 포스터, 팸플릿, TV, 라디오 등을 활용할 수 있다.

장점

- 학교, 병원, 보건소, 산업장 등 지역사회 어디에서나 활용 가능하다.
- 비교적 단기간 동안 건강에 관련된 지식과 기술을 증진시킬 수 있다.

단점

- 캠페인이 종료된 후에는 건강에 대한 관심이 감소되어 지속적인 관리가 요구된다.

(15) 건강전시회

건강전시회(health exhibition)는 특정 장소를 활용하여 일정한 기간 동안 건강관리 및 건강유지, 증진에 관한 내용들을 전시물로 비치한 후 관람을 통해 많은 사람들이 건강에 대한 관심을 가질 수 있도록 하는 보건교육 방법이다.

장점

- 학습자의 주의집중과 흥미유발이 용이하다.
- 교육에 필요한 내용들을 핵심적인 요소만 다루므로 대상자의 이해도를 높일 수 있다.

단점

- 전시 장소를 선정하는데 어려움이 있다.
- 전달하고자 하는 정보를 자주 교체하여 전시해야 교육 효과를 높일 수 있다.

3) 기타 보건교육 방법

(1) 프로그램학습/컴퓨터 보조학습

프로그램(program)학습은 학습자 스스로가 학습을 진행할 수 있도록 사전에 전문가에 의해 고안되고 개발된 자료를 가지고 학습하는 교육방법으로 미리 제작된 소책자 등을 매체로 학습하는 것을 말한다. 컴퓨터 보조학습(Computer Assistant Instruction, CAI)은 컴퓨터를 교육 보조매체로 활용하는 경우를 말하며, 학습자에게 컴퓨터가 학습내용을 제시하고 피드백을 주며 학습이 일어나도록 유도하는 역할을 한다. 컴퓨터 보조학습의 유형에는 개인교수형, 반복연습형, 모의실험형, 게임형 등이 있다. 이 두 가지 교육방법은 1단계부터 시작하여 단계를 완성하면 다음 단계로 진행하며, 사전 경험이 충분한 교육자가 계획, 구성하고 교육효과를 최대한 고려하여 제작한 매우 논리적이며, 체계적으로 운영되는 교육방법이다.

장점

- 학습자의 학습속도와 수준에 맞게 선택할 수 있다.
- 학습부진아 또는 우수학생의 특별지도에 활용될 수 있으며, 학습자들의 흥미, 동기유발에 효과적이다.
- 프로그램 진행단계마다 학습자의 학습능력이 평가되어 계속 진행 혹은 반복학습으로 회환 가능하다.
- 학습자의 성취에 대해 진단과 평가를 함으로써, 단계별로 학습자의 요구에 맞는 교육 진행이 가능하다.

단점

- 계획된 프로그램 이외의 다른 내용을 학습할 수 없다.
- 학습을 위한 프로그램 준비, 컴퓨터 파일다운 등을 사전에 준비해야만 한다.
- 학습자가 프로그램이나 컴퓨터를 다루는 기술이 있어야만 가능하다.
- 컴퓨터와 자신의 문제에만 관심을 갖게 되어 사회적 관계가 결여되기 쉽다.

(2) e-러닝

e-러닝(electronic learning)에서 e는 'electronic'의 줄인 말로서 컴퓨터에 의해 제공되는 가상공간에서 정보 · 통신기술을 활용, 시간과 공간을 초월하여 대상자의 수준에 맞는 학습을 가능하게 하는 정보기술과 학습의 조합인 온라인 교육체제를 말한다. e-러닝에 대해 관심을 갖게 된 것은 학교 교육에 있어 'EBS 수능강의'를 인터넷 서비스로 제공하면서였다.

장점

- 기존의 오프라인 교육에 비해 비용효과성이 있다.
- 학습자가 원하는 때에 언제든지 학습활동을 수행할 수 있다.
- 학습자 개개인의 수준, 학습속도 등을 고려한 개별학습이 가능하다.
- 인터넷이 연결되는 곳이면 국내 · 외 어디에서나 용이하게 학습할 수 있다.

- 학습자와 교수자, 학습자와 학습자, 학습자와 학습콘텐츠, 학습자와 운영자 간의 다양한 상호작용이 가능하다.

단점

- 인터넷이 없는 곳에서는 사용이 불가능하다.
- 학습자의 인터넷 사용능력이 없으면 학습이 불가능하다.
- 학습자의 학습에 대한 요구와 동기가 없으면 학습이 불가능하다.

(3) m-러닝

m-러닝(mobile learning)은 전자매체 중 모바일 환경에서 구현되는 휴대폰이나 개인 휴대용 단말기(personal digital assistant, PDA) 등과 같은 통신매체로 이루어지는 학습을 말한다. 언제 어디서나 학습이 가능한 m-러닝은 e-러닝의 특수한 학습형태라 할 수 있다.

장점

- 개인 휴대용 단말기를 통해 편리하게 접속이 가능하다.
- 학습형태를 문자, 그림, 음성, 동영상 등으로 다양하게 선택할 수 있다.
- 시간과 공간을 초월함은 물론 이동 가능성(movability)을 갖추고 있어 편리하다.

단점

- e-러닝의 단점과 거의 동일하다.

(4) u-러닝

u-러닝(ubiquitous learning)은 교육과 관련된 물리적 공간의 관련기관과 사물들을 지능화하고 이들을 연결시켜 학습자가 언제 어디서나 교육내용에 상관없이 교육용 디지털 단말기를 통해 학습정보에 접근하여 필요한 학습을 할 수 있는 학습체제를 말한다.

장점

- 즉각적인 평가와 피드백을 주고받을 수 있다.

표 4-1 e-러닝, m-러닝, u-러닝

수업방법	e-러닝	m-러닝	u-러닝
학습공간	안정된 물리적 공간에 위치한 가상공간에서 학습	물리적 공간에서 이동하면서 가상공간을 통하여 학습	물리적 공간에 내재되어 있는 가상공간을 의식하지 않으면서 일상적인 물리적 공간에서 하는 학습
학습활동	온라인과 오프라인에서 이루어지는 학습활동이 분리	온라인과 오프라인에서 이루어지는 학습활동이 여전히 분리	물리적 공간과 학습 공간에 존재하는 사람 모두에게 센서, 칩, 라벨 등을 지능화 통신망화하며 정보화 영역이 온라인, 오프라인으로 통합된 학습활동
학습발생 시점	접속하고 있을 때: 학습공간과 일상생활 분리	접속하고 있을 때: 학습공간과 일상생활 분리	생활하고 있을 때: 학습과 일상생활의 통합
학습매체	PC 단말기 기반, PC의 통신망 기반	PDA 모바일 전화기, 태블릿 PC, 물리적으로 이동하면서 사용 가능한 모바일 장비	입거나 들고 다니는 컴퓨터, 다양한 차세대 휴대장비와 휴대장비 통신망 기반
주요 기술	인터넷, 유선통신망, 웹기술 활용	무선인터넷 활용	무선인터넷, 웹 현실화 기술 활용

출처: 보건교육학, 현문사, 안양희 외

- 언제 어디서든 정보를 공유할 수 있고 의사소통이 가능하다.
- 학습에 필요한 자료를 현장에서 다양한 자료를 수집할 수 있다
- U-러닝 기기를 활용하여 현장에서 즉각적으로 자료를 분석할 수 있다.

단점

- e-러닝의 단점과 거의 동일하다.

3절 보건교육 매체

1. 보건교육 매체의 이해

매체(media)는 둘 사이의 정보를 전달하는 매개물로 교육매체란 교육을 돕는 매개물, 즉 보건교육 실시현장에서 학습내용을 전달하기 위해 사용되는 모든 것을 의미한다.

넓은 의미의 교육매체는 교육활동에 사용되는 교재와 시청각 기자재, 물적 · 인적 자원, 학습환경, 시설 등 모든 것을 뜻하며, 좁은 의미의 교육매체는 교육내용을 보충하는 보조자료, 즉 교재, 시청각 기자재 등을 의미한다.

1) 매체 활용의 중요성

인간은 읽은 것은 10%, 들은 것은 20%, 본 것은 30%, 듣고 본 것은 50%, 말한 것은 70%, 우리가 말하고 행동한 것은 90%를 기억한다고 한다. IBM 컨설턴트 David A. Peoples는 그의 저서 『프레젠테이션 플러스(Presentation Plus)』에서 사람들은 75%는 보는 것에서, 13%는 듣는 것에서, 나머지 12%는 냄새, 맛, 촉감을 통하여 사물을 인식한다고 하였다. 그리고 그림은 말보다 세 배의 효과가 있으며, 말과 그림을 같이 소개하면 말로만 하는 것보다 여섯 배의 효과가 있다고 하였다. 따라서 교육매체 활용 시 시청각적 자극을 통해 스스로 경험할 수 있는 매체를 선정하여 교육을 실시할 때 학습자들의 학습효과는 증가될 수 있으므로 교육매체의 중요성이 더 강조될 수 있다.

2) 교육매체 선정에 영향을 미치는 요인

학습효과를 증진시키기 위한 매체의 선정은 학습목표, 매체의 특성, 학습자의 특성, 교육자의 매체 활용능력, 물리적 환경 등에 따라 달라진다.

(1) 학습목표

교육을 통해 학습자에게 전달할 교육내용으로 지식의 구조, 기본개념, 일반원리와 관련된 학습목표를 다룰 때와 건강습관을 변화시키는 학습목표를 다룰 때의 교육매체는 분명히 달라진다. 즉, 사진이나 그림으로 전달할 학습목표와 동영상이나 동작적 영상을 통한 전후 관련성을 설명할 학습목표일 때의 매체는 다를 것이다. 그러므로 학습목표는 매체를 선정하는 하나의 주요 요인이 된다.

(2) 매체의 특성

매체는 제공하는 정보의 형태에 따라 비투사 매체, 투사 매체, 청각적 매체, 시청각적 매체, 컴퓨터 기반 매체로 구분할 수 있다. 그러므로 학습내용에 청각적 요소가 포함되어 있다면 매체 중에서도 청각적 자극을 줄 수 있는 매체를 통한 교육내용전달이 이루어져야 할 것이므로 매체의 특성은 매체 선정의 주요 요인이라 할 수 있다.

(3) 학습자의 특성

학습자의 발달단계, 동기화 수준, 학습자의 학습경험 등은 매체를 통한 학습내용전달에 있어 매우 주요한 요소가 되며, 매체 선정에도 주요한 요인이 될 수 있다.

(4) 교육자의 매체활용 능력

보건교육자의 교육내용 전달을 위한 교육매체 활용 능력은 매체 선정에 주요 요인으로 작용한다. 교육자 스스로 기계적 장치에 대한 인식이 없을 경우 교구 선정에 대한 개념조차 가지고 있지 않을 것이며, 교육자가 익숙한 교구는 자주 매체로 선정될 수 있기 때문이다.

(5) 물리적 환경

보건교육이 이루어지는 장소의 물리적 환경 속에 각종 교육을 위한 매체들이 준비되어 있다면 다수의 교육자는 그 교구를 활용하여 교육내용을 전달하려고 노력할 것이며, 교육 환경 속에 교육내용을 전할 어떠한 교구도 포함되어 있지 않을 경우 교육자는 스스로 매체 선정을 포기할 수도 있기 때문에 교육을 위한 물리적 환경 또한 매체 선정의 주요 요인이 된다.

2. 보건교육 매체의 분류

1) 정보의 형태에 따른 분류

교육매체가 전달하는 정보의 형태에 따라 표 4-2에서 보는 바와 같이 시각 매체(비투사 매체, 투사 매체), 청각 매체, 시청각 매체, 컴퓨터 활용 매체로 구분할 수 있다.

2) 구체성과 추상성에 따른 분류

(1) 교육과정 시각화 이론

호반(Hoban)은 교육의 목적을 인간경험의 일반화로 보고, 교육과정을 구체적인 경험과 추상적인 언어로 시각화하면 경험을 일반화시킬 수 있다고 하였다. 교육매체의 기준을 구체성과 추상성으로 구분하여 가장 구체적인 매체에서 추상적인 매체를 순서대로 나열하였다(그림 4-9).

(2) 경험의 원추이론

데일(Dale)은 교육매체를 구체성과 추상성을 기준으로 분류하여 경험의 원추(core of expreience)를 개발하였다. 경험의 원추에서 위로 올라갈수록 매체의 추상성은 증대되고 짧은 시간에 보다 많은 정보를 압축할 수 있다. 학습자들이

표 4-2 교육매체의 분류

분류		종류
시각 매체	비투사 매체	실물, 표본, 모형, 그림, 디오라마, 차트, 사진, 그래프, 포스터, 게시판, 융판, 칠판, 괘도, 인쇄물 등
	투사 매체	필름스트립, 슬라이드, 영화, OHP, 실물화상기
청각 매체		카세트테이프, 녹음기, 레코드판, 오디오카드, 라디오, CD
시청각 매체		VCR, 영화, TV, 동영상
컴퓨터 활용 매체		멀티미디어, 양방향 TV, 상호작용 비디오, 인터넷

출처: 전국대학보건관리학교육협의회(2011). 보건교육사를 위한 보건교육학. 한미의학

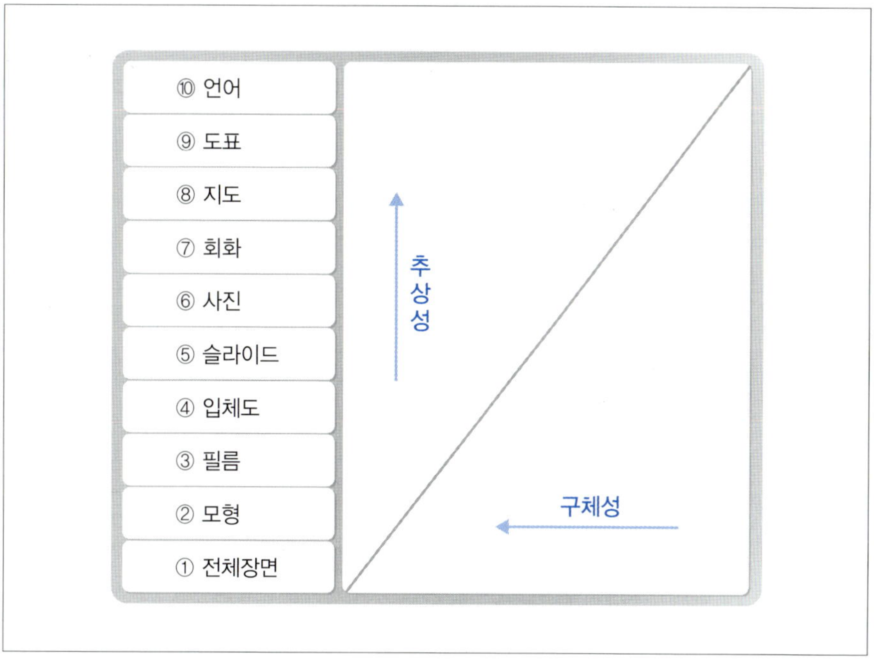
⑩ 언어
⑨ 도표
⑧ 지도
⑦ 회화
⑥ 사진
⑤ 슬라이드
④ 입체도
③ 필름
② 모형
① 전체장면
추상성
구체성

그림 4-9 교육과정 시각화 이론

직접 경험하는 행동적 경험, 시청각 매체를 통하여 간접 경험하는 시청각적 경험, 언어와 시각기호의 관찰과 사용을 통한 추상적 경험으로 나누어 설명하였다(그림 4-10).

(3) 표상이론

브루너(Bruner)는 어느 분야의 지식, 어떤 문제이든 학습자의 인지발달을 표현양식의 3단계인 작동적(enactive)-영상적(iconic)-상징적(symbolic) 표상으로 나타낼 수 있다고 하였다. 작동적 표상은 학습자가 직접 경험한 것이나 알고 있는 사실을 적절한 행동을 통해서 표상하는 것을 말하며, 영상적 표상은 학습자가 간접적인 그림이나 영상 또는 모형을 사용하여 이해하는 것을 말한다. 상징적 표상은 학습자가 언어나 기호 등을 사용하여 추상적으로 이해하는 것이다. 브루너는 학습자에게 각각의 발달단계에 따른 특이한 지각 양식에 맞게 학습내용을 구조화시켜 표현하면 어떤 교과목이든지 효과적으로 가르칠 수 있다고 보았다. 학습자에게 과제를 제공할 때 실제경험에서 시작하여 영상적 표상, 상징적 표상으로 계열화시킬 때 학습은 더욱 촉진된다.

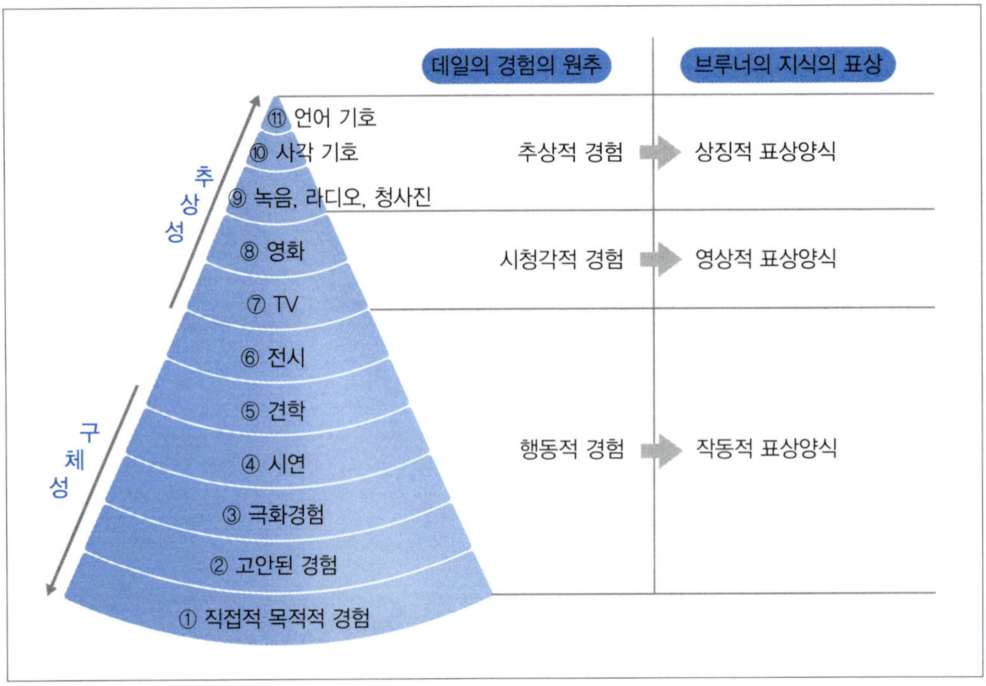

그림 4-10 경험의 원추이론

3. 보건교육 매체의 선정절차

교육매체를 효과적이고 체계적으로 활용할 수 있도록 도움을 주기 위한 절차적 모형으로서 ASSURE는 다음에 설명한 6단계 절차를 말한다.

1) 학습자 분석 Analyze learners

학습의 주체는 학습자이므로 학습자의 조건을 파악하는 것은 적절한 학습 방법 및 매체 선택에 필수적인 요소가 된다. 학습자 분석(analyze learners)에는 연령, 학력, 직업이나 지위, 사회. 문화, 경제적 요인과 같은 인구학적 특성과 새로운 학습에 앞서 학습자의 선수지식이나 태도, 기능과 같은 출발점 능력, 학습자의 환경에 대한 반응 등이 있다.

2) 목표 진술 State objectives

목표 진술(state objectives)은 학습자가 학습 후에 도달하게 될 상태나 지점을 가급적 구체적으로 진술하며 교육내용, 교수-학습전략 및 매체를 선정하는 지침을 제공한다. 목표 진술에는 행동을 나타내는 조건과 목표달성의 기준이 포함되어야 한다.

3) 교육방법, 매체 및 자료 선정 Select methods, media, and materials

교육목표를 달성하기 위한 내용과 그 내용을 효과적으로 전달할 수 있는 교육방법, 매체를 결정하는 단계(select methods, media and materials)이다. 학습자에 대한 분석결과와 목표를 토대로 기존의 자료를 그대로 이용할 것인지, 수정 및 보완할 것인지, 아니면 새롭게 개발할 것인지 결정하여 실행한다.

4) 매체와 자료 활용 Utilize media and materials

매체와 자료를 어떻게 활용할 것(utilize media and materials)인지에 대해 계획을 세우는 단계이다. 또한 수업에 앞서 제시할 자료를 점검하고 내용과 순서 등을 정하여 연습한다. 교육매체와 자료의 효과적인 활용은 매우 중요하며 교육매체의 효과를 높이는 전략은 다음과 같다.

- 자료에 대한 사전 검토(Preview the materials)
- 자료 준비(Prepare the materials)
- 환경 준비(Prepare the environment)
- 학습자 준비(Prepare the learners)
- 학습경험 제공(Provide the learning experience)

5) 학습자의 참여 유도 Require leaner participation

학습자가 수동적인 자세에서는 학습동기가 유발되기 어려우므로 적절한 피드백을 통해서 학습자의 수업참여의 기회를 높이도록 한다.

6) 평가와 수정 Evaluate and revise

수업 후 학습자의 성취도, 수업방법과 교육 매체의 효과, 자료의 적절성 등을 평가하는 단계이다. 교육자의 의도와 평가결과 간에 차이가 있다면 다음 수업을 위해 이를 고려하여 수정 계획을 준비한다. 즉, 평가와 수정은 마지막 단계가 아니라 다음 수업을 위한 시작점이 되는 단계이다.

4. 보건교육 매체의 종류

1) 시각매체

(1) 실물

교육자가 교육내용을 전달하기 위해 교육내용에 해당하는 실제 상황, 실제 도구나 기구를 직접 활용할 때의 물건이나 도구를 의미한다. 예를 들어 수술 후에 폐기능을 증가시키기 위한 수술 전 환자교육에서 호흡법을 익히게 할 때 수술 후 상황에 활용하는 실물인 호흡기를 직접 사용하면 교육효과는 매우 증진될 것이다.

장점

- 학습자가 실제로 사용해야 할 물건이나 도구이므로 학습자의 흥미유발 및 동기유발이 잘 된다.
- 쉽게 학습목표에 도달할 수 있어 학습효과가 높다.
- 교육 후 교육내용을 실제 상황에 즉각적으로 활용할 수 있다.

단점

- 교육내용을 전달할 실제 물건이나 도구를 구입하기가 어렵다.
- 실물은 종류에 따라 보관이 어렵고 파손될 가능성이 높다.
- 실물의 크기에 따라 학습자 수가 제한될 수 있다.

(2) 모형

실물을 구하기 어렵거나 실물에서 구체적 내용을 전달하기 어려울 때, 실물과 동일하거나 구체적 부분을 세부화하여 유사물 상태로 크거나 작게 만들어서 크기를 조절할 수 있으며 분해나 조립할 수 있게 만들어 편리하게 사용하는 매체이다.

장점

- 실물과 차이가 나지 않게 만들어 동일한 교육효과를 가진다.
- 학습자가 익숙해질 때까지 분해, 조립하여 학습효과를 높일 수 있다.
- 크기를 조절하여 실제 상황에서는 볼 수 없던 부분까지 내용을 전달할 수 있다.
- 여러 개를 제작하여 많은 학습자에게 한꺼번에 교육할 수 있다.

단점

- 모형의 가격이 대체로 비싸다.
- 크기에 따라 학습자 수가 제한될 수 있다.
- 모형이라는 선입견으로 학습 태도에 차이가 나타날 수 있다.

(3) 칠판

교육 현장에서 전통적으로 가장 많이 활용해 왔으며 주로 평면화된 자료를 전달하기 위해 사용하는 교육매체이다. 오늘날에는 자력을 활용하여 사진이나 그림을 자석으로 붙이기도 하고, 컴퓨터를 활용한 전자칠판으로 개선되어 시각적 매체를 칠판에 투사하여 터치하거나 동영상을 투사하는 등 매우 다양하게 개발되어 효과적으로 활용할 수 있는 매체이다.

장점

- 교육자가 의도하는 대로 각종 시각적 정보를 자유자재로 전달할 수 있다.
- 교육 진행 중 상하, 좌우에 설치된 칠판을 이동시켜 가면서 사용하므로 학습자들의 집중을 끌어낼 수 있다.
- 반복해서 지우고 쓸 수 있다.
- 유지 · 관리 비용이 적게 들어 경제적이다.

단점

- 교육자가 뒤돌아서서 판서하게 되므로 학습자들의 주의집중이 흐트러질 수 있다.

- 면적이 한정적이라 지우고 쓰는 데 시간적 제한이 있다.
- 분필 혹은 보드마커에 의한 공기오염 문제가 있다.
- 평면적 표현이므로 입체적 표현이 어렵다.
- 교육자가 주의해서 글씨 쓰지 않으면 학습자가 이해하기 어렵다.

(4) 포스터

큰 종이에 전달할 학습내용을 요약 · 정리한 글이나 그림으로 표현한 것으로, 보는 순간 상징화된 내용이 쉽게 전달되도록 만들어진 매체이다.

장점

- 학습내용 중 강조하고자 하는 내용을 상징적으로 표현할 수 있다.
- 간단 · 명료하게 학습내용을 전달할 수 있다.
- 여러 장을 만들어서 한 번에 많은 학습자에게 학습내용을 전달할 수 있다.

단점

- 복잡한 교육내용을 제한된 종이에 모두 담기 어렵다.
- 제한된 수의 포스터로 교육내용을 모두 전달하기는 어렵다.
- 한두 장의 포스터로 지속적 주의 집중이 어렵다.

(5) 차트

차트는 칠판과 포스터의 장점을 합한 것으로 표현하기 복잡한 진행과정이나 상호관계에 대한 내용 등을 선이나 기호를 이용하여 보여줌으로써 학습자들에게 이해를 쉽게 전달되도록 만들어진 매체이다. 차트는 학습내용을 수업 전에 미리 만들어 준비해 놓을 수도 있고, 수업시작 시 빈 종이로 시작하여 수업진행과 함께 수업내용을 빈 공간에 채워나갈 수도 있다.

장점

- 제작 비용이 저렴하다.
- 제작이 쉽고 이동이 간편하여 어디서든 사용할 수 있다.
- 다양한 기법을 활용하여 제작이 가능하므로 학습자의 흥미유발과 주의집중에 효과적이다.

단점

- 많은 내용을 한꺼번에 다룰 수 없다.
- 종이인 경우 보관과 장시간 사용이 어렵다.
- 평면적이고 정적이라 장시간 사용 시 주의 집중이 어렵다.

(6) 융판

융(cotton frannel)이란 천을 붙여 만들었으며, 학습자에게 전달할 학습내용을 글자나 그림으로 만들어, 표면이 거친 융판에 붙이거나 제거하면서 학습목표를 전달하는 시각적 매체이다. 다채로운 그림이나 상징화된 모습들을 만들어 붙일 수 있어 학습자들에게 흥미롭게 학습내용을 전달한다.

장점

- 학습내용을 다양한 색깔이나 모양으로 만들어서 교육하므로 흥미롭다.
- 학습내용에 해당하는 학습자료를 붙이거나 제거하게 하여 학습자의 주의집중에 도움이 되고 스스로 참여하게 하여 학습효과를 높일 수 있다.
- 반복 사용 가능하다.
- 학습자의 학습 속도에 맞춰서 학습할 수 있다.

단점

- 학습자료를 만드는 데 시간이 오래 걸린다.
- 학습자료를 만드는 기술이 요구된다.
- 상세하거나 복잡한 사실을 설명하기에 부적합하다.

(7) 게시판

사람들이 많이 다니는 곳 주변에 설치하여 사용하거나, 실내 · 외 한쪽에 고정하여 필요한 교육자료를 붙여 내용을 전달하는 매체로, 전달하고자 하는 내용에 대한 간단명료한 정보들을 게시하여 학습에 도움을 준다. 내용을 너무 오래 게시하면 학습자들의 관심을 받을 수 없으므로 일주일 정도 게시한 후 며칠간의 여유를 둔 다음, 다른 학습내용으로 교환한다. 게시물은 색상, 모양, 디자인이 매력적일 때 학습자들의 관심을 끌 수 있다.

장점

- 자연스럽게 게시해 두어도 관심 있는 사람에게 지속적으로 교육이 이루어진다.
- 색상이나 디자인, 게시 방법에 따라 학습자의 주의 집중이 달라져 교육효과를 높일 수 있다.
- 특별히 교육자의 설명이 없어도 교육이 가능하다.
- 불특정 다수에게 교육이 가능하다.

단점

- 학습자들이 학습목표에 도달했는지 확인할 수가 없다
- 학습내용이나 학습과정이 복잡한 내용에는 부적합하다.
- 그림이나 문자, 상징화된 디자인으로 학습내용을 전달하는 데 제한이 있다.

(8) 사진 · 그림

실제 다루어야 할 학습내용을 사전에 찍은 사진이나 다른 책자, 신문 등 관련 자료로부터 수집한 그림으로 전달한다. 교육자는 평소 자신이 수행할 보건교육에 교육적 의미가 있는 사진이나 그림을 보관해서 필요 시 활용해보면 교육효과를 높일 수 있다.

장점

- 실물이나 상징적 그림을 통해 건강문제가 나타내는 현상을 예측할 수 있다.
- 학습자의 성숙 수준이 실물로는 학습효과를 최고로 표현할 수 없을 때 활용할 수 있다.
- 구체적인 사실이 자극적일 때 자극을 줄여가면서 학습할 수 있다.

단점

- 자료가 2차원(평면)적이어서 입체적 양상에 대한 설명이 부족하다.
- 사진과 그림의 크기에 따라 학습자의 수를 제한한다.
- 사진이나 그림이 학습내용을 충분히 설명하지 못할 수도 있다.

(9) 리플릿/팸플릿/소책자

한 장(리플릿) 혹은 여러 장(팸플릿) 혹은 작은 책자 모양(소책자)으로 구성하여 학습내용을 짧게 요약해서 전달하며, 한꺼번에 많은 양을 찍어 다수의 학습자에게 전달하여 학습하게 하는 매체이다.

장점

- 학습자가 읽고 싶은 내용을 간단명료하게 요약하여 내용을 전달할 수 있다.
- 학습자의 학습 속도에 맞게 교육을 진행할 수 있다.
- 학습자가 소지하기만 하면 시간과 장소에 관계없이 교육할 수 있다.
- 면수에 따라 적은 양의 학습내용에서 많은 양의 학습내용도 다룰 수 있다.

단점

- 제작기술이 필요하다.
- 학습내용을 간단명료하게 전달할 고안이나 디자인 기술이 요구된다.
- 교육효과를 즉각적으로 확인하기 어렵다.

(10) 실물화상기

자료 제시대 위에 실물(표, 그림, 사진, 실물 등)을 올려놓아 확대하거나 축소하여 스크린에 상(image)를 맺히게 한 후 교육시키는 시각적 매체이다. 최근 컴퓨터와 연계된 프로젝터를 활용함으로써 매우 효과적으로 학습하도록 고안된 편리한 매체이다.

장점

- 사전에 교육 자료를 별도로 준비할 필요 없이 즉석에서 요구되는 학습자료를 투사하여 사용할 수 있다.
- 실물 그대로의 모습을 투사하여 학습효과를 높일 수 있다.

단점

- 자료가 너무 크거나 투명한 경우 사용 제한이 있을 수 있다.
- 장기 사용 시 교구에서 열이 발생하여 자료를 훼손시킬 가능성이 있다.
- 실물화상기의 기능(화소량)에 따라 이미지가 흐려 학습효과를 낮출 수도 있다.

2) 청각매체

(1) 카세트테이프/CD/MP3

기계공학의 도움으로 각종 청각적 자료를 담아 전달함으로써 학습자의 청각적 자극을 통해 학습내용을 전달하는 매체이다.

장점

- 모든 청각적 요소를 전달할 수 있다.
- 조작이 간편하다.
- 학습자의 학습속도에 맞추어 학습할 수 있다.

단점

- 청각적 내용만을 전달하므로 흥미를 유발하기에 부적합하다.
- 학습 동기가 지속적으로 유지되기 어렵다.

(2) 방송

방송은 기본적으로는 일방향적 강의형식 교육이지만, 방송 내용에 관한 유인물을 이용하거나 편지, 전화, 상담, 토론 등을 함께 활용함으로써 학습자와 상호작용할 수 있다.

장점

- 많은 대상자에게 가장 빠르게 전달이 가능하다.
- 학습자로 하여금 자유로운 상상력을 발휘할 수 있게 해 준다.

단점

- 시간이 지나면 기억이 상실된다.
- 학습자에 따른 개별교육이 이루어지기 어렵다.
- 반드시 방송시설이 있어야 가능하며 관리에 어려움이 있다.

3) 시청각매체

(1) 비디오테이프/영화

학습자에게 학습내용의 전후 관계와 여러 과정을 포함하는 각종 기술 등을 교육하고자 할 때, 요구되는 동작들과 동작을 수행할 때 필요한 사항들에 관한 설명을 곁들인 장면을 촬영하여 학습자에게 제시함으로써 학습효과를 높일 수 있는 교육 매체이다.

장점

- 움직이는 전후 상황과 과정을 설명과 함께 제시하여 학습내용을 사실과 가깝게 전달할 수 있다.
- 시청각적 내용으로 전달되어 이해가 빠르다.
- 교육시간을 절약할 수 있다.
- 필요 시 화면을 정지시키고 돌려볼 수 있어 효과적이다.
- 전반적인 학습내용 및 문제해결 과정에서의 전후 상황을 파악할 수 있다.

단점

- 제작 비용이 많이 들고 제작 기술이 요구된다.
- 이미 제작된 상황은 수정하기 어렵다.

(2) 동영상/DVD

최근 고도의 컴퓨터 기술의 발달로 학습자들에게 학습내용의 각종 측면을 영상으로 만들어 전달하는 컴퓨터 매체 중 하나이다. 학습자에게는 흥미를 유발하고 교육자에게는 학습자와 쉽게 공감대를 형성하며 소통하게 하는 매체이다.

장점

- 인터넷상의 각종 자료를 검색하여 교육에 활용함으로써 교육시간을 절약할 수 있다.
- 학습자의 흥미를 유발하고 현실성 있는 교육을 실시할 수 있다.
- 전 세계에 널리 퍼져 있는 최신 자료를 교육에 활용함으로써 교육효과를 높일 수 있다.
- 학습자에게는 교육내용의 전후 맥락, 상호 관련성을 효과적으로 전달할 수 있다.

단점

- 교육자와 학습자 사이의 전통적인 상호작용이 어렵다.
- 좋은 동영상 자료를 만들기 위해 제작 기술이나 비용이 많이 요구된다.
- 학습자의 컴퓨터 활용능력에 따라 교육매체 사용의 질이 달라질 수 있다.

4) 컴퓨터 활용 매체

(1) 멀티미디어/인터넷

멀티미디어란 컴퓨터를 기반으로 문자, 그래픽, 음향, 동영상, 애니메이션 등의 자료를 디지털 방식에 의해 통합시킨 복합다중매체를 말한다. 멀티미디어는 학습자에게 자신의 요구와 창의력을 통해 주어진 정보와 지식을 재구성하여 학습 상황에 적극적으로 참여하게 해 준다.

인터넷은 네트워크 사이를 연결한다는 의미로 인터넷을 사용하는 사람은 특정한 교육을 받기보다는 학습자의 요구에 따라 스스로 배워나가게 된다. 따라서 이러한 상황에서 학습자에게 요구되는 능력은 검색한 정보를 정리, 분류, 종합, 분석하여 자신에게 적합한 정보를 만들 수 있는 종합적 사고력과 창의력이라 할 수 있다.

장점

- 학습자는 정보가 풍부한 외부환경으로 이동이 가능하다.
- 학습자와 교육자 모두가 적극적으로 상호작용할 수 있다.
- 학습자, 교육자, 외부 전문가와 정보공유가 가능하다.
- 학습자 스스로 학습내용을 결정하는 학습환경을 조성할 수 있다.

단점

- 기본적인 환경구축을 위한 설비와 비용이 필요하다.
- 교육자는 하드웨어과 소프트웨어 시스템에 대한 활용능력이 요구된다.

(2) 파워포인트

파워포인트(powerpoint)는 가장 널리 쓰이는 프리젠테이션 소프트웨어로 교사, 학생, 강사, 사업가 등 다양한 사용자들이 설득기술의 형태로 적절하게 사용하는 방식들 가운데 하나이다. 프리젠테이션이란 파워포인트 등의 효과적인 매체를 이용하여 자신이 원하는 목적을 전달하기 위한 하나의 수단으로 사용되는 커뮤니케이션 방법을 의미한다.

장점

- 반복적으로 활용할 수 있다.
- 다른 소프트웨어에 비해 다양한 사진과 삽화 삽입이 가능하므로 시각적 효과가 우수하다.
- 동영상 삽화기능을 활용하여 학습자의 흥미유발과 수업내용의 현실성을 높일 수 있다.
- 다른 소프트웨어와 호환이 잘 되어 다양한 학습자료를 즉시 인터넷 등에 연결하여 보여줄 수 있고 흥미유발과 주의집중이 용이하다.

단점

- 제작을 위한 기본적인 지식과 기술이 필요하며 제작에 시간이 많이 소요될 수도 있다.
- 슬라이드 모양이 획일적일 경우 오히려 집중력이 떨어질 수도 있다.
- 빔 프로젝터 기기와 컴퓨터, 암막장치 등 일정한 시설이 필요하다.

전략

- 핵심적인 단어를 추출하여 간단하고 명료하게 만든다.
- 이미지, 도표, 그래프 등을 적절하게 사용한다.
- 표 또는 그래프는 단순하게 표현한다.
- 내용전달 및 설득이 용이하도록 학습환경 및 학습자의 특성에 따라 적당한 글자크기, 글자색, 배경색상을 사용한다.
- 하나의 슬라이드에 1~2개의 폰트를 사용하여 학습자가 학습내용을 이해하는데 불편함이 없도록 한다.

(3) UCC

UCC(User Created Contents)는 전통적인 미디어 생산자였던 방송매체나 기업이 아닌 이용자에 의해 생산되는 컨텐츠로 미디어 생산의 민주화라 할 수 있다.

최근에는 성교육, 금연교육 등을 주제로 학습자들이 직접 UCC를 제작하도록 하여 대회를 개최하는 등 보건교육에 많이 활용하고 있다.

장점

- 학습자가 직접 UCC를 제작함으로써 체험위주의 문제해결 과정을 통한 내면화와 실천의식을 높일 수 있다.
- 학습자들이 UCC를 제작에 참여해 또래 친구들에게 직접 메시지를 전달할 있어 학습효과가 크다.
- 학습자에게 내용전달이 신속하고 편리하다.
- 기존의 텍스트와 이미지로만 전달되는 정보에 비해 새롭고 더 정확한 정보 제공이 가능하다.
- 학습자들이 직접 참여하여 제작하므로 기억에 오래 남아 교육의 지속효과가 높다.
- 이용자 제작으로 인해 교육의 파급효과가 극대화되고, 일반화를 꾀할 수 있다.

단점

- 제작과 준비과정에 많은 비용이 들 수도 있다.
- 정보를 조작하거나 거짓 정보 등의 허위 콘텐츠가 제작될 경우 신뢰성이 떨어질 수 있다.
- 신속하고 빠른 속도로 전파되므로 개인의 프라이버시의 침해를 받을 수 있다.
- 저작권의 침해를 받을 수 있다.

UCC 제작 시 유의사항

- 교육주제와 부합되는 작품을 제작하기 위한 독창성, 대중성과 창작능력을 갖추어야 한다.
- 작품의 완성도 및 시각적 메시지 전달효과가 크도록 작성하며, 관련 캠페인 및 교육자료로 활용 가능성이 크도록 제작한다.
- UCC 제작에 사용되는 음원은 무단으로 사용해서는 안 되며, 무료 음원사이트를 이용하거나 음원의 출처를 표기하는 등 항상 윤리적인 측면을 고려하여 제작한다.

4절 보건교육 평가

평가는 '사람 · 사물의 가치나 수준을 판단함'이라는 사전적 정의를 가지고 있다. 교육현장에서 평가는 교육의 목표가 교육과정이나 수업 프로그램으로 시행될 때, 기대되었던 목표치가 실제로 어느 정도나 실시되었고 달성되었는지를 재어보고 판단하는 것이다. 평가는 평가 자체가 끝이 아니고 목표에 대한 수단이며, 초기 계획단계에서 교육활동이 끝날 때까지 교육의 전 과정 속에서 이루어져야 한다. 그러므로 보건교육의 평가란 보건교육이 설정된 계획에 따라 학습자가 학습목표에 도달하도록 교육이 수행되었는지, 학습자에게 지식의 변화가 왔는지, 태도는 변화되었는지, 건강을 유지 · 증진하는 기술을 구사할 수 있는지 등 교수 · 학습활동이 미친 영향과 효과를 측정하고 과정을 파악하여 학습자의 학습활동 효과를 최대화하기 위한 일련의 과정으로, 교육의 순(positive)기능을 강화하는 방향으로 나아가도록 노력해야 한다.

1. 보건교육 평가의 기능 및 목적

보건교육 평가의 기능 및 목적은 보건교육목표 달성 정도 확인, 보건교육자가 활용한 교육전략 확인, 교육성과 확인, 긍정적으로 학습효과를 나타낸 요소 파악, 차기 프로그램의 계획으로 요약할 수 있다.

- **보건교육목표 달성 정도 확인:** 보건교육에 있어서 교육활동을 통해 사전에 계획한 교육목표를 얼마나 달성했는지를 확인하고 목표 달성에 영향을 주는 요인을 찾아 교육효과를 최대화하려 한다.
- **보건교육자가 활용한 교육전략 확인:** 보건교육자가 계획한 보건교육목표에 도달하기 위해 수행한 교육전략이 얼마나 효과적이었는가를 확인한다.
- **교육성과 확인:** 학습자가 보건교육 프로그램을 통해 얼마나 학습목표에 도달했는지를 확인하여 학습자의 학습능력을 파악하고 피드백(feedback)하고자 한다.

- **긍정적 학습효과를 나타낸 요소 파악:** 보건교육자가 학습자를 대상으로 한 교육전략(학습목표, 교육방법, 교육매체) 중 어떤 전략이 학습자로 하여금 흥미를 가지고 학습동기를 강화, 학습을 촉진했는지를 확인하여 긍정적으로 학습효과를 나타낸 교육전략들은 그대로 유지시키고 학습성과에 도움이 되지 않은 전략들은 차기 보건교육에서 제외하도록 한다.
- **차기 프로그램의 계획:** 현행 보건교육의 성과나 결과를 파악함으로써 차기 프로그램 및 보건교육사업의 유지 및 변화 등 차기 계획의 설정에 도움을 준다.

2. 보건교육 평가의 절차

대체로 보건교육을 실시한 뒤 보건교육을 평가하기 위해서는 이미 보건교육 계획단계 중 평가계획을 설정하는 단계에서 평가목표를 설정하고 평가설계를 만든 다음 평가도구를 제작 · 선정한 것을 바탕으로 평가자료를 수집한다. 그리고 평가자료를 분석한 뒤 평가결과에 대한 가치를 부여한 다음 평가결과를 활용하는 단계로 진행된다.

1) 평가자료의 수집

평가에 필요한 각종 자료(즉 수행계획에 따른 보건교육 프로그램 수행 일정, 보건교육 후 변화된 학습자의 지식 변화 수준, 정서 변화 수준, 기술 변화 수준 등)를 적합한 방법으로 절차에 따라 수집한다.

2) 평가자료의 분석

수집된 평가 자료를 계획단계에서 설정한 보건교육목표와 비교하여 현재의 지식 변화 수준, 정서 변화 수준, 기술 변화 수준으로 설명해본다.

3) 평가결과에 대한 가치 부여

분석된 평가결과로 학습목표에 도달한 정도에 따른 접근도와 미달 정도에 대해 해석하여 성공요인을 확인하고, 접근 정도에 따른 보건교육의 성공 여부를 해석하여 보건교육의 성패, 성패에 영향을 미친 주요소들을 확인하여 이 요인들의 지속 여부를 결정짓는다.

4) 평가결과의 활용

현재 파악된 보건교육 결과를 통해 보건교육 사업의 지속 및 변화를 결정하며 차기 사업에 어떠한 요인들을 활용하여 지역사회 주민들을 위한 보건교육을 계획할지를 구체적으로 활용한다.

3. 보건교육 평가의 분류 및 평가방법

보건교육을 평가할 때 평가의 기준이 무엇인가에 따라 평가방법은 달라진다. 즉 평가분류의 준거를 평가기준, 평가시점, 성과수준으로 나누어 평가를 분류해 본다.

1) 평가기준에 따라

(1) 목표지향(절대) 평가

도달해야 할 목표를 설정해 놓고 교육을 실시한 다음 목표에 도달했는지 아닌지를 알아보는 평가로, 학습자가 학습목표 중 무엇 무엇을 성취했는지 아닌지를 확인하는 평가이다.

보건교육에서는 학습자 간의 서열과 차이를 확인하고자 하는 것이 아니라 보건교육의 학습목표를 성취했는지 아닌지를 파악하고자 하므로 주로 목표지향(절대) 평가를 하게 된다. 그러므로 이 평가를 위한 도구에서는 학습목표를 얼마나 정확하게 성취했는지를 파악할 수 있도록 타당도가 높아야 한다.

(2) 기준지향(상대) 평가

보건교육을 통해 학습자가 미리 정해 놓은 기준에 비춰 기준보다 잘했느냐 아니냐를 확인하는 평가를 의미하며, 한 학습자가 다른 학습자보다 정해진 기준에 얼마나 많이 도달했느냐를 확인한다. 이 평가는 학습자 간의 상대적 성취 차이, 즉 우열을 가릴 수 있는 평가로 학습자들 사이에 경쟁을 시켜서 학습동기를 유발하게 하는 평가방법이다. 그러므로 이 평가를 위한 도구에서는 개인들의 차이를 비교하기 위해 측정의 정확성이 강조되는 신뢰도가 높아야 한다.

2) 평가시기에 따라

(1) 진단평가

진단평가(diagnostic evaluation)는 사전평가라고도 불리며 보건교육이 수행되기 전에 현재 학습자들의 지식, 태도, 기술의 수준이 어떤지를 확인하여 어떤 내용과 수준으로 보건교육을 수행할지를 판단하고자 평가하는 것이다.

(2) 형성평가

형성평가(formative evaluation)는 보건교육이 시작되어 종료되기 전까지 진행과정과 중재의 수정 · 보완을 목적으로 교육이 진행되고 있는 중간 중간 학습자들의 변화를 파악하여 현재 진행 중인 보건교육의 수준과 방법, 매체의 활용에 변화를 주는 것이 좋을지 아닐지를 결정한다. 또한 현재 진행 중인 교육이 학습자에게 어떤 작용을 하는지에 대해 확인하여 보건교육 진행에 도움을 주고, 학습자의 학습효과 증대 및 보건교육 효과의 극대화에 도움을 주고자 하는 평가이다.

(3) 총괄평가

총괄평가(summative evaluation)는 보건교육이 완전히 마무리된 후 학습자의 학습목표 도달 정도를 확인하고 현재 학습자의 성취결과가 미래에 어떤 변화를 가져올지를 예측하게 하거나 현재의 교육 성과로 자격을 주고자 할 때 활용하는 평가방법이다. 이 평가 결과를 통해 수행된 보건교육의 장 · 단점, 문제점을 찾아내게 되며 더 좋은 보건교육을 위한 방안을 고려하게 된다.

3) 성과수준에 따라

(1) 과정평가

과정평가(process evaluation)는 보건교육 진행에서 나타나는 문제 즉, 보건교육이 계획한 대로 진행되고 있는지, 진행되는 과정에서 문제가 무엇인지, 진행방법에서 개선되어야 할 것은 무엇인지를 파악하는 보건교육 과정 자체에 대한 분석을 목적으로 실시한다. 과정평가는 관찰중심의 질적조사로 모니터링(monitoring)이 주로 사용된다. 과정평가는 단순히 계획한대로 실행되었는지를 측정하는 데 머무르지 않고 보건교육 실행의 양과 질을 측정하여 환류하고, 이를 보건교육 실행 중에 수정하도록 하여 보건교육을 진행하는데 질 관리 및 과정분석에 도움을 주기 위해 하는 평가이다.

(2) 영향평가

영향평가(impact evaluation)는 프로그램 시행 결과로 보건교육이 지식, 태도, 신념, 가치관 또는 행동 등을 얼마나 변화시켰는지를 평가하는 것으로, 이를 통해 보건교육이 의도한 방향으로 어떤 변화를 일으켰는지를 검토하는 것이다. 영향평가를 하기 위해서는 중재가 개입되기 전에는 어떠하였으며, 개입이 도입된 후에는 결과적으로 어떻게 변화하였는지를 알아야하기 때문에 시계열 자료(time series data)를 수집하게 된다. 영향평가는 실질적인 인과관계를 분석하기 위하여 단일군 사전 · 사후 평가모형, 실험군 및 대조군 사후 평가모형, 실험군 및 대조군 사전 · 사후 평가모형 등 다양한 평가설계 모형을 활용하게 된다.

(3) 성과평가

성과평가(outcome evaluation)는 프로그램을 시행한 결과로 나타나는 건강 또는 사회적 요인들이 얼마나 개선되었는지를 평가하는 것으로, 이를 통해 시행된 프로그램의 당위성과 필요성을 설명하는 보건교육 수행의 최종 평가수단이라 할 수 있다. 성과평가의 결과는 프로그램을 시행한 후 상당한 기간이 경과되어야만 알 수 있기 때문에 결코 쉬운 일이 아니지만, 연구자들은 프로그램의 성과평가를 수행하도록 노력해야 한다.

4) 보건교육에 활용할 수 있는 평가방법

(1) 설문지

교육성과를 고려하여 만든 문항들로 질문지를 구성하여 평가하는 방법이다. 이 설문지에는 측정하고자 하는 내용을 모두 포함시켜 학습자의 변화 상태를 기록하게 하며 학습자가 문항을 읽었을 때 쉽고 구체적으로 답변할 수 있도록 보기를 정확하게 만들어 주는 것이 좋다. 또한 세부적이고 개별적인 사항에 대해서 더 자세한 내용을 기록할 수 있도록 서술형의 공간을 두는 것이 필요하다.

(2) 구두 질문법

보건교육 실시 중 교육자가 학습자에게 측정하고자 하는 내용의 평가 문항을 직접 질문하여 응답한 내용을 평가하는 방법으로, 학습자의 변화를 즉각적이고 정확히 측정할 수 있는 평가방법이다.

(3) 자기보고서

보건교육을 통해 성취하고자 하는 구체적인 학습성과를 체크리스트 형식으로 만들어 학습자 스스로가 자신의 지식, 태도, 기술 등의 상황을 체크하여 기록할 수 있도록 편리하게 만든 평가방법이다.

(4) 관찰법

보건교육자가 학습자의 보건교육과 관련된 변화 내용들을 직접 관찰하여 작성하는 평가방법으로, 관찰한 자리에서 내용을 기록하는 방법이다.

4. 보건교육 평가도구가 갖추어야 할 조건

교육자가 보건교육을 실시하면서 평가 과정에서 사용될 평가도구가 갖추어야 할 조건에는 타당도, 신뢰도, 실용도, 객관도가 있다.

1) 타당도

평가 항목이 측정하고자 하는 내용(학습목표 혹은 학습내용) 자체를 측정하는 정도를 의미한다. 예를 들어 교육자가 실시한 보건교육내용이 건강증진 전략 중 비만관리라고 한다면 평가 항목들이 비만과 관련된 내용이어야지 금연이나 절주와 관련된 내용이어서는 안 된다는 것이다.

2) 신뢰도

평가도구가 평가대상을 얼마나 잘 평가하고 있느냐, 즉 평가하고자 하는 내용을 얼마나 오차 없이 측정하는가의 정도를 의미한다. 예를 들어 보건교육을 통해 성취하고자 하는 학습목표를 포함한 평가도구를 가지고 교육이 끝난 시점에 평가했을 때와 특정 시간이 지난 다음에 평가했을 때의 평가결과가 일치하는 정도를 의미하며 일치하는 정도가 높으면 평가도구의 신뢰도는 높은 것으로 판단할 수 있다.

3) 실용도

평가도구를 가지고 평가를 할 때 시간이 너무 오래 걸려서 교육자, 학습자 모두 평가에 너무 많은 에너지를 소모하게 되어 평가하기가 어렵다고 느끼거나, 한두 학습자를 평가하기 위해 평가자가 너무 많이 요구되고 평가에 드는 비용이 너무 많다면 현실적으로 평가하기가 어려울 것이다. 그러므로 교육자, 학습자 모두가 평가를 수행함에 있어서 실제적으로 편리하고, 시간적으로 제약이 없으며 간편하게 평가할 수 있는 등 현실에서도 평가를 수행하기가 좋도록 비용, 시간, 노력이 투입되는 적합성의 정도를 뜻한다.

4) 객관도

평가를 위해 작성된 도구로 여러 교육자에 의해 평가받았을 때, 평가들 간의 일치 정도를 의미하는 것으로 채점자 신뢰도라고도 한다. 이 조건은 평가자가 평가자로서의 소양이 충분히 있어야 하며, 반응한 내용만을 정확히 채점하여 명확한 채점기준이 제시되어 있을 때 평가도구의 객관도는 높아질 수 있다. 객관도를 더 높이기 위해서는 여러 사람이 공동으로 평가해서 그 결과를 종합해야 한다.

CHAPTER

05

보건교육의 적용

학습목표

- 지역사회 보건교육의 개념과 필요성을 설명할 수 있다.
- 지역사회 보건교육의 목적과 내용을 설명할 수 있다.
- 학교 보건교육의 개념과 필요성을 설명할 수 있다.
- 학교 보건교육의 목적과 내용을 설명할 수 있다.
- 산업장 보건교육의 개념과 필요성을 설명할 수 있다.
- 산업장 보건교육의 목적과 내용을 설명할 수 있다.
- 보건의료기관 보건교육의 개념과 필요성을 설명할 수 있다.
- 보건의료기관 보건교육의 목적과 내용을 설명할 수 있다.

1절 지역사회 보건교육

1. 지역사회 보건교육의 개념

「국민건강증진법」 제2조에 의거하면 보건교육이란 '개인 또는 집단으로 하여금 건강에 유익한 행위를 자발적으로 수행하도록 하는 교육'을 말한다. 국가나 지방자치단체에서 모든 국민의 건강생활실천을 위한 보건교육을 하도록 정하고, 보건교육의 내용은 건강생활실천, 질병의 예방, 영양과 식생활, 구강건강, 공중위생, 건강증진을 위한 체육활동 등으로 명시하며 사업장, 의료기관, 단체 등의 지역사회에서 보건교육을 실시하도록 하고 있다.

지역사회를 구성하는 개인, 가족, 집단이 가지고 있는 건강문제는 유기적인 관계 속에서 서로에게 많은 영향을 미친다. 개인이 경험하는 건강문제는 개인의 자기관리 영역에 속하나, 지역사회의 건강에 영향을 미치는 경우 그에 대한 책임은 지역사회가 가지고 있다. 즉, 국민의 기본권으로서의 건강권을 지키기 위한 국가나 지방자치단체는 구체적인 노력이 지역사회 보건 구현으로 실현되는 것이다. 지역사회 보건은 국민의 건강을 유지 · 증진하고 질병을 예방하는 적극적인 측면으로 지역사회 보건교육을 제공하여야 함을 말한다.

2. 지역사회 보건교육의 필요성

사회 · 경제적인 발전과 생활양식의 변화로 사회의 질병구조가 달라지고 건강에 대한 관심과 인식이 높아지고 있다. 자세히 살펴보면, 첫째, 질병예방을 통한 건강증진 측면에서 지역사회 보건교육이 차지하는 비중이 점차 커지고 있다. 둘째, 질병양상의 변화와 의학기술의 한계에 따른 보건교육의 상대적 가치가 증가하고 있다. 셋째, 질병치료에 소요되는 과다한 국민의료비의 절감 효과가 발생하였다. 넷째, 지역사회 주민들이 스스로 건강을 지키려고 하는 건강소비자로서의 의식증대 등 사회적 · 시대적 요구에 따라 보건교육의 요구도가 증가하고 있다. 그리하여 대상자들이 건강한 생활습관을 실천하도록 동기를 유발하고, 잘못된 생활습관을 교정하도록 지지해 줄 수 있는 다양한 보건교육자의 역할이 요구되고 있으며, 보건교육의 필요성이 대두되었다.

3. 지역사회 보건교육의 기본방향

1) 지역사회 보건교육의 목적

지역사회 보건교육은 지역사회 주민을 대상으로 한 우리나라 보건교육 관련 법적 근거, 즉 국민건강증진법, 지역보건법, 보건의료기본법, 학교보건법, 산업안전보건법, 국민건강보험법, 질병예방법 등에 의거한다. 이를 바탕으로 첫째, 건강을 유지 · 증진하는 데 필요한 올바른 지식을 전달하고 건강에 유익한 행동을 스스로 선택할 수 있는 능력을 갖추도록 태도를 변화시킨다. 둘째, 보건의료 서비스 이용이나 자기 건강관리 및 지역사회 활동을 조직할 수 있는 능력과 기술을 갖추도록 교육의 기회를 제공함으로써 긍정적인 건강행위를 유도하고 강화하는 데 있다.

2) 지역사회 보건교육의 조직

지역사회 보건교육은 지역사회 스스로가 건강을 유지 · 증진하고 건강보호에 필요한 기술과 능력을 갖추도록 하는 데 있다. 지역사회 보건교육 조직은 그 대상 범위가 광범위하므로 첫째, 보건교육 활동을 수행하는 모든 보건요원이 소속되어 있는 지역사회 보건기관, 둘째, 보건조직의 사업을 도와줄 수 있는 지역사회 내의 자치단체 및 지원기관 등으로 조직 역시 다양하다.

그에 따른 인력은 건강전문요원, 비전문요원, 지역사회 주민으로, 이들의 진정한 참여를 통하여 이루어져야 한다. 지역사회 내의 공동 목적을 달성하기 위하여 조직의 연속적인 보건활동을 수행하여야 하며, 지역사회 주민들의 자발성과 민주성을 바탕으로 공동의 목적을 위해 능률적으로 활동을 진행시키는 것이 효율성을 높일 수 있다. 자주적인 민간조직으로 지역사회 주민들의 일상생활 속에서 나타나는 구체적인 문제해결을 위하여 노력하며, 종합적인 생활개선의 합리화를 도모하기 위해서는 주민들의 협동적인 실천을 위한 지역 연대의식이 강화되어야 한다.

3) 지역사회 보건교육의 이론적 설명

(1) 지역사회 보건사업과 보건교육의 틀

지역사회 보건교육은 지역사회의 요구도를 사정하고 진단하여 건강문제의 우선순위를 설정하고, 설정된 우선순위에 따라 실시해야 한다. 보건교육 담당자에 대한 훈련 및 지역사회 조직과의 협력체계를 구축하고, 활용 가능한 지역사회 보건인력을 확보하기 위하여 다양한 보건전문요원들의 훈련이 이루어져야 한다. 보건교육 프로그램에서는 직접적인 건강 관련 기술을 습득하고 그에 따른 질병의 유병률과 이환율의 감소와 건강 규범에 대한 사회적 확산이 지역사회 보건교육 과정의 최종 결과라고 설명할 수 있다(그림 5-1).

(2) 지역사회 보건교육의 모형

지역사회 보건교육은 지역사회 조직과 지도자 및 주민을 대상으로 제공되는데, 대중매체를 활용하는 집단 보건교육은 다수를 대상으로 정보를 전달할 수 있어 매우 유용하고 경제적이며 보건교육의 효율성을 높여준다. 지역사회 조직, 즉 산업체와 기업체에서 보건교육이 제공되는 경우에는 조직의 행동변화에 영향을 미칠 수 있으며 이를 통해 지역사회 지도자가 주민들에게 행동변화의 방향을 유도할 수 있다. 정보의 조기 수용자가 교육을 받지 않은 지역사회 주민들에게 교육내용을 전달함으로써 교육의 파급효과를 높일 수 있다. 이에 따라 지역사회의 건강행위 실천의 증가와 위험요인의 감소는 질병의 유병률과 이환률을 감소시키는 데 영향을 미치게 된다.

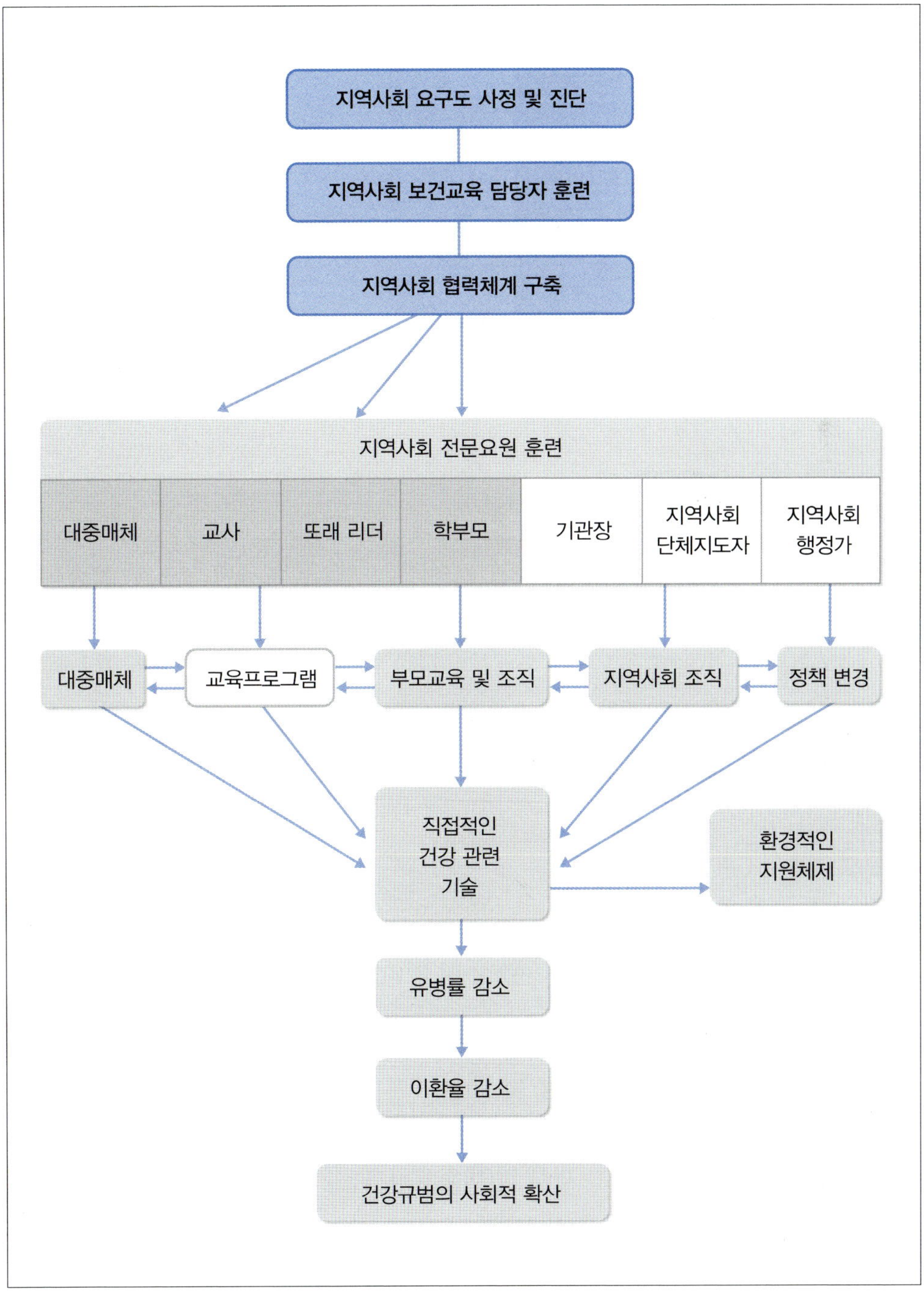

그림 5-1 지역사회 보건사업과 보건교육모형

출처: Pentz MA et al.(1989). A multicommunity trial for primary prevention of adolescent drug abuse.

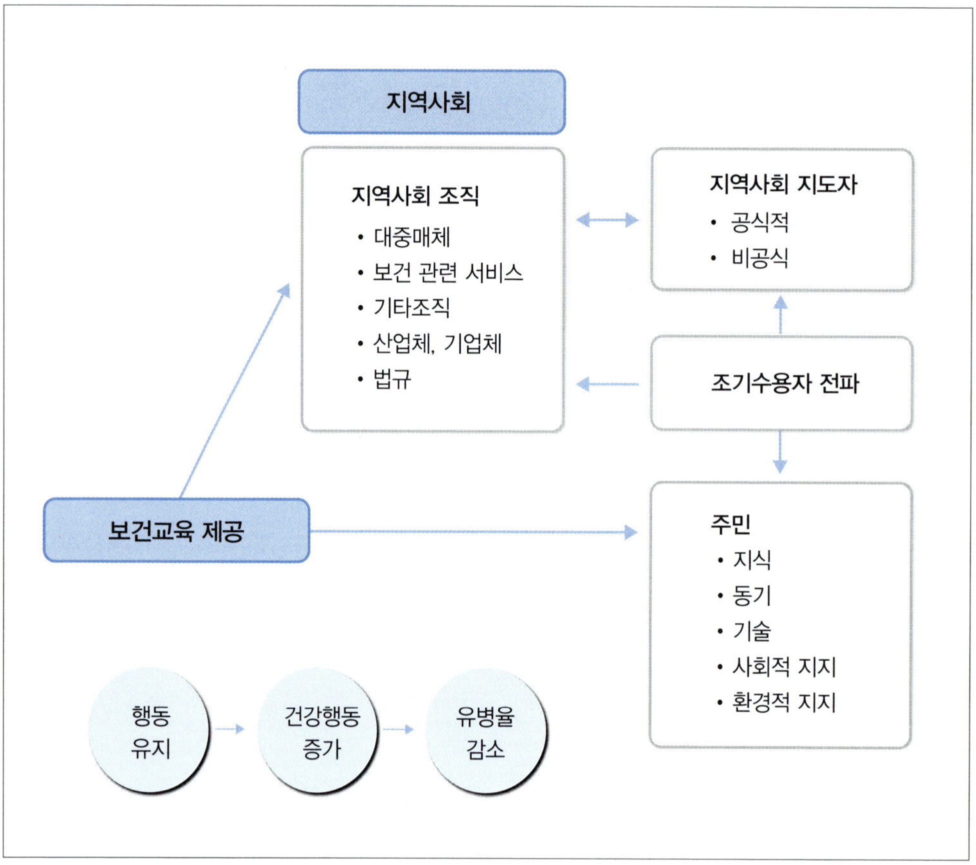

그림 5-2 지역사회 보건교육 모형

4. 지역사회 보건교육의 대상 및 내용

지역사회 보건교육의 주요 영역 및 내용은 국민건강증진종합계획에 의거하여 제시하고 있다. 생애주기별로 모성과 영유아, 성인, 노인으로 구분하고, 군인, 다문화가족 등 다양한 영역으로 나누어 보건교육의 내용을 보다 구체적으로 선정하였다(표 5-1).

표 5-1 지역사회 보건교육의 대상 및 내용

대상	내용
모성과 영유아	• 가족계획, 피임법, 산전 · 후관리, 안전분만, 임산부의 고위험요인 예방 • 고위험 신생아, 선천성 대사 이상, 선천성 난청, 소아질환 • 예방접종, 영유아 발육발달, 수유와 이유 • 치아관리, 사고예방, 시력보호 • 행동장애, 장애아 관리
성인	• 개인위생, 평생건강관리, 건강증진 • 안전한 성생활, 임신과 출산, 가족계획 • 건강행동: 금연, 절주, 비만 예방, 운동, 영양관리 • 구강보건, 정신건강 • 건강위험: 스트레스, 약물남용, 불규칙한 식습관 • 비전염성질환 관리, 암관리, 정기건강검진 • 안전생활, 환경보건, 방역
노인	• 노화, 정기건강검진, 치매 예방, 노인성질환 관리, 우울 • 치아관리, 치주염 예방, 변비 예방, 사고 예방 • 낙상관리, 신체기능 강화, 독감 예방, 안질환, 저시력 예방 • 신체의 움직임, 금연, 금주, 스트레스 관리, 영양 • 심뇌혈관질환 예방관리, 감염병 관리
군인	• 건강행태 개선: 음주, 흡연, 체중관리 • 대사증후군 관리 • 정신건강: 스트레스 관리, 자살 예방, 우울 예방
다문화가정	• 여성과 자녀에 대한 건강관리

5. 지역사회 보건교육의 수행전략

1) 지역사회 보건교육 수행원칙

지역사회 보건교육은 지역사회 주민들에게 보건에 관한 올바른 지식을 제공함으로써 자신의 건강을 관리할 수 있는 능력을 길러줄 뿐만 아니라, 일상생활에서 건강관리에 적극적으로 참여하게 하여 건강한 삶을 유지 · 증진시킬 수 있으므로 중요하다. 또한 지역사회에서 실시하는 보건교육의 효과를 높이기 위해서는 다음과 같은 내용을 고려해야 한다.

- 지역사회 주민들의 건강 요구를 정확히 사정한다.
- 지역사회에 대한 정보를 수집한다.
- 보건교육방법의 선정을 고려한다.
- 보건교육의 목적과 지역사회의 수준에 맞는 학습목표를 선정한다.
- 보건교육 시간을 고려하여 보건교육 자료를 준비한다.
- 보건교육의 효과를 높이는 매체를 선택한다.
- 보건교육에 지역사회 주민들의 적극적인 참여를 유도한다.
- 교육이 진행되는 동안 대상자들의 반응을 계속 관찰하여야 한다.
- 한꺼번에 많은 내용을 가르치지 않도록 한다.
- 용어 사용, 정보 제공 등 의사소통을 정확히 한다.

2) 생애주기별 보건교육 계획안

- **주제:** 당뇨병 관리 및 예방
- **대상:** 당뇨병 발병위험 성인(40~60대)
- **장소:** 보건소 대회의실
- **시간:** 2017년 11월 7일(화) 15시
- **일반적 학습목표**
  1. 당뇨병의 정의를 설명할 수 있다.
  2. 당뇨병의 원인과 증상에 대해 설명할 수 있다.

3. 당뇨병의 합병증에 대해 설명할 수 있다.

4. 당뇨병 관리를 위한 식이와 운동요법을 설명할 수 있다.

<table>
<tr><th colspan="2">학습단계 및 과정</th><th>구체적 학습목표</th><th>학습내용</th><th>교육 방법</th><th>교육 매체</th><th>시간 (분)</th><th>평가 방법</th></tr>
<tr><td rowspan="2">도입</td><td>동기 유발</td><td>인사 및 소개하기</td><td>• 당뇨병 동영상 시청</td><td rowspan="2">강의식</td><td rowspan="2">동영상</td><td rowspan="2">10</td><td rowspan="2">OX 퀴즈</td></tr>
<tr><td>문제 확인</td><td>당뇨병지식 정도 파악하기</td><td>• 당뇨병에 대한 잘못된 상식 테스트</td></tr>
<tr><td>전개</td><td>활동 내용</td><td>당뇨병의 정확한 이해</td><td>• 당뇨병의 개념
• 당뇨병의 원인 및 진단
• 당뇨병의 증상 및 치료
• 당뇨병의 합병증
• 당뇨병 관리 및 예방법
• 식이요법, 운동법</td><td>강의식</td><td>PPT 활용</td><td>30</td><td></td></tr>
<tr><td>요약 및 평가</td><td>활동 마무리</td><td>학습내용 요약 및 평가</td><td>• 당뇨병 관리 및 예방법
• OX 퀴즈
• 당뇨병 예방을 위한 수칙 합창</td><td>질의 응답
강의식</td><td>설문지</td><td>10</td><td>OX 퀴즈 및 평가지 작성</td></tr>
</table>

2절 학교 보건교육

1. 학교 보건교육의 개념

학교는 학생 교육을 목적으로 만들어진 기관으로 유치원, 초등학교, 중학교, 고등학교 등이 있다. 비슷한 연령대의 학생들이 집단적으로 모여 있을 뿐 아니라 이들을 가르치는 교사와 학부모로 구성된 하나의 사회단위이자 조직체이다. 이러한 학교에서 이루어지는 보건교육은 학교인구인 학생 및 교직원에게 건강에 대한 올바른 지식과 정보를 제공하여 건강한 생활태도 및 습관을 형성하도록 하고 자신의 건강관리를 스스로 해결할 수 있는 적정기능수준을 높인다. 즉, 성장발육기에 있는 학생들에게 어려서부터 자신의 건강을 유지 · 증진시키는 데 필요한 기초적인 지식을 습득하고 올바른 생활습관을 형성하여 성인이 되어서도 건강한 삶을 누릴 수 있도록 하는 체계적인 교육과정이다. 학교보건교육과정은 초등학교부터 고등학교 시기에 체계적으로 실시할 수 있도록 교육영역과 목표 및 보건교육의 세부 내용을 선정하고, 동일한 영역에 대해서도 학년에 따라 대상자가 수용할 수 있는 수준을 고려하여 정한다.

2. 학교 보건교육의 필요성

학교 보건교육의 대상자인 학생들은 발단단계 중 아동기에서 성인기로 이행하는 단계이며, 신체적 · 정신적으로 독립적인 성인으로 성장하기 위한 준비단계 시기라 할 수 있다. 이 시기에 건강에 대한 인식 교육과 건강한 생활양식을 갖도록 교육하는 것은 성인이 된 후 불건강한 생활양식을 변화시키는 것보다 효과적이라 할 수 있다. 학교보건교육은 학생들의 건강생활을 영위하는데 기반을 조성하며, 학생 개인뿐만 아니라 가족의 건강에 영향을 미치고, 나아가 지역사회와 국민건강증진에 효과적인 수단이 될 수 있다.

최근 학생들의 상병구조가 안전성 문제와 만성질환 중심으로 변화되어 개인의 건강생활습관 실천이 건강증진의 중요한 요인으로 대두되고 있다. 특히 흡연, 음주 및 약물오 · 남용 문제, 성희롱, 성폭력, 성매매와 10대 미혼모 증가 등의 성적인 문제뿐만 아니라, 집단 따돌림, 우울, 자살 등의 정신건강문제까지 건강관련 문제들이 빈번하게 발생하여 사회적인 이슈로까지 확산되고 있는 실정으로 학생들에 대한 보건교육이 절실하게 요구되고 있다.

그 외에도 학교에서 이루어지는 보건교육은 다음과 같은 이유로 중요하게 평가되고 있다.

- 학교인구는 전체 인구의 1/4 정도를 차지하는 인구집단으로 이들의 건강은 국가건강의 기반이 되고, 국민전체의 건강증진에 중요한 영향을 끼칠 수 있다.
- 대상자가 학교에 모여 있어 교육집단으로 형성되어 있으므로 교육기회의 활용이 용이하고, 교육과정을 통해 보건교육의 효율성을 높일 수 있다.
- 학생 시기에 모든 생활습관이 형성되고, 습득한 건강지식, 태도 및 행동의 변화가 용이한 시기로 평생건강에 영향을 미칠 수 있다.
- 학교는 지역사회의 중심적인 역할을 하여 학교보건교육을 통해 얻은 건강관리 능력은 가정과 지역사회까지 교육의 효과가 파급될 수 있다.

3. 학교 보건교육의 목적 및 목표

1) 학교 보건교육의 목적

학교 보건교육은 학생 및 교직원이 스스로 건강을 유지하고 증진시킬 수 있는 건강행위의 실천을 통해 건강한 학교생활 및 심신이 건강한 미래 사회의 구성원으로 성장하도록 하는 데 목적이 있다. 이를 위해 학생과 교직원에게 지식과 정보를 제공하여 건강에 대한 가치를 인식하고, 이를 생활화하려는 태도를 갖게 하여 건강생활습관 형성 및 실천을 할 수 있도록 하는 것이 중요하다.

2) 학교 보건교육의 학교급별 목표

교육부의 교육과정심의를 거친 학교급에 따른 '보건' 교과목의 교육목표는 초 · 중 · 고교급별로 학생들이 건강의 가치를 알고 건강에 대한 지식을 습득하며 건

표 5-2 학교 보건교육 단계적 도달 목표

학교급	단계적 도달 목표
유치원	몸과 주변의 청결에 대한 이해와 실천
초등학교	건강의 중요성 및 자신의 몸과 마음에 대한 이해, 건강생활 습관화
중학교	건강에 대한 올바른 지식과 건강보호적 행위, 건강증진 행위 습득
고등학교	청소년 시기의 중요성 이해와 건강에 대한 의사결정 능력 습득, 잘못된 건강행위 수정 및 건강관리 능력
대학교	생애주기별 건강문제 해결 및 대처 능력

강관리 방법을 실천함으로써 건강하고 행복한 삶을 살아가는 데 필요한 능력을 기른다고 전제하고, 그에 따른 하위목표들을 제시하고 있다.

(1) 초등학교

건강의 가치를 알고 건강에 대한 체계적인 지식을 습득하고, 올바른 건강관리 방법을 실생활에 적용함으로써, 건강하고 행복한 삶을 살아갈 수 있는 능력을 기른다.

① 청소년 시기의 건강의 중요성을 이해하고, 건강에 대한 올바른 지식을 습득한다.

② 건강에 대한 지식 및 정보를 비판적으로 수용할 수 있는 의사결정 능력을 기른다.

③ 일상생활에서 건강 행동을 생활화하는 태도를 기른다.

④ 자신과 타인의 건강을 존중하고, 스스로 보건에 대한 지식을 바탕으로 잘못된 행동을 수정하며 지속적으로 건강을 관리하는 능력을 기른다.

(2) 중학교

건강의 가치와 올바른 건강 인식을 바탕으로 일상생활에서 건강한 선택을 할 수 있는 능력을 익히고 실천하며, 건강한 사회 · 문화의 가치 · 태도를 수용하고 개선할 수 있는 공동체 건강 의식의 함양에 중점을 둔다.

① 건강의 개념 및 중요성을 이해하고, 건강에 대한 바른 지식을 가지며 건강한 생활습관을 지닌다.

② 생활 속에서 건강한 선택을 하고 적절한 건강생활 기술을 익혀 건강관리 능력을 함양한다.

③ 생활 속에서 위험요인을 예측하여 안전하게 생활하고, 적절한 응급처치 기술을 익혀 안전을 생활화하는 태도를 기른다.

④ 건강을 권리와 책임으로 이해하여 정보와 자원을 활용하고, 건강과 사회와의 관계 및 가치를 수용할 수 있는 능력을 기른다.

(3) 고등학교

건강의 가치와 공동체 건강 의식의 중요성을 이해하고, 건강에 영향을 미치는 요인에 적절히 대처하며 올바른 건강관리 방법을 실생활에 적용하는 능력과 건강한 사회 · 문화의 가치와 제도, 정책들을 개선 · 변화시킬 수 있는 공동체 건강의식의 향상에 중점을 둔다.

① 건강에 대한 관점 및 영향 요인을 분석 · 평가하고, 개인 및 공동체의 건강행위를 실천한다.

② 생활 속에서 건강한 선택과 관련된 요인을 이해하여 대처하고, 적절한 건강생활 기술을 공동체의 건강에 활용할 수 있는 능력을 기른다.

③ 생활 속에서 위험요인을 평가하여 안전한 환경을 조성하고, 적절한 응급처치 기술을 익혀 안전을 생활화하는 자세와 태도를 실천한다.

④ 건강의 권리 및 책임과 관련된 정책과 제도 등을 평가하고, 건강한 사회 · 문화로 변화시킬 수 있는 능력을 기른다.

3) 학교 보건교육의 기본방향

학교 보건교육은 학생들에게 단순히 건강에 대한 지식을 알려주는데 그치지 않고, 건강과 관련하여 적절한 의사결정을 할 수 있는 기술을 습득하고 도와주어야 한다. 이를 위해 올바른 의사결정에 필요한 다양한 생활기술을 가르치는 노력이 필요하다.

학교 보건교육에서 학생들로 하여금 건강위험행동을 줄이고 건강증진 행동을 실천할 수 있는 환경을 조성하여야 한다. 이를 위해 학생들의 요구를 파악하고 학생들의 참여를 이끌어 내는 것이 중요하며, 학부모의 지지, 학교와 교사의 지원, 지역사회와의 연대가 동시에 이루어져야 한다.

학교 보건교육을 계획하고 수행하기 위해서는 학생 건강관리에 관한 지식에서부터 생활기술에 이르기까지 복합적이고 체계적인 교육과정을 계획하고 조직화와 연대를 이끌어 낼 수 있는 보건교육 전문인력이 필요하다.

4. 학교 보건교육의 법적 근거

1) 학교보건법

정규적인 학교보건교육은 2007년도 학교보건법 개정 및 교육과학기술부가 고시한 제2008-148호에 교육과정이 수정되어 초 · 중등학교에서 보건교과가 단독교과목이 되어 보건교육을 체계적으로 실시할 수 있는 법적 근거가 마련되었다.

2009년부터 초등학교 5, 6학년의 재량활동 시간을 활용하여 연간 17시간 이상으로 총 34시간 보건교과를 운영하고, 중학교는 2010년부터 교과 재량활동 시간을 통해 선택과목으로 '보건'교과목을 운영하며, 고등학교는 2010년부터 교양 선택 과목으로 '보건'교과목을 운영하고 있다. 중 · 고등학교의 경우 '보건' 교과가 선택과목으로 되어있어 선택을 많이 하지 않는 문제가 있으므로 향후 필수교과나 집중이수제 형태로 전환하는 것이 필요하다.

「학교보건법」 제9조에 의하면 "학교의 장은 학생의 신체발달 및 체력증진, 질병의 치료와 예방, 음주 · 흡연과 약물오 · 남용의 예방, 성교육 등을 위하여 보건교육을 실시하고 필요한 조치를 하여야 한다."라고 보건교육의 내용을 규정하고 있다. 또한, 「학교보건법」 제9조의2(2016.12.20개정)에서 '교육부장관은 「유아교육법」 제2조 제2호에 따른 유치원 및 「초 · 중등교육법」 제2조에 따른 학교에서 모든 학생들을 대상으로 심폐소생술 등 응급처치에 관한 교육을 포함한 보건교육을 체계적으로 실시'하도록 하고, 이 경우 보건교육의 실시 시간, 도서 등 그 운영에 필요한 사항은 교육부장관이 정하는 것으로 하였다.

2) 교육부 고시

우리나라 정규 보건교육과정은 「초 · 중등교육법」 제23조 2항에 의거하여 2007년 개정 교육과정 수정고시(교육인적자원부 고시 제2008-148호)에서 최초로 규정하고 있다.

2011년 교육과학기술부 고시(고시 201-361)에는 초등학교 보건교육의 경우 정보통신 활용교육이나 한자교육과 관련교과(군)의 창의적 체험활동시간을 활용하여 체계적인 지도를 하도록 하였다. 최근 2015년 교육부는 중학교와 고등학교의 보건교과를 포함한 교육과정을 개편하였고, 교육 성취수준도 제시하였다(교육부고시 2015-74호). 초등학교 경우 아직 보건교과에 대한 교육과정 개편과정이 이루지지 않았다.

3) 기타 관련법

아동 · 청소년 관련법에서 가르치도록 규정한 보건교육의 실시 근거는 다음과 같다.

① 약물 오 · 남용 및 흡연 · 음주 예방

국민건강증진법 제12조(보건교육의 실시 등), 아동복지법 제9조(아동의 건강 및 안전), 아동복지법 시행령 제4조(별표 3)

② 성과 건강 및 정신건강

학교폭력예방 및 대책에 관한 법률 제15조(학교폭력 예방교육), 성폭력방지 및 피해자 보호 등에 관한 법률 제5조(성폭력 예방교육). 성매매방지 및 피해자보호 등에 관한 법률 제4조(성매매 예방교육), 가정폭력방지 및 피해자보호 등에 관한 법률 제4조의3(가정폭력 예방교육의 실시), 아동복지법 시행령 제4조(아동에 대한 교육)

③ 사고예방과 응급처치 교육

응급의료에 관한 법률 제4조(응급의료에 관한 알 권리), 학교안전사고 예방 및 보상에 관한 법률 제8조(학교안전교육의 실시), 아동복지법 시행령 제4조(별표 3)

5. 학교 보건교육의 내용

1) 학교 보건교육의 주요 영역 및 내용

교육부에서는 학교 보건교육의 주요 영역 및 내용을 다음과 같이 제시하고 있다(표 5-3, 5-4, 5-5, 5-6).

표 5-3 초등학교 보건교과 내용체계

영역	내용
일상생활과 건강	• 건강과 삶의 질 • 건강관리를 위한 건강 검사 • 비만 예방과 건강 • 혈압, 맥박 등 활력징후와 이상 증상
질병 예방과 관리	• 신체 기관별 건강관리 • 고혈압, 당뇨병, 뇌졸중, 암의 예방과 관리 • 전염병 예방과 관리
약물 오 · 남용 및 흡연, 음주 예방	• 약물 오 · 남용과 중독 예방 • 의약품의 관리와 사용법 • 흡연의 폐해와 금연의 이득 • 음주의 폐해와 절주의 이득
성 건강	• 신체 변화와 성 욕구 조절 • 성역할과 성적 자기 결정권 • 사랑과 책임 • 성폭력과 성매매 예방 • 성인성(性因性) 질환과 사회 문화 이해

표 5-3 초등학교 보건교과 내용체계(계속)

영역	내용
정신건강	• 자아 존중감 높이기 • 의사소통과 건강한 삶 • 감정의 표현과 폭력 예방 • 신경증, 반사회적 성격 장애 등 정신질환의 이해 • 신체상(body image)과 섭식 장애
사회와 건강	• 가족과 공동체 건강관리 • 헌혈, 골수 · 장기 기증 등 나누는 건강 • 보건의료 제도와 의료 서비스 • 생활환경과 건강
사고 예방과 응급 처치	• 사고 · 손상 예방과 관리 • 응급처치와 심폐소생술 • 환자 운반법

출처: 교육과학기술부 고시 제 2008-148호 [별책 17]

표 5-4 초등학교 보건교육 단원 내용

단원	5학년	6학년
일상생활과 건강	• 건강이란 • 바른 생활습관으로 건강을 지켜요 • 손 씻기는 건강의 첫걸음	• 학생건강검사 중요해요 • 바른 자세로 생활해요
질병 예방과 관리	• 배가 아파요 • 감기, 예방이 중요해요 • 비만도 병이에요 • 깨끗한 치아, 건강한 치아	• 생활습관과 건강 • 비만, 예방이 최선 • 전염병 예방하기 • 내가 지키는 건강한 눈
약물 오 · 남용 및 흡연 · 음주 예방	• 약물을 바르게 사용해요 • 담배 연기, 싫어요 • 음주는 우리 몸에 해로워요	• 약물 오 · 남용 예방 • 흡연과 건강 • 음주와 건강
성 건강	• 내 몸이 변하고 있어요 • 남자와 여자는 달라요 • 내 마음도 변하고 있어요 • 이성 친구를 알고 싶어요	• 남자의 생리현상 • 여자의 생리현상 • 생명, 탄생의 비밀 • 우리가 만드는 평등 세상

표 5-4 초등학교 보건교육 단원 내용(계속)

단원	5학년	6학년
성 건강	• 성폭력, 싫어요 • 내 몸은 내가 지켜요	• 내 잘못이 아니에요 • 생활 속의 성 상품화
정신건강	• 스스로 칭찬하는 나 • 나, 너 그리고 우리	• 게임은 두 얼굴의 친구 • 스트레스를 조절해요 • 모두가 행복한 학교
사회와 건강	• 병원, 알고 가면 쉬워요 • 깨끗한 환경, 우리가 만들어요	• 나는 현명한 의료소비자 • 내 몸에 독이 되는 환경호르몬 • 폭력 없는 우리 가정
사고 예방과 응급처치	• 응급처치, 스스로 할 수 있어요 • 응급 상황 시, 구조 요청해요 • 사고 없는 학교를 만들어요	• 목에 젤리가 걸렸어요 • 심폐소생술 • 안전한 생활

표 5-5 중학교 보건교과 내용체계

영역	핵심 개념	일반화된 지식	내용 요소	기능
건강의 이해와 질병 예방	건강 증진	건강은 신체적, 정신적, 사회적으로 안녕한 상태의 총체적 개념이며, 다양한 요인과 관련되어 있으므로 개인 · 사회 · 국가의 건강 증진은 건강 수준 및 건강 지표 평가 등에 근거한 건강관리를 통해 가능하다.	• 건강의 중요성 • 건강 평가	• 이해하기 • 분석하기 • 평가하기 • 전략수립하기 • 탐색하기 • 제시하기
	생활 주기	건강은 생활습관 및 생활주기에 따라 변화하므로, 질병의 예방과 건강의 유지 · 증진은 생체리듬을 고려한 생활 주기 관리를 통해 가능하다.	• 건강한 생활주기	
	질병 예방	질병은 각 기관의 항상성 균형이 깨질 때 발생하므로, 신체 기관별 병인의 특성을 고려하여 예방하고 관리해야 한다.	• 생활 습관과 질병 • 유행성 감염병 • 신체 기관별 건강 관리	

표 5-5 중학교 보건교과 내용체계(계속)

영역	핵심 개념	일반화된 지식	내용 요소	기능
생활 속의 건강한 선택	약물 · 담배 · 술	약물의 오 · 남용과 흡연, 음주는 건강에 위험을 일으키고, 주변의 권유 및 압력에 대응하는 태도가 건강에 영향을 미친다.	• 의약품의 안전한 선택 • 흡연, 음주 예방과 대처	• 탐색하기 • 이해하기 • 분석하기 • 전략수립하기 • 제시하기 • 토론하기 • 모색하기 • 도출하기 • 설명하기 • 적용하기 • 계획하기
	성 건강	성은 생물학적, 사회 · 문화적으로 다양한 요인과 관련되어 있고, 성 문제는 성 가치관 및 성 윤리 의식과 관련되어 나타난다.	• 청소년의 성적 발달 • 이성교제와 성 역할 • 임신, 출산과 피임 • 음란물과 성 상품화 • 성폭력, 성매매	
	정서 · 정신건강	감정과 정서를 이해하고, 자신의 감정과 생각을 표현하고 조절하는 것은 대인 관계 및 정신 건강의 기초를 이룬다.	• 자아존중감 증진 • 스트레스와 과 몰입 • 분노, 충동 등 감정 수용과 조절 • 죽음과 상실	
	건강 생활 기술	건강 생활 기술은 삶의 요구와 문제들을 효과적으로 관리하고 대처하도록 돕는 적응적, 긍정적 능력이다.	• 건강 의사소통 기술(주장, 거절, 공감하기) • 건강 의사 결정 • 건강 증진 옹호 활동(개인과 지역사회)	
안전과 응급처치	생활 안전	개인의 생활 방식, 안전 · 위험 요인에 대한 예측 및 평가는 안전사고 예방에 영향을 미치므로, 행동 양식의 일차적 변화, 안전 제일의 가치관 정립, 안전 의식의 무의식적 표출이 안전 문화의 원칙이다.	• 건강 · 안전 위험 요인 예측과 안전 문화 운동 • 따돌림, 학대, 폭력 • 직업병 이해와 예방	• 제안하기 • 설명하기 • 모색하기 • 이해하기 • 탐색하기 • 시연하기
	응급처치	상황에 따른 적절한 응급처치 능력은 손상 악화 방지 및 질병 회복에 중요하다.	• 생활 속의 응급처치 • 심폐소생술과 자동제세동기	

표 5-5 중학교 보건교과 내용체계(계속)

영역	핵심 개념	일반화된 지식	내용 요소	기능
건강자원과 사회문화	건강권과 건강자원	건강할 권리는 인간의 기본권이자 사회와 국가의 책무로, 건강권 보장을 위해서는 건강 정보 · 자원의 활용이 중요하다.	• 건강권과 책임(개인, 지역사회) • 건강 정보 · 자원 활용	• 설명하기 • 제안하기 • 제시하기 • 분석하기 • 모색하기 • 조사하기
	건강문화	문화는 건강에 영향을 미치는 주요한 요인으로 생활 환경 · 미디어 · 신념 · 관행 등은 건강문화 형성뿐만 아니라 개인 · 지역 사회 · 국가 건강에 영향을 미친다.	• 유행 · 미디어와 건강 • 또래 · 가족 문화와 건강 • 장애인, 다문화 가족 등 사회적 소수자 · 약자와 건강	

출처: 교육부 고시 제 2015-74호[별책 18]. 중학교 선택교과 교육과정 14-17

표 5-6 고등학교 보건교과 내용체계

영역	핵심 개념	일반화된 지식	내용 요소	기능
건강의 이해와 질병 예방	건강 증진	건강은 신체적, 정신적, 사회적으로 안녕한 상태의 총체적 개념이며, 다양한 요인과 관련되어 있으므로 개인 · 사회 · 국가의 건강 증진은 건강수준 및 건강 지표 평가 등에 근거한 건강 관리를 통해 가능하다.	• 건강 영향 요인 • 건강 지표, 평가	• 분석하기 • 해석하기 • 이해하기 • 제시하기 • 비교하기 • 제안하기 • 탐색하기
	생활 주기	건강은 생활습관 및 생활주기에 따라 변화하므로, 질병의 예방과 건강의 유지 및 증진은 생체리듬을 고려한 생활주기 관리를 통해 가능하다.	• 건강한 생애주기	
	질병 예방	질병은 각 기관의 항상성 균형이 깨질 때 발생하므로, 신체 기관별 병인의 특성을 고려하여 예방하고 관리해야 한다.	• 비만, 암 등 만성 질환 • 신체 기관별 건강 • 감염병 예방 관리	

표 5-6 고등학교 보건교과 내용체계(계속)

영역	핵심 개념	일반화된 지식	내용 요소	기능
생활 속의 건강한 선택	약물, 담배, 술	약물의 오·남용과 흡연, 음주는 건강에 위험을 일으키고, 주변의 권유 및 압력에 대응하는 태도가 건강에 영향을 미친다.	• 약물 오·남용 예방 • 흡연, 음주 폐해와 건강한 선택	• 옹호하기 • 조사하기 • 탐색하기 • 제시하기 • 이해하기 • 고안하기 • 적용하기 • 평가하기 • 참여하기
	성 건강	성은 생물학적, 사회·문화적으로 다양한 요인과 관련되어 있고, 성 문제는 성 가치관 및 성 윤리 의식과 관련되어 나타난다.	• 섹슈얼리티(sexuality) • 사랑·성적 자기 결정권 • 성희롱·성폭력·성매매와 성문화 • 성 매개 감염병 • 준비된 임신과 피임, 미혼모, 저출산	
	정서·정신건강	감정과 정서를 이해하고, 자신의 감정과 생각을 표현하고 조절하는 것은 대인관계 및 정신 건강의 기초를 이룬다.	• 자아존중감과 회복 탄력성 • 불안·우울 등의 감정 대처 • 자살과 위기 관리 • 정신 건강 문제와 편견	
	건강 생활 기술	건강 생활 기술은 삶의 요구와 문제들을 효과적으로 관리하고 대처하도록 돕는 적응적, 긍정적 능력이다.	• 건강 의사소통 기술(협상, 거절, 갈등 관리) • 공동체 건강 의사결정 • 건강 증진 옹호(국가와 세계)	
안전과 응급처치	생활 안전	개인의 생활 방식, 안전·위험 요인에 대한 예측 및 평가는 안전사고 예방에 영향을 미치므로, 행동 양식의 일차적 변화, 안전제일의 가치관 정립, 안전의식의 무의식적 표출이 안전문화의 원칙이다.	• 건강·안전 위험 요인 평가와 안전 문화 운동 • 차별·학대·폭력 • 직업병의 예방·대처	• 평가하기 • 이해하기 • 제시하기 • 익히기 • 시연하기 • 탐색하기
	응급처치	상황에 따른 적절한 응급처치 능력은 손상 악화 방지 및 질병 회복에 중요하다.	• 생활 속의 응급처치 • 심폐소생술과 자동제세동기 • 구조 활동	

표 5-6 고등학교 보건교과 내용체계(계속)

영역	핵심 개념	일반화된 지식	내용 요소	기능
건강자원과 사회문화	건강권과 건강자원	건강할 권리는 인간의 기본권이자 사회 · 국가의 책무로, 건강권 보장을 위해서는 건강 정보와 자원의 활용이 중요하다.	• 건강권과 책임(국가와 국제) • 건강 윤리, 건강 격차 • 보건의료 서비스와 의료 보장 제도	• 이해하기 • 평가하기 • 제시하기 • 옹호하기 • 적용하기 • 조사 · 비교하기
	건강문화	문화는 건강에 영향을 미치는 주요한 요인으로 생활환경, 미디어, 신념, 관행 등은 건강문화 형성뿐만 아니라 개인, 지역사회, 국가 건강에 영향을 미친다.	• 건강 신념 · 관행 · 미디어 • 헌혈과 장기 기증, 장례문화 • 문화적 다양성과 건강	

출처: 교육부 고시 제 2015-74호[별책 18]. 고등학교 교양교과 교육과정

6. 학교 보건교육의 수행전략

1) 학교 보건교육 수행원칙

학교 보건교육은 학생과 교직원들에게 보건에 관한 올바른 지식을 전달함으로써 자기 자신의 건강을 관리할 수 있는 능력을 길러줄 뿐만 아니라, 학교에서 보건관리에 적극적으로 참여하게 하여 학습능률을 향상시킬 수 있으므로 중요하다. 또한 학교에서 실시하는 보건교육의 효과를 높이기 위해서는 다음과 같은 내용을 고려해야 한다.

- 학생들의 학습요구를 정확히 사정한다.
- 학생의 준비 정보를 파악한다.
- 교육환경, 즉 교육자, 교육자와 학습자의 관계, 물리적 학습환경을 파악한다.
- 보건교육의 목적과 학생 수준에 맞는 학습목표를 선정한다.
- 보건교육 학습목표에 따른 적절한 보건교육 방법을 선정한다.
- 보건교육 시간을 고려하여 보건교육 자료를 준비한다.

- 보건교육을 위한 적절한 매체를 선택한다.
- 보건교육에 따른 평가방법을 계획한다.
- 보건교육에 학생들의 적극적인 참여를 유도한다.
- 교육이 진행되는 동안 학생들의 반응을 계속 관찰하여야 한다.
- 한꺼번에 많은 내용을 가르치지 않도록 한다.
- 용어 사용, 정보 제공 등 의사소통을 정확히 한다.

2) 학교 보건교육 계획안 예시

- **단원:** 약물 오 · 남용 및 흡연, 음주 예방
- **대상:** 중학교 1학년
- **장소:** 1학년 교실
- **일반적 학습목표**
  1. 담배의 유해성분이 인체에 미치는 위험성을 설명할 수 있다.
  2. 금연 의지를 갖고 친구의 흡연 권유를 당당히 거절할 수 있다.
- **본시 교수 · 학습 과정안**

<table>
<tr><th colspan="2">대상</th><td>중 1</td><th>차시</th><td>4/7</td><th>활동 유형</th><td colspan="2">모둠별 협동 활동, 체험 활동</td></tr>
<tr><th colspan="2">단원명</th><td colspan="6">Ⅲ. 약물 오 · 남용 및 흡연, 음주 예방
3. 흡연 예방과 건강</td></tr>
<tr><th colspan="2">학습 목표</th><td colspan="6">• 담배의 유해성분이 인체에 미치는 위험성을 설명할 수 있다.
• 금연 의지를 갖고 친구의 흡연 권유를 당당히 거절할 수 있다.</td></tr>
<tr><th colspan="2">학습 자료</th><td colspan="4">• 컴퓨터, 프로젝션 TV, 활동지, 빨대</td><th>인성덕목</th><td>협동정신</td></tr>
<tr><th rowspan="2">단계</th><th rowspan="2" colspan="2">학습 내용</th><th colspan="4">교수 – 학습 활동</th><th rowspan="2">유의점 및 준비물</th></tr>
<tr><th colspan="2">교사</th><th colspan="2">학생</th></tr>
<tr><td>도입
(5′)</td><td colspan="2">수업 준비
출석확인
전시학습점검</td><td colspan="2">• 수업 분위기 조성한다.
• 출석을 확인한다.
• 지난 시간에 학습했던 내용을 질문한다.
– 전체 답을 유도하기</td><td colspan="2">• 바르게 앉는다.
• 출석에 응답한다.
• 지난 시간에 배운 내용을 떠올리며 학생들이 응답한다.
– 약물, 약물남용 등</td><td>• PPT</td></tr>
</table>

<table>
<tr><th rowspan="2">단계</th><th rowspan="2">학습 내용</th><th colspan="2">교수 – 학습 활동</th><th rowspan="2">유의점 및 준비물</th></tr>
<tr><th>교사</th><th>학생</th></tr>
<tr><td rowspan="2">도입
(5′)</td><td></td><td>• 이 시간에 배울 내용에 대해 알아본다.
– 흡연 관련 사진을 보고 무엇을 의미하는지 찾아보게 하기(늙은 피터팬, 담배를 권유받는 백설공주)
• 오늘 이 시간은 바로 청소년 흡연의 문제점에 대해서 알아보도록 하겠습니다.</td><td>• 사진을 보며 질문에 답한다
– 피터팬이 흡연을 해서 늙었어요.
– 흡연 유혹을 받으면 그 유혹에 넘어가선 안돼요.</td><td>• 사진자료</td></tr>
<tr><td>학습목표 제시</td><td>• 학습목표를 제시한다.</td><td>• 학습목표를 다 같이 읽고 인지한다.</td><td>• PPT</td></tr>
<tr><td rowspan="5">전개
(30′)</td><td>• 담배</td><td>• 담배란 무엇인지에 대해 설명한다.</td><td></td><td>• PPT</td></tr>
<tr><td>• 담배의 유해성분</td><td>• 담배의 유해성분에 대해 이야기해보도록 한다.
– 니코틴: 쥐실험 동영상
– 타르
– 일산화탄소
– 기타</td><td></td><td>• 동영상</td></tr>
<tr><td>• 흡연이 인체에 미치는 영향(활동1)</td><td>• 흡연과 건강과의 관계를 설명하여 흡연이 건강에 미치는 해를 학생들이 인식하도록 한다.
– 흡연이 인체의 어떤 기관에 가장 큰 영향을 줄까요?</td><td>• 흡연이 인체에 미치는 문제를 인지한다.
– 폐입니다.</td><td>• PPT</td></tr>
<tr><td>• 폐, 심장, 혈관계
• 암 발생율
• 간접흡연</td><td>**활동 1. 폐질환 환자 체험
(제자리에서 앉았다 일어나기를 20회 반복 후 손으로 코를 막고 빨대를 이용하여 숨쉬기를 해본다)
– 흡연이 인체에 미치는 영향에 대한 동영상 시청하게 한 후 설명한다.</td><td>– 빨대로 호흡을 한 후 느낀점을 활동 1에 기록한다.
– 동영상 시청 후 느낀점을 서로 이야기한다.</td><td>• 빨대
• 활동지</td></tr>
<tr><td>• 청소년 흡연이 나쁜 이유</td><td>• 흡연이 청소년에게 미치는 나쁜 영향이 무엇인지 질문한 후 설명한다.</td><td>• 성인에 비해 미성숙 등</td><td>• 동영상</td></tr>
</table>

단계	학습 내용	교수 – 학습 활동		유의점 및 준비물
		교사	학생	
전개 (30′)	• 금연방법	• 흡연을 예방하는 것과 함께 금연이 중요하다는 것을 인식하게 한다. – 금연단계 – 금단증상 – 금연의 좋은점 • 흡연 권유 시 거절하는 방법에 대해 알아본다.	• 설명을 들으며 이해한다. • 모둠별로 토의 후 역할극으로 상황 설명하기	• PPT
	• 흡연의 유혹을 거절하는 방법 (활동2)	****활동 2. 4컷 만화 그리기** • 흡연 권유시 어떻게 거절할 것인지 4컷 만화를 그려봅시다. – 모둠별 토의 – 모둠별로 발표하도록 하기		
정리 (5′)	학습목표 상기 학습내용 정리	• 전체적인 학습내용을 정리하고 학습목표를 상기시킨다.	• 학습목표를 재인식한다.	• PPT
	확인학습 심화학습	• 학습내용에 대한 확인학습 문제를 제시한다.	• 손가락으로 답을 표시한다. • 심화학습에 관한 내용을 안내받는다.	
	느낀 점 정리	• 수업 후 느낀 점에 대해 기록 후 발표하게 한다.	• 지명된 학생은 발표한다.	
	금연 의지 갖기	• 이 수업을 계기로 앞으로 흡연을 하지 않아야겠다는 생각을 가진 학생들을 조사해 본다. – 학생들이 공감할 수 있도록 다시 한 번 강조한다.	• 손을 들어 자신의 의지 표현한다.	• 활동지
	차시예고	• 다음 시간에는 알코올 중독 예방에 대해 배울 것임을 예고한다.	• 차시학습 주제를 인지한다.	
		• 상호 인사한다.	• 상호 인사한다.	

출처: 교육부 학생건강정보센터 건강증진교육 http://www.schoolhealth.kr

3절 산업장 보건교육

1. 산업장 보건교육의 개념

국제노동기구(ILO)에서는 산업보건을 "모든 직업인의 육체적, 정신적, 사회적인 복지를 최고도로 유지·증진시켜 근로자들이 건강한 시민으로 높은 작업능률을 유지하면서 오랜 기간 동안 일할 수 있도록 하고, 근로자들의 생산성을 높이기 위한 근로 방법과 생활 조건을 어떻게 정비할 것인가를 연구하는 과학과 기술이다."라고 정의하고 있다.

근로자의 건강은 근로자 개인의 삶의 질 향상뿐만 아니라 기업의 생산성을 향상시켜 궁극적으로 국가 발전에 기여하게 된다. 산업장에 소속되어 근무하고 있는 노동인구는 국가에 따라 차이가 있으나 전체 인구의 30% 이상을 차지한다고 한다. 따라서 산업장과 근로자는 국가적인 차원에서 보건교육과 건강증진사업의 효과를 높일 수 있는 주요한 장소 및 대상이다.

산업장은 유해환경요소가 집중되어 있으며, 건강의식이나 생활양식 개선으로 건강증진효과를 높일 수 있는 조직적 특성을 가지고 있기 때문에 산업장에서의 보건교육은 꼭 필요하고, 매우 효율적이라 할 수 있다.

우리나라에서 실시되고 있는 근로자들의 건강진단 결과를 분석해 보면, 만성퇴행성 질환과 생활양식과 관련된 일반 질병의 유소견자 수는 증가하는 추세이고, 직업병 유소견자 수는 점차 줄어들고 있다. 또한 산업재해 현황에서는 업무상 질병자수는 매년 증가하고 있는 반면, 사고로 인한 재해자 수는 감소하고 있다. 업무상 질병은 진폐, 난청, 중금속 및 유기용제 중독 같은 직업병과 뇌·심혈관질환, 근·골격계질환과 같은 작업관련성 질병으로 나뉘는데 직업병은 감소 추세를 보이는 반면, 작업관련성 질환은 증가 추세를 보이고 있다. 이러한 작업관련성 질환은 고혈압, 당뇨병, 고지혈증 등의 만성질환과 관련이 있고 또한 영양, 운동, 흡연, 음주 등 건강행태와도 관련이 있다.

산업장에서 산업재해를 줄이기 위해 보다 효과적인 건강관리가 이루어지기 위해서는 건강행태 개선 및 만성질환 관리 등과 관련된 다양한 보건교육이 필수적으로 요구되며, 건강증진 프로그램도 개발, 적용되어야 한다. 산업장 보건교육은 기존 기록 등을 활용하여 교육의 효율성을 높일 수 있으며, 교육대상자의 이동이 적어 교육의 연속성이 유지될 수 있고, 대상 집단이 동질적이고 동일한 체계에 소속되어 있어 구체적인 보건교육 내용 개발과 적용이 용이하다는 장점이 있다(장원기 외, 2002). 따라서 산업장 보건교육은 근로자들이 자신들이 일하고 있는 작업장에 어떠한 유해요인이 있는지, 초래될 수 있는 건강 영향은 무엇인지, 그리고 이들 유해요인을 효과적으로 제거하고 관리할 수 있는 방법에 관하여 알도록 하고, 적극적으로 건강관리와 작업 환경 관리에 참여하도록 하는 것이 주목적이다. 이와 함께 최근에는 일반 건강증진에 관련된 내용도 교육의 주요 부분으로 포함되고 있으며 근로자들뿐만 아니라 사업주 및 관리자에 대한 교육의 필요성도 강조되고 있다.

2. 산업장 보건교육의 필요성

1) 필요성

보건교육이 모든 대상자에게 바람직한 건강행태를 조성하기 위한 가장 효율적인 중재임은 두말할 나위도 없다. 산업장에서의 건강관리는 매우 중요하게 다루어져야 하며 그 중요성은 날이 갈수록 강조되고 있다. 이를 요약하면 다음과 같다.

- 취업한 근로자의 건강관리가 체계적으로 시작되어야 하는 시기이다.
- 입사부터 퇴사까지 오랜 기간 같은 환경에 노출되어 건강에 악영향을 미칠 수 있다.
- 산업장 건강관리는 산업장의 생산성과 경제적 효과와 밀접하다.
- 안전과 보건교육은 밀접하게 상호 연관되어 있다.
- 웰빙에 대한 인식과 건강 및 삶의 질에 대한 관심이 높아지고 있다.
- 보건교육의 효과가 입증되어 관심이 증대되었다.

2) 산업장 보건교육의 효과

- 안전사고의 발생이 감소된다.
- 질병과 사고로 인한 결근율이 감소된다.
- 질병과 사고로 인한 이직률이 감소된다.
- 질병과 사고로 인한 의료비 지출이 감소된다.
- 업무 능률과 생산성 향상으로 경제적 이익이 증가된다.
- 산업장 스트레스와 비만 등 건강증진 위험요인을 줄인다.
- 건강한 직장 분위기 조성에 기여한다.

3. 산업장 건강관리

1) 건강진단

건강관리는 건강진단 및 그 결과를 근거로 한 사후 조치를 비롯해 더 나아가 일상생활 속의 건강상담, 건강지도까지 광범위한 내용을 포함하는 것으로, 우선 건강진단을 행하고 건강상태를 조사하며, 이상이 있는 경우에는 정밀건강진단을 실시해서 건강관리 구분을 결정한다. 건강관리 구분상 문제가 있을 경우에는 추적검사를 한다든지 의학적 치료를 행하는 동시에 이상의 원인이 되는 작업환경 요인이나 작업방법에 대해서 적절한 개선 조치를 강구해야 한다. 그리고 건강진단에서 분명한 건강장해가 발견되지 않는 경우라도 작업환경과 작업방법이 근로자의 건강에 영향을 미칠 수 있는 잠재적 변화가 일어나는 경우도 있으므로 유해물질에 대한 노출량의 저감, 작업방법의 개선 등에 의해 건강장해를 미연에 방지하는 것이 중요하며, 작업환경관리 및 작업관리와 유기적으로 연계하여 추진하는 것이 바람직하다. 건강관리의 기본이 되는 흐름은 그림 5-3과 같다.

(1) 건강진단의 종류

건강진단은 사업장 근로자의 질병을 조기에 발견하여 신속히 조치함으로써 근로자의 건강 유지 및 증진에 기여함을 목적으로 실시하며, 법령 「산업안전보건법

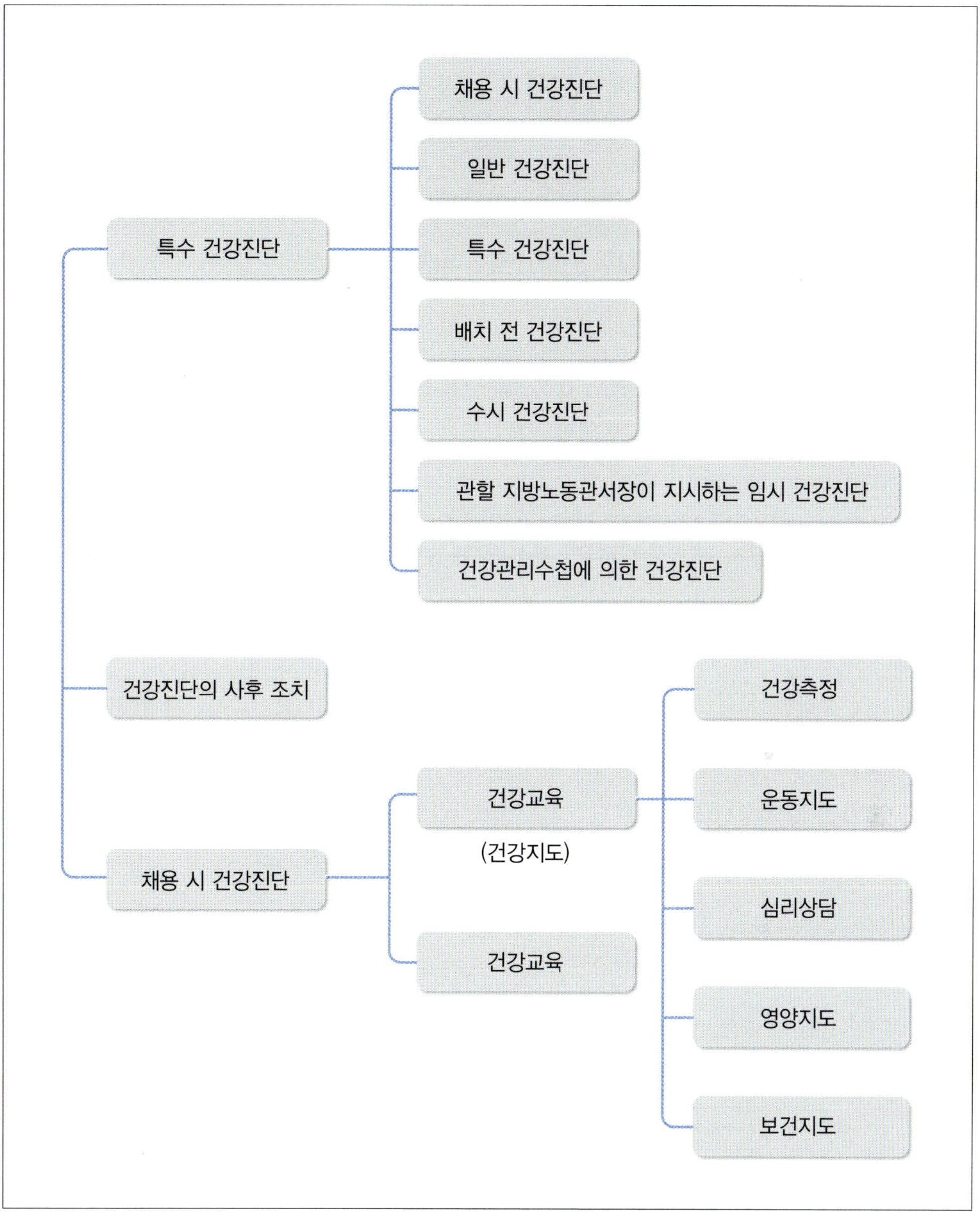

그림 5-3 건강관리의 흐름

제43조 건강진단」을 근거로 한 건강진단의 종류는 다음과 같다.

① **채용 시 건강진단:** 근로자를 신규로 채용하는 경우 작업에 배치하기 전 실시

② **일반 건강진단:** 상시 사용하는 근로자에 대하여 주기적으로 실시

③ **특수 건강진단:** 유해한 업무에 종사하는 근로자에 실시

④ **배치 전 건강진단:** 신규채용 또는 작업 부서의 전환으로 특수 건강진단 대상업무에 종사하는 근로자에 실시

⑤ **수시 건강진단:** 특수건강진단 대상 업무로 인하여 유해인자에 의한 직업성 천식, 직업성 피부염, 기타 건강장해를 의심하게 하는 증상이나 의학적 소견이 있는 근로자에 실시

⑥ **임시 건강진단:** 유해인자에 의한 자각 및 타각증상이 발생하는 경우의 중독 여부, 질병이환 여부 또는 질병발생 원인 등을 확인하기 위하여 지방 노동관서장 명령에 의해 실시

건강진단 실시 결과 건강관리 구분은 표 5-7과 같다.

(2) 사후관리

건강진단 실시 결과, 건강관리 구분을 결정할 필요가 있고 그 결과 관찰을 요하는 자 또는 치료를 요하는 자가 있을 경우에는 건강을 유지 · 보존하기 위해 필요하다면 작업장소의 변경, 작업전환, 근로시간의 단축, 취업금지 등 조치를 해야 한다

표 5-7 건강진단 결과 구분

순위		내용
A		건강상 사후관리가 필요 없는 자(건강자)
C	C 1	직업성 질환으로 진전될 우려가 있어 추적조사 등 관찰이 필요한 자(요관찰자)
	C 2	일반 질병으로 진전될 우려가 있어 추적관찰이 필요한 자(요관찰자)
D	D 1	직업성 질환의 소견을 보여서 사후관리가 필요한 자(직업병 유소견자)
	D 2	일반 질병의 소견을 보여 사후관리가 필요한 자(일반질병 유소견자)
R		일반 건강진단에서의 질환 의심자, 2차 건강진단 대상자

※ 근로자건강진단 실시 기준, 고용노동부 고시 제2013-49호

※ 특수 건강진단 선택검사항목 추가검사 대상임을 통보하였으나 당해 근로자의 퇴직 등으로 당해 검사가 이루어지지 않아 건강관리 구분을 판정할 수 없는 근로자에 대해서는 'U'로 분류함

(산업안전보건법 제43조). 근로자 건강진단의 사후 조치는 그림 5-4와 같다.

(3) 건강관리수첩 교부

장기간 잠복기를 거쳐 발병하는 석면 등 11종의 유해물질을 제조, 취급하는 업무에 일정 기간 종사한 근로자를 대상으로, 정기적으로 무료 건강진단을 실시하여

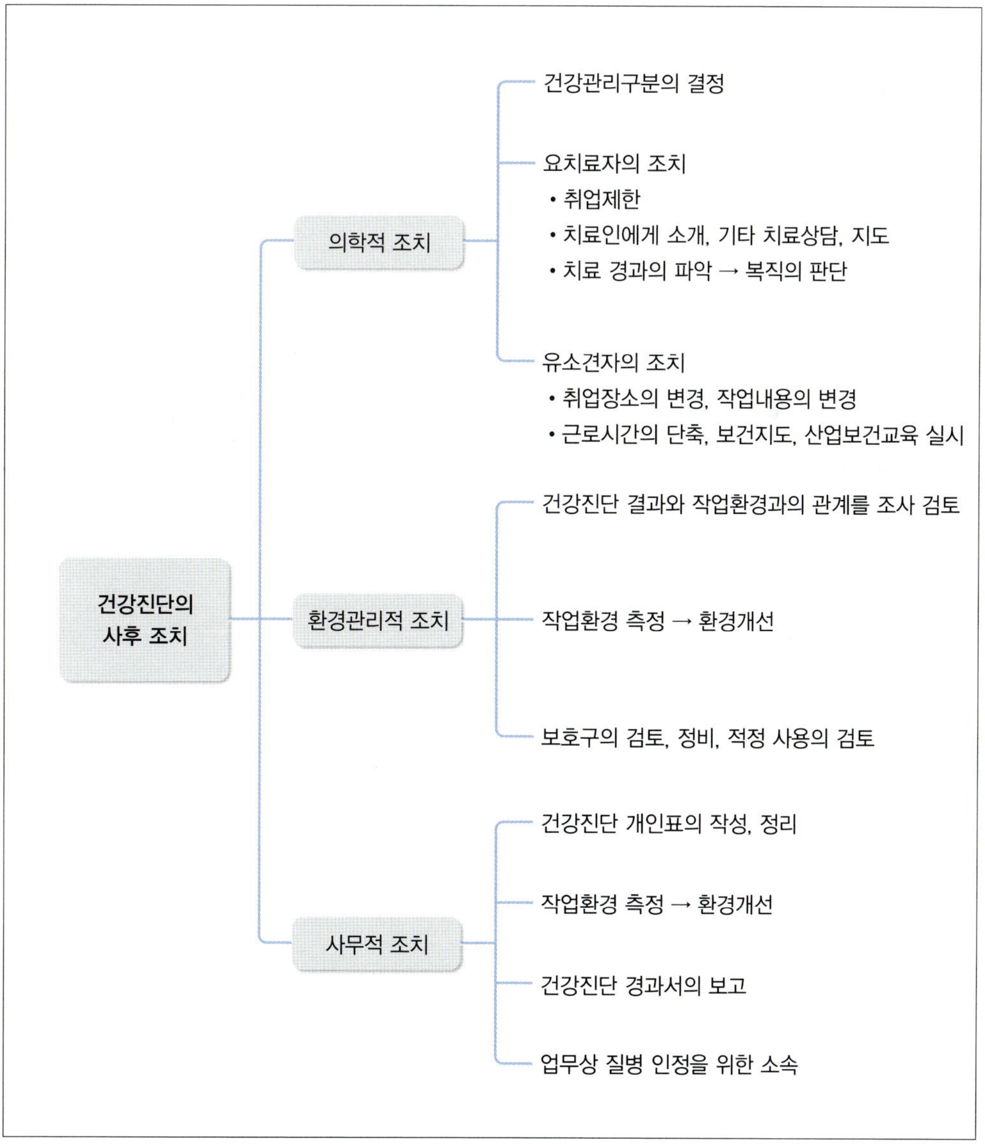

그림 5-4 건강진단의 사후 조치

직업병으로의 이환을 조기에 예방하기 위하여 건강관리수첩을 교부하며 수첩소지자는 해당 유해인자에 대해 매년 1회 이상 특수 건강진단을 무료로 수진할 수 있다.

4. 산업장 보건교육의 목적

산업장 보건교육은 건강을 유지 · 증진하기 위한 지식을 제공하며, 그것을 일상작업과 생활 속에서 실천할 수 있도록 근로자에게 동기를 부여하는 데 그 목적이 있다. 국제노동기구에서는 산업보건사업의 권장 기본목표를 다음과 같이 제시하고 있다.

- 노동과 노동조건으로 인해 일어날 수 있는 건강장해로부터 근로자 보호
- 직업에 있어서 근로자들의 정신적 · 육체적 적응, 특히 채용 시 적성배치에 기여
- 근로자의 정신적 · 육체적 안녕상태를 최대한으로 유지 · 증진시키는 데 기여

또한 우리나라 산업안전보건법 제1조에서 "이 법은 산업안전 · 보건에 관한 기준을 확립하고, 그 책임의 소재를 명확하게 하여 산업재해를 예방하고 쾌적한 작업환경을 조성함으로써 근로자의 안전과 보건을 유지 · 증진함을 목적으로 한다."라고 규정하고 있다.

5. 산업장 보건교육의 대상

산업안전보건법에서는 산업장 근로자들에게 정기적으로, 채용할 때와 작업내용을 변경할 때, 그리고 유해하거나 위험한 작업에 근로자를 사용할 때 안전 · 보건에 관한 교육을 실시하는 것을 사업주의 의무로 규정하고 있다(산업안전보건법 제5조).

사업주가 산업장 근로자들에게 실시해야 하는 교육과정은 정기교육, 채용 시 교육, 작업내용 변경 시 교육, 그리고 특별교육으로 구분하고 있다. 정기교육의 교육시간은 사무직 및 판매 업무에 종사하는 근로자는 매월 1시간 이상 또는 매 분기 3시간 이상, 그 외 업무에 종사하는 근로자는 매월 2시간 이상 또는 매 분기 6시간

이상의 안전 · 보건교육을 실시하도록 규정하고 있다.

채용 시 교육은 일용직 근로자의 경우 1시간 이상, 그 외 근로자는 8시간 이상으로 규정하고 있으며, 작업내용 변경 시 교육은 일용직 근로자는 1시간 이상, 그 외 근로자는 2시간 이상 받도록 하고 있다. 그 외 근로자가 유해하거나 위험한 작업을 해야 할 때에는 특별교육을 받도록 하고 있는데 이러한 특별안전보건교육 대상 작업

표 5-8 산업안전 · 보건 관련 교육과정별 교육시간「산업안전보건법 제31조 안전 · 보건교육」

<table>
<tr><th>교육과정</th><th colspan="2">교육대상</th><th>교육시간</th></tr>
<tr><td>정기교육</td><td colspan="2">사무직 종사 근로자</td><td>매월 1시간 이상 또는 매 분기 3시간 이상</td></tr>
<tr><td rowspan="4">교육내용</td><td rowspan="3">사무직 종사 근로자 외의 근로자</td><td>판매업무에 직접 종사하는 근로자</td><td>매월 1시간 이상 또는 매 분기 3시간 이상</td></tr>
<tr><td>특별안전보건교육 대상 작업에 종사하는 근로자</td><td>매월 2시간 이상</td></tr>
<tr><td>판매업무 및 특별안전보건교육 대상 작업 외에 종사하는 근로자</td><td>매월 2시간 이상 또는 매 분기 6시간 이상</td></tr>
<tr><td colspan="2">관리감독자의 지위에 있는 사람</td><td>매 분기 8시간 이상 또는 연간 16시간 이상</td></tr>
<tr><td rowspan="2">채용 시 교육</td><td colspan="2">일용 근로자</td><td>1시간 이상</td></tr>
<tr><td colspan="2">일용 근로자를 제외한 근로자</td><td>8시간 이상</td></tr>
<tr><td>작업내용 변경 시 교육</td><td colspan="2">일용 근로자</td><td>1시간 이상</td></tr>
<tr><td rowspan="3">특별교육</td><td colspan="2">일용 근로자를 제외한 근로자</td><td>2시간 이상</td></tr>
<tr><td colspan="2">특별안전보건교육 대상 작업에 종사하는 일용 근로자</td><td>2시간 이상</td></tr>
<tr><td colspan="2">특별안전보건교육 대상 작업 각 호의 어느 하나에 해당하는 작업에 종사하는 일용 근로자를 제외한 근로자</td><td>• 16시간 이상(최초 작업에 종사하기 전 4시간 이상 실시하고 12시간은 3개월 이내에서 분할하여 실시 가능)
• 단기간 작업 또는 간헐적 작업인 경우에는 2시간 이상</td></tr>
</table>

표 5-9 안전보건관리 책임자 등에 대한 교육

교육대상	교육시간	
	신규교육	보수교육
안전보건관리 책임자	6시간 이상	6시간 이상
안전관리자	34시간 이상	24시간 이상
보건관리자	34시간 이상	24시간 이상
재해예방 전문지도기관 종사자	–	24시간 이상

은 법에서 따로 규정하고 있다. 특별안전보건교육 대상 작업을 행하는 일용직 근로자나 단기간 작업 또는 간헐적 작업자는 2시간 이상 교육을 받도록 하고 있으며, 그 외 근로자는 16시간 이상 교육을 받도록 하고 있다(표 5-8).

산업안전보건법에서는 산업장의 관리 책임자, 안전관리자, 보건관리자 그리고 재해예방 전문지도기관의 종사자에게 안전·보건에 관한 직무교육을 받도록 규정하고 있다.

이들을 위한 교육은 신규교육과 보수교육으로 나뉘는데, 안전보건관리 책임자의 신규교육과 보수교육은 각각 6시간 이상으로 안전관리자와 보건관리자는 각각 신규교육 34시간 이상, 보수교육 24시간 이상으로 규정하고 있다. 신규교육은 해당 직위에 선임된 후 3개월(보건관리자가 의사인 경우는 1년) 이내에 받아야 하고, 직무교육은 신규교육을 이수한 후 매 2년이 되는 날을 기준으로 전후 3개월 사이에 받도록 규정하고 있다. 재해예방 전문지도기관 종사자의 보수교육은 24시간 이상으로 규정하고 있다(표 5-9).

6. 산업장 보건교육의 내용

산업장 내에서 교육대상별로 실시되어야 하는 교육내용은 산업안전보건법 시행규칙 별표 8의2에서 규정하고 있다(표 5-10).

산업장 근로자 대상 정기안전·보건교육 내용은 산업안전 및 사고 예방에 관한

표 5-10 교육대상별 산업장 안전보건교육 내용

교육과정	교육내용
근로자 정기안전 · 보건교육	• 산업안전 및 사고 예방에 관한 사항 • 산업보건 및 직업병 예방에 관한 사항 • 건강증진 및 질병예방에 관한 사항 • 유해 · 위험 작업환경 관리에 관한 사항 • 산업안전보건법 및 일반관리에 관한 사항
관리감독자 정기안전 · 보건교육	• 작업공정의 유해 · 위험과 재해 예방대책에 관한 사항 • 표준안전작업방법 및 지도 요령에 관한 사항 • 관리감독자의 역할과 임무에 관한 사항 • 산업보건 및 직업병예방에 관한 사항 • 유해 · 위험 작업환경 관리에 관한 사항 • 산업안전보건법 및 일반관리에 관한 사항
채용 시의 교육 및 작업내용 변경 시의 교육	• 기계 · 기구의 위험성과 작업의 순서 및 동선에 관한 사항 • 작업 개시 전 점검에 관한 사항 • 정리정돈 및 청소에 관한 사항 • 사고 발생 시 긴급조치에 관한 사항 • 산업보건 및 직업병예방에 관한 사항 • 물질안전보건자료에 관한 사항 • 산업안전보건법 및 일반관리에 관한 사항
특별안전 · 보건교육 대상 작업별 교육내용	• 채용 시 교육내용과 같은 내용 • 각 유해인자별 인체에 미치는 영향과 작업 시 유의사항, 이상 발생 시 응급조치에 관한 사항 등

사항, 산업보건 및 직업병 예방에 관한 사항, 건강증진 및 질병 예방에 관한 사항, 유해 · 위험 작업환경 관리에 관한 사항, 산업안전보건법 및 일반관리에 관한 사항이다.

근로자를 채용하거나 작업내용 변경 시 실시해야 될 교육내용은 기계 · 기구의 위험성과 작업의 순서 및 동선에 관한 사항, 작업 개시 전 점검에 관한 사항, 정리정돈 및 청소에 관한 사항, 사고 발생 시 긴급조치에 관한 사항, 산업보건 및 직업병 예방에 관한 사항, 물질안전보건자료에 관한 사항, 산업안전보건법 및 일반관리에 관한 사항 등이다.

관리감독자를 위한 정기안전 · 보건교육 내용은 작업공정의 유해 · 위험과 재해예방대책에 관한 사항, 표준안전작업방법 및 지도 요령에 관한 사항, 관리감독자의 역할과 임무에 관한 사항, 산업보건 및 직업병 예방에 관한 사항, 유해 · 위험 작업환경 관리에 관한 사항, 산업안전보건법 및 일반관리에 관한 사항 등이다. 그 외 특별안전 · 보건교육대상 작업별 교육내용은 각 작업별 유해인자가 인체에 미치는 영향과 이상 발생 시 응급조치에 관한 내용, 안전기 및 보호구 취급에 관한 내용들이 포함되어 있다.

7. 산업장 보건교육의 수행전략

1) 산업장 보건교육 수행원칙

산업장 보건교육은 근로자에게 보건에 관한 올바른 지식을 제공함으로써 자기자신의 건강을 관리할 수 있는 능력을 길러 줄 뿐만 아니라, 산업장에서 보건관리에 적극적으로 참여하게 하여 업무능률을 향상시킬 수 있으므로 중요하다. 또한 산업장에서 실시하는 보건교육의 효과를 높이기 위해서는 다음과 같은 내용을 고려해야 한다.

- 근로자의 건강요구를 정확히 사정한다.
- 보건교육의 우선순위와 목적을 명확하게 제시한다.
- 보건교육에 근로자들의 적극적인 참여를 유도한다.
- 교육이 진행되는 동안 대상자들의 반응을 계속 관찰하여야 한다.
- 한꺼번에 많은 내용을 가르치지 않도록 한다.
- 용어 사용, 정보 제공 등 의사소통을 정확히 한다.
- 회사 사정이나 구조적 문제 등 장애요인을 제거한다.
- 선택된 교육 중재 전략이 비용-효과적인 측면에서 우수한지 검토한다.

2) 산업장 보건교육 계획안

<table>
<tr><th colspan="3">대상</th><th colspan="4">주제</th></tr>
<tr><td colspan="3">사무직 근로자</td><td colspan="4">VDT 증후군 예방</td></tr>
<tr><th colspan="7">VDT 증후군 예방</th></tr>
<tr><th>대상</th><td colspan="2">산업장 근로자(20명)</td><td>장소</td><td>교육실</td><td>일시</td><td>2017년 11월 10일</td></tr>
<tr><th>학습
주제</th><td colspan="6">VDT 증후군 예방</td></tr>
<tr><th>학습
목표</th><td colspan="6">1. VDT 증후군 예방의 중요성을 이해한다.
2. 생활 속에서 VDT 증후군 예방을 위한 실천법을 설명할 수 있다.</td></tr>
<tr><th>학습
자료</th><td colspan="6">• 유인물
• 동영상
• 빔 프로젝터</td></tr>
<tr><th>단계</th><th>학습내용</th><th colspan="3">교수–학습활동 내용</th><th>시간(분)</th><th>자료 및 유의점</th></tr>
<tr><td>도입</td><td>VDT 증후군 예방의 중요성</td><td colspan="3">• VDT 증후군의 실태를 설명한다.
• VDT 증후군 예방의 중요성과 필요성을 설명한다.
• 근로자들이 수업에 집중할 수 있도록 유도한다.</td><td>5</td><td>시청각자료
강의(질의)</td></tr>
<tr><td rowspan="2">전개</td><td>VDT 작업 근로자의 올바른 작업자세</td><td colspan="3">VDT 작업 근로자의 올바른 작업자세의 실천
• 작업자의 시선 범위
• 팔의 위치
• 서류받침대 사용
• 의자에 앉을 때
• 발 받침대
• 무릎내각 등</td><td>10</td><td>강의(ppt 사용)</td></tr>
<tr><td>건강체조</td><td colspan="3">VDT 작업 근로자를 위한 건강체조
• 간단한 상체 스트레칭 체조 배우기
• 간단한 상체 스트레칭 체조 익히기
• VDT 작업자의 건강체조 배우기
• VDT 작업자의 건강체조 익히기
• VDT 작업자의 스트레칭 및 건강체조 효능인식</td><td>25</td><td>시범(ppt 사용)
및 실습</td></tr>
<tr><td>정리</td><td>VDT 증후군 예방법 요약정리</td><td colspan="3">• VDT 작업 근로자의 올바른 자세 질의, 응답
• VDT 작업 근로자를 위한 건강체조 순서 질의, 응답
• 근로자의 건강체조 시범 보이기</td><td>10</td><td>질의 및 응답,
근로자 시범</td></tr>
</table>

4절 보건의료기관 보건교육

1. 보건의료기관 보건교육의 개념

보건의료기본법 제3조에서 "보건의료기관"이란 보건의료인이 공중 또는 특정 다수인을 위하여 보건의료 서비스를 행하는 보건기관, 의료기관, 약국 및 대통령령으로 정하는 기관을 말한다. 즉, 보건의료기관은 국민들에게 보건의료 서비스를 제공하는 장소를 말한다. 의료법에 명시된 의료기관, 지역보건법에 규정된 보건소, 보건지소, 농어촌 보건의료를 위한 특별조치법에 의한 보건진료소 그리고 약사법에 의한 약국이 포함된다. 보건의료기관에는 분야별로 전문 의료인이 종사하고 있으며, 대학병원의 경우 질병치료와 예방에 관하여 의료인을 교육 · 훈련시키기도 하고 많은 연구를 수행하기도 한다.

외국의 경우 보건의료기관이 보건교육 프로그램을 수립하여 환자와 환자 가족은 물론 주위의 지역사회 주민을 대상으로 규칙적으로 보건교육을 실시하고 있는 경우가 많다. 우리나라도 이러한 보건의료기관 중심의 보건교육 프로그램을 개발하여 시행한다면 보건의료기관의 홍보뿐만 아니라 신뢰도를 높이는 데에도 크게 기여할 것으로 생각된다.

2. 보건의료기관 보건교육의 필요성

질병으로부터 회복되는 기간은 질병에 이환되는 기간의 두 배가 넘는다. 이 두 배의 기간도 효율적으로 잘 관리하지 못하면 질병으로부터 회복되기란 쉽지 않다. 입원은 병을 고치기 위해 일정기간 동안 병원에 머무는 것을 말한다. 그래서 의료기관에서의 보건교육은 환자의 신체적 정신적 상태뿐만 아니라 경제적 · 사회적 상태에도 영향을 미친다. 의료기관의 보건교육은 입원환자와 간호를 하는 보호자를 중심으로 이루어지며, 특히 질병군별 보건교육이 가능하다. 또한 외래를 방문하는 내원자와 환자보호자 그리고 지역사회 주민을 대상으로 질병 예방과 관리, 최신 의료에 대하여 교육함으로써 교육효과는 매우 중요하다.

특히 의료기관에서의 보건교육은 의료비 지출 감소, 입원 일수 감소, 질병으로부터 고통과 불편 감소, 질병에 효율적인 대처, 질병의 예후에 바람직한 영향을 주며, 질병의 합병증 감소 그리고 건강생활습관을 익힐 수 있는 효과가 크므로 의료기관 보건교육의 필요성은 매우 중요하다고 할 수 있다.

3. 보건의료기관 보건교육의 목적

의원, 병원, 공공보건조직에서 보건교육이 행해진다. 이러한 의료기관은 환자의 전반적인 치료와 함께 통합된 보건교육이 제공되어야 할 대표적인 현장으로, 진료고유의 목적뿐만 아니라 지역사회 주민의 건강증진 및 보건교육에 대한 요구도 충족시켜 주어야 한다. 의료기관은 의사, 간호사를 비롯한 의료 전문가가 포진해 있고, 조직 및 시설 등 교육적 자원이 풍부하여 환자와 지역사회의 신뢰를 얻을 수 있는 건강증진 및 보건교육을 실시하기에 유리한 조건을 갖추고 있다. 그러나 의료인이 행하는 업무량, 교육에 대한 불충분한 준비 등으로 보건교육이 제대로 이루어지지 못하는 경우가 많다.

입원환자를 중심으로 개별 보건교육이 실시되며, 2차, 3차 예방이 포함된 교육이다. 환자와 그 가족에게 환자의 요구나 능력, 준비성을 사정하여 환자의 지속적인 건강관리 요구를 충족시키기 위해, 입원에서 퇴원에 이르기까지 실제적인 건강문제를 해결할 수 있는 지식과 기술을 증진시켜 주고, 퇴원 후에 발생할 수 있는 합병증 및 재발의 예방과 지속적인 건강관리를 할 수 있도록 보건교육을 실시해야 한다. 특히 의료기관의 전체적인 특성에 따라 환자 교육내용에 맞는 일관성 있고 통합된 역할을 수행할 수 있는 보건교육이 이루어져야 한다. 재원기간 중 환자교육은 체계적이고, 계획적으로 이루어져 환자의 건강행위를 변화시킬 수 있어야 한다.

환자와 그 가족을 대상으로 하는 보건교육의 목적은 회복을 돕고 기능을 촉진시키며, 건강행위를 실천하고, 적절히 의사결정을 할 수 있게 한다. 보건교육의 효과는 치료과정에 적극적으로 참여할 수 있게 되어, 합병증을 예방하고, 재원기간을 줄

표 5-11 보건 의료기관의 보건교육

구분	의료기관보건교육
목표	환자: 질환에 따른 교육 지역사회 주민: 건강증진, 질병예방목적
대상	환자, 보호자, 지역사회 주민
내용	2, 3차 예방활동 및 질병관리 활동중심
방법	환자상담, 질병관리를 위한 개별, 집단교육

지역사회주민: 주제특강, 강좌

여 조기퇴원을 높이는 등 의료비와 치료 측면에서 상당히 긍정적이다.

특히 의료기관에서는 고혈압, 당뇨, 관절염, 파킨슨병, 장기 투석자, 암 발병자, 재발 위험자 등 만성적 질환자의 치유뿐만 아니라 지역사회 주민을 대상으로 각종 건강교실을 운영하고 있거나 건강관리사업 등의 서비스를 제공하고 있다. 보건교육 전문가가 이러한 업무를 수행한다면 다양하고 수준 높은 건강증진 프로그램의 개발과 그 수행효과를 높일 수 있다.

4. 보건의료기관 보건교육의 대상

의료기관에서 실시되는 보건교육은 환자 및 보호자를 대상으로 이루어지고 있으며, 환자를 중심으로 주로 개별 보건교육을 실시한다. 환자와 그 가족에게 환자의 요구나 능력, 준비성을 사정하여 환자의 지속적인 건강관리 요구를 충족시키기 위해 입원에서 퇴원에 이르기까지 실제적인 건강문제를 해결할 수 있는 지식과 기술을 증진시켜 주고, 퇴원 후에 발생할 수 있는 합병증 및 재발의 예방과 지속적인 건강관리를 할 수 있도록 도와주어야 한다. 또한 의료기관에서는 지역사회 주민을 대상으로 각종 건강교실을 운영하여 질병을 예방하고 건강을 유지 · 증진하는 데 기여하고 있다(표 5-12).

표 5-12 보건의료기관 보건교육 대상

대상	교육내용	방법
환자/보호자	• 복약, 검사절차 등 각종 질환에 대한 관리방안 • 식사요법, 운동요법, 체중관리 스트레스관리, 숙면, 금연, 절주 등 건강관련 행동 • 합병증 예방 및 재발예방, 정기적 진료, 퇴원 후 추후관리 등	개별 보건교육, 상담, 시범 등
의료기관 종사자	• 질병의 예방과 치료 • 건강행동(영양, 운동, 금연, 스트레스 대처, 체중조절, 알코올 남용예방, 안전생활) • 병원감염 등	강의, 심포지엄, 집단토론, 패널토의, 분단토의 등
지역사회 주민	• 질병예방 • 정기건강검진 • 스트레스 관리 • 만성질환관리 등	집단보건교육, 건강 캠페인, 강연회, 건강교실, 상담, 매체활용교육, 시범, 역할극 등

5. 보건의료기관 보건교육의 내용

보건의료기관 보건교육에서 특히 강조되고 있는 교육내용 중 순응교육에 대한 연구가 많이 이루어지고 있는데 의학적 순응(medical compliance)이라는 용어는 의사의 의학적 처치 또는 건강에 관련된 조언에 대해서 환자의 행동(약물 복용, 식이요법, 생활습관의 변화 등)이 일치하는 정도라고 정의된다. 이미 많은 연구보고에서 치료나 처방에 대하여 순응도가 높을수록 치료 효과가 좋다고 한다. 그러나 환자의 22~72%는 약물 복용이나 의사의 처방에 순응하지만, 만성질환으로 장기치료를 받고 있는 환자들의 치료 순응도는 50% 정도로 알려져 있다. 고혈압으로 치료 중인 환자의 2/3 정도만이 처방된 약을 제대로 복용한다고 한다. 의사로부터 금연을 권고받은 환자가 1년 이상 금연 상태를 유지하는 경우는 4%에 불과하다고 한다. 따라서 의사들은 자신이 권유한 치료에 환자가 실제로 얼마나 충실히 따르는가, 또 잘 따르지 않는다면 그 이유가 무엇인가를 알려고 노력해야 한다.

보건교육을 통한 환자의 순응도를 높이려면 환자의 대기 시간을 가능한 한 줄여야 한다. 재진 약속을 정할 때도 의사가 일방적으로 날짜를 정하기보다 환자의 의견을 물어 서로 조절하는 것이 탈락률을 줄이는 비결이다. 환자가 치료에 적극적으로 참여하도록 하는 것은 순응도를 높이는 또 하나의 방법이다. 치료 과정에서 의사보다 환자의 책임이 강조될수록 순응도가 높다. 불필요한 약물의 처방을 줄이고, 복용횟수를 최소화하며, 치료 목표를 이루기 위한 최소 용량으로 처방하는 것이 순응도를 높이는 방법이다.

건강보험심사평가원에서 이루어진 당뇨병 환자를 대상으로 한 처방 순응 교육연구에서도 다음과 같은 결과를 보고했다. "당뇨병처럼 평생 약을 먹어야 하는 질환은 환자들의 지속적인 치료와 투약이 소홀해질 가능성이 높다."며 "무엇보다 처방(투약) 순응도를 높이기 위한 보건교육과 홍보, 건강생활실천 노력이 요구된다."고 분석했다.

또한 의료의 질은 의사소통기술에 많은 부분 의존하고 있으며, 환자는 의사의 임상적 능력보다 의사의 의사소통기술 부족에 불편을 갖는 경우가 많다. 효과적인 환자와 의사 간의 의사소통은 환자의 만족도와 치료 순응도에 큰 영향을 미치는 것으로 알려져 있다. 따라서 보건의료기관 보건교육 내용에 처방 순응 교육과 전문가(의사) 대상 의사소통기술을 보다 더 강조할 필요가 있다.

이상의 보건의료기관 보건교육 내용 외에 의료기관의 보건교육 내용은 주로 2차, 3차 예방이 포함된 교육으로, 급성 혹은 만성질병의 예방과 치료, 조기발견을 위한 색출검사에 초점을 둔다. 예를 들면, 각종 질환에 대한 소개 및 진단과 치료법, 약물관리, 영양, 응급처치 등 다양하다. 진단과 치료단계에서 환자와 가족이 질병의 치료와 관리의 필요성을 알고, 병원환경에 대하여 알도록 해야 한다. 퇴원 전에 집에서 자신의 건강을 돌보기 위해 식이, 활동, 지속적인 재활, 재발 및 합병증 예방과 이용 가능한 서비스에 관한 교육도 필요하다.

6. 보건의료기관 보건교육의 수행전략

1) 보건의료기관 보건교육 수행원칙

보건의료기관에서 환자를 대상으로 보건교육을 실시할 때 보건교육의 효과를 높이기 위해서는 다음과 같은 내용을 고려해야 한다.

- 환자는 기본 구성원으로서 교육목표 설정 등에 참여하여야 한다.
- 환자 교육을 전담할 수 있는 여러 영역의 전문 인력으로 구성된 조직이 필요하다.
- 교육 시작 전 대상자의 교육 요구에 대해 잘 파악하고 난 뒤에 교육을 시작하도록 하며, 파악된 보건교육 요구도를 고려하여 학습목표와 학습내용을 구성한다.
- 교육내용이나 전달되는 정보를 분명하고 확실하게 하도록 하며 대상자가 필요로 하는 정보에 초점을 맞춘다.
- 대상자는 자발적으로 보건교육에 참여하도록 하며, 교육목표를 이해하고 수용하는 행동변화가 필요하다.
- 교육은 상호 신뢰와 존경심, 협력관계가 형성될 수 있는 여건에서 적절한 시기에 이루어져야 한다.
- 대상자의 경험을 존중하고 막연한 교육내용을 구체적이고 분명하게 해주며, 수시로 피드백을 확인한다.

2) 보건의료기관 보건교육 계획안

<table>
<tr><th colspan="3">대상</th><th colspan="4">주제</th></tr>
<tr><td colspan="3">파킨슨병 환자</td><td colspan="4">파킨슨병 환자의 질병관리방법</td></tr>
<tr><th colspan="7">파킨슨병 환자의 관리법</th></tr>
<tr><th>대상</th><td colspan="2">파킨슨병 환자</td><td>장소</td><td>○○병원 교육장</td><td>일시</td><td>2017년 11월 10일</td></tr>
<tr><th>학습 주제</th><td colspan="6">파킨슨병 환자의 질병관리법</td></tr>
<tr><th>학습 목표</th><td colspan="6">1. 파킨슨병 관리의 중요성을 이해한다.
2. 생활 속에서 파킨슨병 관리를 위한 실천법을 설명할 수 있다.</td></tr>
<tr><th>학습 자료</th><td colspan="6">• 유인물
• PPT</td></tr>
<tr><th>단계</th><th>학습내용</th><th colspan="3">교수–학습활동 내용</th><th>시간(분)</th><th>자료 및 유의점</th></tr>
<tr><td>도입</td><td>파킨슨병 관리의 중요성</td><td colspan="3">• 파킨슨병의 정의
• 파킨슨병으로 인한 사회적 부담
• 파킨슨병 관리의 필요성</td><td>5</td><td>강의(질의)</td></tr>
<tr><td rowspan="2">전개</td><td>파킨슨병의 원인, 증상, 진단, 치료법</td><td colspan="3">• 파킨슨병의 원인과 증상에 대한 설명
• 파킨슨병의 진단과 검사
• 파킨슨병의 위험인자, 합병증에 대한 설명
• 파킨슨병의 치료법</td><td>20</td><td>강의(ppt 사용)</td></tr>
<tr><td>파킨슨병 관리 및 예방</td><td colspan="3">• 우울증 관리
• 질병의 진행성에 따른 관리대책
• 운동관리
• 스트레스 관리
• 자기관리 대책</td><td>20</td><td>강의(ppt 사용)</td></tr>
<tr><td>정리</td><td>생활 가이드</td><td colspan="3">• 생활 속에서 파킨슨병 관리 실천법에 대한 질문에 대답하기</td><td>5</td><td>질의 및 응답, 근로자 시범</td></tr>
</table>

5절 생애주기별 보건교육

1. 아동기 보건교육

1) 아동기 보건교육의 개념

아동은 우리나라 모자보건법에서 규정하는 출생 후 6세 미만의 아동을 의미하며, 출생 후 24개월까지는 영아기, 이후 6세까지를 유아기로 구분한다. 이 시기에는 아동의 정상적인 발달을 관찰하고 이상여부를 확인하는 것이 중요하여, 출생에서부터 성장단계에 따라 필요한 검사와 관련된 의료서비스를 놓치지 않도록 하는 데 보건교육의 중점을 두어야 한다. 따라서, 아동기 보건교육은 출생에서부터 발달단계에 따라 건강하게 성장할 수 있도록 아동과 부모를 대상으로 필요한 정보와 의료서비스를 제공하는 일련의 과정이라 할 수 있다.

2) 아동기 보건교육의 필요성

아동기는 신체적 성장이 매우 빠른 시기이고, 언어를 습득하여 상호작용을 하기 시작하며, 근육의 발달로 움직임이 많아지는 시기이다. 향후 독립된 생활을 위한 개인위생, 식습관 등 여러 가지 생활습관을 습득하고, 활동의 범위가 넓어져 각종 사고의 위험에 노출될 수 있는 시기이다. 따라서, 이 시기에 영양 공급, 예방접종, 구강 관리, 사고 예방, 성장발달에 대한 관찰과 정서적 안정에 대한 보건교육이 중점적으로 이루어져야 한다.

아동의 질병과 사망을 예방하고 건강을 증진함으로써 가족이 행복하도록 하고, 국가의 건강한 인적 자원을 양성하기 위해 아동기 보건교육은 반드시 필요하다.

3) 아동기 보건교육의 기본방향

아동기 보건교육은 성장발달단계에 따른 건강관리와 의료서비스 제공으로 건강한 국민으로 성장하도록 돕는 것을 아동기 보건교육의 기본 목표로 두어야 한다.

또한 아동의 건강증진과 구강검진, 예방접종 등이 이루어져야 하며, 개인위생 관리와 영양 관리에 대한 보건교육 등 예방적 차원에서 이루어져야 한다.

아동기 보건교육은 아동과 부모 모두를 대상으로 하여야 한다. 아동의 건강한 생활습관 형성을 위한 개인위생, 식습관, 안전, 운동 등의 교육은 아동을 대상으로 교육을 수행하고, 아동의 건강한 생활습관 형성을 위해 관리 및 지도하는 방법은 부모를 대상으로 교육하여야 한다.

4) 아동기 보건교육의 수행전략

(1) 영양관리

아동기는 신체적 성장이 왕성하게 이루어지는 시기로, 부모 등 양육자에 의해 제공되는 영양에 전적으로 의존해야 하는 시기이기도 하다. 따라서 성장발달단계에 따라 필요한 영양을 충분히 충족시킬 수 있도록 식단을 제공하는 것과 규칙적이고 올바른 식생활 습관을 형성할 수 있도록 보건교육을 수행하여야 한다.

(2) 건강진단

아동기의 건강진단은 보건소에서 관리하고 있는 영유아 대상의 성장과 발달에 대한 스크리닝 검사가 이루어지고 있다. 이는 아동에게 발생 가능한 장애를 미리 예방하고 최소화하기 위한 목적으로 성장발달 지연이나 고위험 요인을 조기에 발견하여 교정 및 치료하기 위함이다. 출생 후 1년 이내에는 월 1회, 1년부터 5년 이내에는 6개월마다 한 번씩 받도록 되어 있다. 건강평가 내용에는 건강력과 수유상태 및 반응, 건강상태, 신체상태와 활동상태, 성장발달 평가 등이 있다. 이와 관련된 내용을 부모에게 보건교육을 수행하도록 한다.

(3) 예방접종

아동은 출생 직후 일정 기간 동안 모체로부터 받은 면역력을 가지고 있지만 이는 점차 없어지므로 적절한 시기에 예방접종이 반드시 필요하다. 결핵, B형간염, 디프테리아, 파상풍, 백일해, 홍역, 풍진, 장티푸스, 일본뇌염, A형간염, 뇌수막염 등에 대한 필수 및 기타 예방접종은 해당 접종시기에 맞추어 접종할 수 있도록 부모 교육이 필요하다. 이때 예방접종 전후에 유의하여야 할 사항에 대한 내용을 포함하여 예방접종 사전 교육을 반드시 수행하도록 한다.

(4) 구강관리

생후 5~6개월부터 나기 시작하는 유치와 6세를 전후하여 나기 시작하는 영구치를 관리하는 방법을 교육하도록 한다. 유치가 나면 구강의 위치와 모양, 치아의 수를 관찰하고 기형이나 질환이 발견되면 바로 치료할 수 있도록 하여야 한다. 생후 2년 이후 아동을 대상으로 칫솔질 방법에 대해 교육하고, 보육시설이나 유치원 등에서 구강보건교육을 실시하고, 보건소에서 시행하는 치아홈메우기 사업, 불소도포사업 등과 연계하여 구강관리 교육을 실시하여야 한다.

(5) 기타

아동기 보건교육에 감염병 예방을 위한 손 씻기 교육을 포함하고, 보건안전과 관련된 내용 즉, 안전벨트 착용, 교통안전, 생활안전, 보호장구 착용, 추락 및 익사 예방 등을 포함하여 아동과 부모에게 모두 실시한다. 또한 아동기부터 올바른 운동방법 등을 보건교육 내용에 포함시키며, 아동의 부모에게 간접흡연의 폐해와 관련된 교육을 하고 아동을 양육하는 과정에서 금연을 하도록 부모교육도 실시하도록 한다.

2. 청소년기 보건교육

1) 청소년기 보건교육의 개념

우리나라 「청소년보호법」에 따르면 청소년은 만 19세 미만인 자로, 초등학교를 다니는 시기인 학령기를 포함하여 설명하였다.

청소년기 보건교육은 청소년이 건강한 성인으로 성장할 수 있도록 지원하는 것을 목적으로 청소년들에게 필요한 정보와 서비스를 제공하고, 경우에 따라서는 부모들을 대상으로 청소년기의 특성을 이해하고 신체적 · 심리적으로 청소년을 지지해줄 수 있도록 교육하는 것을 병행하여야 한다.

2) 청소년기 보건교육의 필요성

청소년기는 아동에서 성인으로 넘어가는 중간 과정으로, 또래집단을 형성하면서 사회성이 발달하는 시기로, 논리적 사고가 발달하면서 체계적인 학습이 가능해지고 추상적인 개념에 대한 이해력이 증가하게 된다. 운동기술도 발달하여 각종 사고의 위험도 큰 시기이다. 또한 건강한 생활습관과 건강행동이 결정되는 중요한 시기이므로 보건교육은 매우 중요하다고 할 수 있다.

청소년기는 신체적, 심리적, 사회적으로 급격한 성장을 이루는 단계로, 이로 인해 성장과정에서 균형이 잘 이루어지지 못하여 여러 가지 특성을 보이기도 하며, 특히 신체적으로 2차 성징 발현에 따른 심리적 불안감을 보이기도 한다. 따라서 청소년기 보건교육에서는 청소년의 특성을 이해하고 건강하게 성장할 수 있도록 도와주는 것에 중점을 두어야 한다.

3) 청소년기 보건교육의 기본방향

청소년기 보건교육은 급속한 신체변화에 적응하도록 하고, 올바른 성의식을 고취하며, 금연 · 금주 등 건강한 생활습관을 유도하는 것을 기본 목표로 한다.

청소년기의 신체적 · 심리적 특성과 이와 관련된 정보들을 제공하고, 필요한 경우 건강 상담을 병행하도록 한다. 특히 성장 과정에서 일어나는 여러 가지 생리적 특성에 대한 교육이 필요하며, 2차 성징이 나타나는 시기임을 고려하여 남녀 간의 성적 차이에 대한 이해와 불안감 해소를 위한 다양한 보건교육을 계획하여야 한다. 또한 청소년기에 흡연이나 음주가 대체로 시작된다는 점을 고려하여 술, 담배 등 유해 물질 사용의 예방과 약물 오남용 예방을 위한 교육이 이루어지도록 한다.

이외에도 청소년기는 부모와의 갈등이 많이 일어나는 시기로, 서로에 대한 이해와 원활한 의사소통 지원을 위해 부모에게도 청소년 이해와 관련된 교육을 하는 것이 필요하다.

4) 청소년기 보건교육의 수행전략

청소년기 보건교육은 학교를 중심으로 이루어지는 것이 바람직하다. 우리나라 청소년의 대부분이 학교를 중심으로 생활하고 있기 때문에 학교 교육과정 속에서 보건교육이 이루어지는 것이 가장 효율적이다.

학교 보건교육과정에는 올바른 식생활과 고른 영양섭취에 대한 교육, 다양한 신체활동 및 체험활동을 통한 운동교육, 올바른 칫솔질 교육을 통한 구강건강 교육, 성장발달, 성폭력 예방교육을 통한 성 건강교육, 학교폭력예방 및 스트레스 관리, 우울 및 자살예방 교육으로 인한 정신건강 교육, 손씻기를 포한한 감염병 예방을 위한 교육, 만성질환 예방 교육, 흡연 및 음주 등 약물 오남용 예방교육, 시력 보호 및 관리 교육, 식중독 예방 교육, 교통안전, 생활안전, 보호장구 착용 등에 대한 보건안전교육 등의 내용을 포함하여 청소년기 보건교육을 실시하도록 한다.

이러한 교육과정 내에서 효율적인 청소년기 보건교육을 하기 위해서는 지역사회자원 즉, 지역사회 보건기관이나 전문기관, 전문가들과의 연계를 통해 실시하는 전략도 필요하다.

3. 성인기 보건교육

1) 성인기 보건교육의 개념

성인에 대한 개념은 「청소년보호법」에서 만 19세 미만인 자를 청소년이라 하는 것과 대비되어 만 19세 이상인 사람으로 보며, 생리적 기능을 기준으로는 청년기(20~39세)와 장년기(40세~64세)로 구분할 수 있다. 성인기는 결혼 및 출산과 같은 가족 구성, 자녀 양육, 활발한 사회활동, 노년기로 넘어가는 과정에서의 신체·심리적 갈등 등을 겪는 복잡다양하고 역동적인 시기라고 할 수 있다. 성인기 보건교육은 이러한 점을 고려하여 질병을 예방하고 신체적, 심리적, 정신적으로 안녕한 상태를 유지하여 삶의 질을 높일 수 있도록 하는 보건교육을 의미한다.

2) 성인기 보건교육의 필요성

성인기 중 청년기는 일생 중 가장 활동적인 시기로 부모로부터 독립하여 가정과 사회의 중추적인 역할을 하게 되며, 이로 인한 각종 스트레스와 운동부족, 불규칙한 식습관과 관련된 체지방 증가 그리고 술, 담배 과다사용 등 건강위험요인에 노출이 심해질 수 있다.

장년기에 들어서면서 신체적 능력과 건강이 서서히 감퇴하기 시작하여 신진대사 활동 둔화, 허리둘레 및 체중 증가, 질병 저항력 약화 등 여성의 경우 폐경기와 남성의 경우 중년 위기가 나타나게 되고 고혈압, 당뇨병, 심뇌혈관 질환, 암 등 만성질환이 나타나기 시작한다. 또한 이 시기에 사회적 성취감보다 신체의 노화와 은퇴 준비로 인한 경제적 압박, 소외감 등 사회 심리적 변화를 겪게 되기도 한다. 이러한 점을 고려하여 건강한 성인기를 관리하기 위한 보건교육이 이루어져야 한다.

3) 성인기 보건교육의 기본방향

성인기 보건교육은 기본적으로 질병에 걸리지 않도록 건강생활을 실천하는 것에 중점을 두고, 특히 만성질환을 예방하기 위한 금연, 절주, 신체활동, 건강한 식생활 등의 건강생활실천이 중요하다. 따라서, 스트레스 관리, 올바른 식습관, 규칙적인 운동을 통한 건강생활 실천으로 만성질환을 예방하고, 질병 조기발견 및 치료를 통한 만성질환의 최소화, 갱년기, 폐경기 등 신체변화에 적응하는 것을 목표로 두고 성인기 보건교육이 이루어져야 한다.

이와 함께 최근에는 우울, 자살 같은 정신 건강 문제가 성인기의 정신건강 문제로 대두되고 있다. 가족 관계를 비롯한 직장에서의 대인관계 등 원만한 사회적 관계를 유지하고, 스트레스 관리 등의 자기관리를 위한 다양한 보건교육이 이루어지는 것이 바람직하다.

4) 성인기 보건교육의 수행전략

성인기 대상자들은 이미 다양한 경험과 정보를 가지고 보건교육에 참여하는 경우가 많으므로, 성인기 보건교육은 대상자들이 가지고 있는 생각과 기술을 재편성하는 과정이라 할 수 있다. 대부분 성인들은 보건교육에 대한 동기부여가 되어 학습에 참여하므로 이들의 관심분야나 특정한 문제 해결을 하는 것을 목표로 보건교육을 수행하는 것이 바람직하다.

또한, 성인 대상자의 경우 직장인과 주부, 여성과 남성, 연령, 소득 등의 사회경제적 지위 등에 따라 삶의 유형과 방식의 차이가 있으므로 이를 고려하여 대상자별 맞춤 보건교육을 수행할 필요가 있다. 직장인의 경우 각 사업장의 특성과 문화 등을 고려하여 접근하고, 주부의 경우에는 보건소, 마을회관, 문화센터 등의 지역사회기관을 중심으로 교육을 실시하는 것이 효과적일 수 있다.

성인기 보건교육의 내용으로 만성질환 예방을 위한 금연, 절주, 균형잡힌 식사, 표준체중 유지 등의 건강생활 교육과 질병 조기 발견을 위한 건강검진에 대한 교육, 고혈압, 당뇨, 관상동맥질환 등 만성질환 관리교육, 스트레스 및 우울증 관리 교육, 감염병 예방교육, 충치와 치주염 예방을 위한 구강건강교육, 폐경기 여성의 건강관리 교육 등을 포함하도록 한다.

4. 노년기 보건교육

1) 노년기 보건교육의 개념

노년기는 65세 이상을 일반적으로 말하며, 최근 노인인구의 증가로 노인이 보건 분야에서 중요한 대상이 되고 있다. 노년기는 신체능력과 감각, 지각 능력 등이 쇠퇴하여 의존성이 증가하고, 사회생활 은퇴가 시작되어 경제력 상실이 따르게 되며, 건강상실, 배우자 상실 등을 경험하는 시기이다. 특히 질병발생이 증가하고, 기본적인 일상생활수행능력(Activities of Daily Living, ADL)이 떨어져 활동에 제한을 많이 받게 된다. 또한, 성장한 자녀들이 떠나고, 배우자를 포함한 주변 사람들과의 이별 등으로 소외감, 고립감을 느끼면서 노인 우울증, 노인 자살 등이 발생하게 된다. 이러한 노년기 보건교육은 노인의 현재 건강상태를 유지하는 것을 목표로 하고, 개인별 맞춤서비스를 제공하여 노인이 가지고 있는 질병이 더 악화되지 않도록 하는 것에 중점을 두어야 한다. 또한, 노년기 보건교육 시 노인 혼자 해결하기 어려운 건강문제가 많으므로, 가족이나 보호자를 보건교육 대상에 포함시키는 것도 중요하다.

2) 노년기 보건교육의 필요성

우리나라 노인 인구는 1970년 3.1%에서 2000년 7.2%로 고령화사회에 진입하였으며, 2015년 13.1%, 2017년 14.0%, 2026년에는 20.8%로 초고령 사회에 진입할 것으로 예상하고 있다. 급증하는 노인인구의 건강문제는 우리 사회의 경제와 국민의 삶의 질 전반에 영향을 미치고 있으며, 노인 부양을 위한 비용과 의료보험 비용 등의 경제적 부담이 뒤따르게 된다. 따라서 노인인구를 질병으로부터 보호하여 건강을 유지하게 하는 것이 중요하며 이를 위해 노년기 보건교육이 필요하다.

3) 노년기 보건교육의 기본방향

2014년 사망원인 통계결과 65세 이상 연령층의 사망원인 1위는 암이며, 2위가 뇌혈관질환, 3위가 심장질환인 것을 노인 보건교육 시 반영하고, 노년기 보건교육은 노년기 특징인 신체 변화에 대한 적응, 건강행동을 지속적으로 실천하여 만성질환 발생 및 만성질환으로 인한 장애 발생 최소화, 노인 우울증 극복으로 정신건강 향상을 하는 방향으로 이루어져야 한다. 노인 대상 보건교육에서 가장 중요하게 고려해야 할 것은 질병이 생기기 전에 실시하는 일차예방이다. 노인의 건강 유지를 위한 영양, 위생, 안전, 운동 등에 대한 통합적 건강관리 교육이 제공되어야 한다.

두 번째 고려할 사항은 질병이 발생하였을 때 적합한 시기에 적절한 치료 서비스가 제공될 수 있도록 준비하는 것이다. 만성질병인 경우 지속적인 치료도 중요하며, 급성질병인 경우를 대비한 응급연락처 등의 준비도 필요하다.

세 번째로 질병치료 이후의 재발 방지와 증세의 악화, 합병증 발생 등에 대비한 교육이 이루어져야 한다.

마지막으로 죽음에 대한 준비도 노인 보건교육에서 중요하게 다루어야 한다. 삶을 정리하고 두려움 없이 죽음을 맞이할 수 있는 마음의 준비를 할 수 있도록 교육을 제공하는 것이 필요하다.

4) 노년기 보건교육의 수행전략

노인 보건교육을 위해서는 노년기의 학습과 지적능력에 대한 특성에 따라 보건교육을 수행할 필요가 있다. 노년기에는 정보에 대한 인식과 반응이 느려 학습 속도를 조절해야 한다. 또한, 기존의 경험과 지식 때문에 새로운 지식이나 정보를 쉽게 받아들이지 못하며, 단기 기억 능력이 저하되어 교육내용을 쉽게 잊어버

릴 수 있다. 또한 시간에 대한 지각능력이 저하되어 있고, 시각, 청각 장애를 가지고 있는 경우가 많아 노년기 보건교육 시 적절한 보건교육 매체도 선정도 중요하다.

이외에도 노인 대상자의 건강상태를 먼저 점검하는 것이 좋다. 건강상태에 따른 건강관리 방법을 상담해주고, 지속적으로 관리할 수 있도록 교육한다. 건강한 노인이라면 현재의 건강상태를 유지하고 증진시키기 위한 신체활동 · 영양 · 안전에 대한 교육을 제공하는 것이 필요하며, 질병이 있는 경우 질병관리와 치료를 위한 정보를 제공하여야 한다. 이와 함께 보건소를 중심으로 제공되는 치매선별검사와 검사결과에 따른 지원에 대한 정보제공 노력이 이루어져야 한다.

경제적으로 어렵거나 혼자 사는 노인의 경우 방문건강관리 서비스를 비롯한 무료 지원서비스를 제공할 수 있도록 연계체계를 마련하는 것이 필요하다. 우리나라에서는 취약계층 노인을 위한 보건서비스를 제공하고 있으므로 이에 대한 혜택을 받을 수 있도록 지원하는 것이 보건교육전문가의 역할이 될 것이다. 또한 만일에 대비한 응급연락체계를 만들어두는 것도 필요하다.

노년기의 특성으로 우울증 등 정신질환의 발생 가능성이 증가한다. 성장한 자녀가 결혼 등으로 떠나고, 신체적 노화와 질병을 경험하며, 경제 활동에서 은퇴, 배우자와 주변 사람들의 죽음 등으로 소외와 고립감을 느끼면서 우울증과 노인 자살이 증가하고 있다. 따라서 노년기 보건교육에서는 정신건강을 중요하게 다루어야 한다.

노인기 보건교육의 경우 노인만을 대상으로 하기보다는 가족이나 보호자도 교육대상에 포함하는 것이 필요하다. 노인 대상자의 안전한 식품 관리, 약물 복용 관리, 노인 개인위생 지도, 감염병 예방 접종, 안심콜 등록, 심폐소생술, 노인 자살의 이해 등 노인 안전 보건과 관련된 내용을 포함하는 것이 중요하다.

표 5-13 생애주기별 보건교육 예시(보건안전교육)

교육수준			Level I	
분야 \ 생애주기			영유아기 0~5세	아동기 6~12세
			안전교육 의존기 (안전습관 습득)	안전교육 준비기 (안전습관 선택)
보건안전	영역	세부영역		
	1 식품안전	① 식중독 ② 유해식품 안전	• 불량식품 이해	• 식품 유효기간 이해 • 식중독 이해 및 예방 • 안전한 식품 선별
	2 중독안전	① 약물안전 ② 물질중독 ③ 흡연과 음주 폐해 ④ 사이버 · 스마트폰 중독	• 약물 위험 인지 • 위해물질 구별 및 삼킴 방지 실천 • TV, 인터넷, 스마트폰 위해성 인지 • 간접흡연의 위험 이해	• 안전하게 약물 복용하기 • 중독성 물질 이해 및 예방 • TV, 인터넷, 스마트폰 올바른 사용습관 • 흡연, 음주 폐해 이해
	3 감염안전	① 감염병 대처 ② 가축전염병 대처	• 개인위생(손씻기 등) 실천	• 개인위생 실천 습관 • 감염병 및 예방접종의 이해 • 가축전염병 이해
	4 응급처치	① 심폐소생술(AED 포함) ② 응급구조 ③ 상황별응급처치	• 응급상황 인지	• 심폐소생술(AED 포함) 습득 • 질식 상황 대처요령 습득 • 응급 상황 시 도움 요청
	5 자살예방	① 자살예방 및 대처	• 생명의 소중함 이해	• 자살 충동의 이해

출처: 행정안전부 생애주기별 국민안전교육 http://kasem.safekorea.go.kr/

Level II		Level III		Level IV
청소년기 13~18세	청년기 19~29세	성인기 30~64세		노년기 65세~
안전교육 성숙기 (안전습관 증진)	안전교육 독립기 (안전지식 · 실천 확대)	안전교육 확대기 (타인의 안전책임)	안전교육 성찰기 (개인안전 준비)	안전교육 유지기 (안전환경 확보)
• 안전한 식품 보관 • 식중독 대처	• 유해식품 신고	• 가정 내 유해식품 안전관리 • 식중독 예방 지도		• 식품 유효기간 확인 • 안전한 식품 보관
• 비만치료제 남용 폐해 예방 • 고카페인 중독 폐해 예방 • 향정신성 의약품 폐해 이해 • 흡연, 음주 폐해 이해 및 대처 • TV, 인터넷, 스마트폰 중독 예방	• 향정신성 물질(마약류) 폐해 이해 및 대처 • 금연, 절주 실천	• 안전한 약물관리 • 물질 중독 예방 실천 • 금연, 절주 실천 • TV, 인터넷, 스마트폰 중독 예방		• 위험물질 안전 관리 • 안전한 약물 복용 및 관리 • 금연 · 절주 실천
• 감염병 전파 예방 • 가축전염병 전파 예방 • 감염병 발생 시 격리원칙 이해	• 감염병 대처 • 가축전염병 대처	• 감염병 예방수칙 실천 • 가축전염병 예방수칙 실천		• 감염 예방수칙 실천 • 감염병 예방접종 실천
• 심폐소생술(AED 포함) 강화 교육 • 상황별 응급처치 실천 • 응급구조(상황파악, 신고 등) 요령 습득 • 기도폐쇄 응급처치법 습득	• 영유아 심폐소생술 습득 • 상황별 응급처치 실천 • 응급구조 실천 • 영유아 기도폐쇄 응급처치 습득	• 심폐소생술(AED 포함) 심화 과정 • 상황별 응급처치 심화과정 • 응급구조 심화과정 • 기도폐쇄 응급처치 실천		• 심폐소생술(AED 포함) 재습득 • 응급구조 도움요청 • 질식 상황 대처
• 자살 예방과 대처	• 타인의 자살징후 발견 및 도움 요청	• 타인의 자살징후 발견 및 대처		• 자살충동 이해 및 도움 요청

표 5-14 생애주기별 보건교육 예시(생애주기별 보호자 보건안전교육)

분야 \ 보호자대상 유형			영유아기 0~5세
			안전교육 의존기
보건안전	영역	세부영역	
	1 식품안전	① 식중독 ② 유해식품 안전	• 영유아 불량식품 주의 교육
	2 중독안전	① 약물안전 ② 물질중독 ③ 흡연, 음주 폐해 ④ 사이버 · 스마트폰 중독	• 안전한 물질 · 약물 관리 • 영유아 물질중독(삼킴 등) 대처
	3 감염안전	① 감염병 대처 ② 가축전염병 대처	• 안전한 개인위생(손씻기 등) 지도 • 감염병 예방 접종
	4 응급처치	① 심폐소생술(AED 포함) ② 응급구조 ③ 상황별응급처치	• 영유아 심폐소생술 습득 • 상황별 응급처치(기도폐쇄 화상, 비독성 물질흡입 등) 습득
	5 자살예방	① 자살예방 및 대처	• 생명의 소중함 인지교육

출처: 행정안전부 생애주기별 국민안전교육 http://kasem.safekorea.go.kr/

국내 관련법은 독립적인 자기방어가 어려운 계층(영유아, 아동, 노인, 장애인 등)을 보호하는 자를 "보호자"로 정의함

아동기 6~12세	노년기 65세~	장애인
안전교육 준비기	안전교육 유지기	시각㊵ 청각㊶ 지체㊷ 장애
• 건강한 식습관 지도	• 안전한 식품 관리	㊵ 식품유효기간 확인 도움 및 지도
• 안전한 약물복용 지도 • 물질 중독 예방 교육 • 사이버 · 스마트폰 중독 예방 관리	• 노인의 약물복용 안전관리	㊵ 흡입 위험물질 확인 도움 및 지도
• 개인위생 지도 • 감염병 예방 접종	• 노인의 개인위생 지도 • 감염병 예방 접종	• 재난방송(TV자막 포함)을 이용한 감염병 · 가축전염병 확산 인지능력 확인
• 심폐소생술(AED포함) 습득 • 상황별 응급처치 습득	• 안심콜 등록 • 노인 심폐소생술(AED포함) 습득 • 노인 기도폐쇄 응급처치 습득 • 질환별 응급처치 습득	• 장애유형별 응급처치 교육 제공 ㊵ 119 신고용 단축키 저장하기 ㊶ 119 신고용 기초자료 입력하기
• 자살의 의미 및 예방 교육	• 노인자살 이해 및 대처	• 자살 징후 발견과 대처

참고문헌

강민희 외(2004). 의료 행동 과학. 중앙문화사

권수자 외 (2010).학교보건. 수문사

권수자(2008). 보건교육. 정담미디어

공은숙 외(2010). 보건교육학. 훈민사

김경섭, 유제필 공역(2006). 밥파이크의 창의적 교수법. 김영사

김광기 외(2008). 보건교육사제도 정립의 방향. 보건교육 · 건강증진학회지, 25(2), 73-89.

김광기, 김건엽, 김영복, 김혜경, 박천만, 이무식, 박경옥(2008). 보건교육건강증진학회가 제안하는 보건교육사 제도. 한국보건교육 · 건강증진학회 추계학술대회 자료집, 5, 41-51.

김대현, 김석우(2007). 교육과정 및 교육평가. 학지사

김동진(2011). 미국 Healthy People 2020의 내용 및 우리나라에의 시사점. 보건사회연구원 보건복지 포럼, 172호, 94-108.

김동환(2004). 고등학교 교사의 건강지각과 건강증진 행위의 관계. 석사학위논문, 한국교원대학교 교육대학원

김명 외(2009). 보건교육사 직무분석 연구. 한국보건의료인 국가시험원

김명 외(2014). 보건교육 · 건강증진 이론. 계축문화사

김명, 김혜경, 이은희, & 권은주. (2007). 대학생 절주실천행위 변화단계 분포 및 관련 요인. 알코올과 건강행동연구, 8, 1-16.

김봉임 외(2016). 보건교육학. 고문사

김영복, 김혜경, 김명(2003). 제3주제: 지역사회 건강증진사업의 강화 전략과 보건교육사의 역할. 한국보건교육 · 건강증진학회 2003년 춘계학술대회 발표 논문집, 5, 35-64.

김영숙(2017). 학생 건강관리개념과 보건교사의 직무에 관한 연구. 경기대학교 석사학위논문.

김영임 외(2004). 보건교과교육론. 현문사

김영임, 정혜선, 배경희(2007). 건강증진 이론과 적용. 에피스테마

김운영(2010). 인천 광역시의 건강도시 조성방안 연구. 석사학위논문, 인하대학교 대학원

김일호(2000). 지역사회 건강증진사업 평가 연구 – 서울시 각 구 보건소 중심으로. 석사학위논문, 서울대학교 대학원

김정남 외(2011). 지역사회간호학. 수문사

김초강, 김명, 고승덕, 김영복(1998). 보건교육사 양성 프로그램 개발. International Symposium, 81-97.

김혜경 외(2009). 보건교육사를 위한 보건교육학. 한미의학

김혜경(2009). 보건교육사의 역할 정립. 보건교육사의 역할 및 직무 정립 공청회 자료. 보건교육사직무분석 연구팀 · 한국보건의료인국가시험원

김혜경, 김영복, & 김명(2006). 보건의료인을 대상으로 한 금연교육모형 개발. 보건교육 · 건강증진학회지, 23(1), 1-21.

김화중 외(2008). 지역사회간호학. 수문사

남민정, 안지원, 조민호, & 정철. (2012). 외식 구매의사결정 후 인지부조화 발생요인 및 인지부조화가 행동의도에 미치는 영향. 호텔경영학연구, 21(1), 129-144.

남은우(2008). 보건교육과 건강증진의 국제적인 동향: 우선순위사업에 대한 검토. 보건교육, 건강증진학회지 25(1), 105-115.

남은우, 천성수(2010). 국제화와 보건교육사의 활동영역. 보건교육 · 건강증진학회, 27(2), 49-57.

남철현 외(2010). 보건교육사를 위한 보건교육론. 계축문화사

남철현(2006). 국민건강증진시대 보건교육 전문인력 양성방안에 대한 정책토론회. 국회의원회관

남철현(2010). 보건교육사의 어제, 오늘, 그리고 미래. 보건교육 · 건강증진학회지, 27(2), 1-15.

노은호, 민경일(2000). 21세기 실기교육을 위한 교수-학습방법론. 동문사

대한예방의학회(2013), 예방의학과 공중보건, 계축문화사

박인혜 외(2007). 보건교육. 정문각

박인혜, 류현숙, 심문숙, 강경숙, 김봉임, 소외숙, 유광수, 이경민(2007). 보건교육. 정문각

박재순(1996). 중년 후기 여성의 건강증진 행위 모형구축. 여성건강간호학회지, 2(2), 257-284.

배현아(2015). 건강결정요인 파악을 위한 건강영향평가의 정책적 의의. Asia Pacific of Health Law & Ethics, 9(1), 160-184.

서문자, 박영임, 유재순, 김인자(2000). 건강증진과 간호교육. 수문사

서미경(2000). 외국의 보건교육 정책현황 및 시사점. 보건복지포럼, 41호

서연옥(1996). 중년 여성의 건강증진 생활방식, 강인성, 성역할 특성의 관계. 여성건강간호학회지, 2(1), 119-134.

송낙헌(2005), WHO 건강도시 프로젝트

송수경(2007). 보건소 건강증진 프로그램의 인지도와 운동 프로그램 효과에 관한 연구. 석사학위논문, 고신대학교 대학원

신유선 외(2010). 보건교육학. 수문사

안양희 외(2017). 보건교육학. 현문사

안양희, 함옥경, 김미원, 이인숙, 이소영, 한숙정, 이보영, 윤오순, 강수진, 박진경(2017). 보건교육학. 현문사

안옥희 외(2010). 보건교육학. 메디컬코리아

양경희 외(2009). 학교보건. 현문사

엄옥연(2010). 청소년 인터넷 중독에 영향을 미치는 생태체계 요인에 관한 연구. 박사학위논문, 한영신학대학원

유서영(2011). 레온 페스팅거의 인지부조화 이론에 기초한 무용 창작 작품「Truthiness」에 관한 연구. 이화여자대학교 석사학위논문

유태균, 유혜라(2009). 건강행동과 건강교육. 군자출판사

윤순녕 외(2011). 보건교육 방법론. 수문사

이갑순 외(2006). 간호과정을 적용한 보건교육. 현문사

이경환, 김승남, 안건혁(2007). 건강도시 계획 요소의 국제간 비교 연구 - 동 · 서양의 건강도시 사례를 중심으로. 국토계획, 42(3), 7-14.

이경회 외(2017). 보건교육학. 수문사

이승은(2001). 보건소 건강증진사업의 지역사회 자원활용 실태. 석사학위논문, 연세대학교 대학원

이영란 외(2017). 보건교육학 제3판. 수문사

이영자(1993). 건강증진: 한국의 전통적 건강증진 방법. 간호학 탐구, 2(2), 1225-8446.

이인숙(2000). 외국의 건강증진사업 전개방식 및 사례 - 우리나라 건강증진사업의 실천전략의 모색을 위하여

이주열(2016), 보건교육학, 계축문화사

이진희(2016). 지역적 건강불평등과 개인 및 지역수준의건강결정요인. 보건사회연구, 36(2), 345-384.

이화여자대학교 교육공학과(2001). 21세기 교육방법 및 교육공학. 교육과학사

임동진(2011), 미국 Healthy People 2020의 내용 및 우리나라에의 시사점. 보건복지포럼 172호.

임충혁, & 이영일. (2014). 구매 후 인지부조화 상황에서 긍정적 사고편향의 역할. 한국경영학회 통합학술발표논문집, 2014, 1281-1288.

장원기 외(2002). 건강증진 프로그램효과에 영향을 미치는 프로그램 관련요소 분석. 보건행정학회지, 11(4), 491-504.

전국대학보건학교육협의회, 김혜경 외(2014). 보건교육학. 한미의학

조화섭 편저(2003). 조화섭 교육학. 학지사

주혜진(2014). 수퍼우먼의 비애. 한국사회학, 48(5), 243-284.

차경미 외(2017). new 지역사회보건간호학 Ⅰ. JMK

차경미 외(2017). NEW 지역사회보건간호학 Ⅱ. JMK

최명애, 이인숙(2003). 건강증진과 간호실무. 현문사

최승희(2012). 보건소 건강증진사업 담당 인력으로서의 보건교육사 역할 분석. 이화여자대학교 박사학위논문

최승희, 김명(2014). 보건소 건강증진사업 담당인력으로서 보건교육사 역할의 우선순위 분석. 보건교육건강증진학회지, 31(5), 121-133.

최연희 외(2015), 보건교육학, 정담미디어

최연희 · 이지현 외(2016), 지역사회간호학, 수문사

하영수(1993). 미래간호의 새로운 탐구영역: 건강증진. 간호학 탐구, 2(2), 9-11.

한정선 외(2008). 교육방법 및 교육공학. 교육과학사

황남성(2006). 한국인 사망원인 1위, 암. 기계저널. 46(9), 105-107

Ajzen & Fishbein (1980). Understanding Attitudes and Predicting Social Behavior.

Ajzen, I. (1991). The theory of palnned behavior. Organizational behavior Human Decision Process, 50, 179-211.

Becker, M. H. (1974). The health belief model and personal health behavior. Health education monographs, 2, 324-473.

Bradshaw, J. (1972). Taxonomy of social need.

Bronfenbrenner, U. (1979). The Ecology of Human Development: Experiments by nature and Design. Cambridge, MA: Havard University Press.

Dahlgren & whitehead(2007). European Strategies for Tackling Social Inequalities in Health: Leavelling-up Part 2-Copenhagen: WHO regional Office for Europe.

Eisner. E. (2003). 박승배(역). 인지와 교육과정. 교육과학사

Environmental Approach (Second Edition). Mountain View, Calif: Mayfield.

Evans RG & Stoddart GL, (1990), Producing health, consuming health care, Soc Sci Med 31.

Festinger, L. (1957). A theory of cognitive dissonance Evanston. IL: Row, Peterson, 1.

Glanz, K., & Rimer, B. K. (1997). Theory at a glance: A guide for health promotion practice (No. 97). US Dept. of Health and Human Services, Public Health Service, National Institutes of Health, National Cancer Institute.

Gochman(ed). Handbook of Health Behavior Research, Vol. I. Personal and Social Determinants. New York: Plenum Press.

Gochman, D. S. (1997). Health Behavior Research: Definitions and Diversit y. In D. S.

Gordin, G., Schephard, R, J. (1990). Use of attitude behavior model in exercise promotion. Sports Medicine, 10(2), 103-121.

Green LW et al.(1999), Health Promotion Planning: An Educational and Environmental Approach. 3rd. Mayfield Publishing Company.

Green, L. W., & Kreuter, M. W. (1991). Health Promotion Planning an Educational and Environmental Approach. Mayfield.

Green, L. W., Kreuter, M. W., Partridge, K., & Deeds, S. (1980). Health Education Planning: A Diagnostic Approach. Mountain View, Calif: Mayfield.

Griffiths, W. (1972). Health education definitions, problems, philosophies. Health Education Monographs, 31, 12-14.

Janis, I. L., & Mann, L. (1977). Decision making: A psychological analysis of conflict, choice, and commitment. free press.

Karen Glanz et al. (2008). Health Behavior and Health Education. Jossey-Bass

Kasl, S. V., & Cobb, S. (1966a). Health Behavior, Illness Behavior, and Sick-Role

Behavior: Ⅰ.Health and Illness Behavior. Archives of Environmental Health, 12, 246-266.

Kasl, S. V., & Cobb, S. (1966b). Health Behavior, Illness Behavior, and Sick-Role Behavior: Ⅱ. Sick-Role Behavior. Archives of Environmental Health, 12, 531-541.

Lierman, L., Young, H., Kasprzyk, D., Benoliel, J.(1990). Predicting Breast self-examination using the theory of reasoned action. Nursing Research, 39(2), 97-107.

Lux, K. M. (2009). Health education roles, job prospects and evidence into practice in the United States. 2009 International Conference on Health Promotion And Education, 30th, October.

Lysoby, L. (2009). Job market and quality asuarance for health education specialists in the US. 2009 international conference on health promotion and education. 30th, October.

Matin Birley(2011), Health Impact Assessment: principles and practice, Earthscan, New York, USA

McLeroy, K. R., Bibeau, D., Steckler, A., & Glanz, K. (1998), An Ecological Perspective on Heath Promotion Programs. Health Education Quarterly, 15. 351-377.

Miller, W. R., & Rollnick, S. (2002). Motivational interviewing: Preparing people for change Guilford. New York.

National Commission for Health Education Credentialing, Inc., (2013). Health education credentialing : health educator job analysis projects. Retrieved from http://www.nchec.org.

National Task Force on the Preparation and Practice of Health Educators.(1985). A Framework for the Development of Competency-Based Curricula. New York: National Task Force, Inc.

Nola J. Pender(1996). Health promotion in nursing practice. Appleton & Lange. A Simon & Schuster Company. Connecticut. 51-76.

Norman, p., & Smith, L. (1996). The theory of planned behavior and exercise: an investigation into the role of prior behavior, behavioural intentions and attitude variability. European Journal of Social Psychology, 25, 403-415.

Public Health Strategy for 1990s' Annual Review of Public Health, 11, p313-334.

Richards, R.(1990). Chasms in communication. BMJ, 301, 1407-1408.

Rogers, E. M. (1983). Diffusion of Innovation. New York: Free Press.

Sentell, T., Zhang, W., Davis, J., Baker, K. K., & Braun, K. L. (2014). The influence of community and individual health literacy on self-reported health status. Journal of General Internal Medicine, 29(2), 298-304.

Simons-Morton, B. G., Greene, W. H., & Gottlieb, N. H. (1995). Introduction to health education and health promotion. Waveland PressInc.

Simpson, M., Buckman, R., Stewart, M., Maguire, P., Lipkin, M., Novack, D., & Till, J.(1991). Doctor-patient communication: the Toronto consensus statement. BMJ, 303, 1385-1387.

Stanhope, M. & Lancaster, J. (2008). Public Health Nursing, Mosby.

Suchman, E. A. (1970). Health attitudes and behavior. Archives of Environmental Health, 20(1), 105-110.

Sweeney, J. C., Hausknecht, D., & Soutar, G. N. (2000). Cognitive dissonance after purchase: A multidimensional scale. Psychology and Marketing, 17(5), 369-385.

Tannahill, A. (2008). Health promotion: the Tannaill model revisited. Public health, Elsevier Science B. V., Amsterdam. 122(12). 1387-1391.

Tones, K., Green, J. 저, 최은진 역(2006). 건강증진 계획과 전략. 계축문화사

United States Department of Labor, Bureau of Labor Statistics (2013). Occupational outlook handbook: Health educators. Retrieved from http://www.bls.gov/ocos063.htm.

WHO(1986).Ottawa Charter for Health Promotion. First International Conference on health Promotion.

WHO(2010), Adelaide Statement on Health in all Policies : Moving towards a shared governance for health and well-being, International Meeting on Health in Policies.

World Health Organization(1974). Health Education: A programme Review. Offset publication no.7 Geneva: WHO

고용노동부(2010). 산업안전보건법 시행령 · 시행규칙

공공보건포털 http://www.g-health.kr/

교육과학기술부 http://www.mest.go.kr

교육부 학생건강정보센터 건강증진교육 http://www.schoolhealth.kr

국가교육과정정보센터 http://ncic.go.kr/

국가법령정보센터 http://www.law.go.kr/

법제처 http://www.moleg.go.kr

법제처(2016). 지역보건법

법제처(2016). 산업안전보건법

법제처(2016). 유아교육법

법제처(2016). 지역보건법

법제처(2016). 초,중등교육법

법제처(2016). 학교보건법

법제처(2017). 국민건강증진법

보건복지부 http://www.mohw.go.kr

보건복지부(2005). 국민건강증진종합계획 보고서. 보건복지부

보건복지부(2011). 제3차 국민건강증진종합계획 HP 2020 요약본. 보건복지부

보건복지부, 건강증진개발원(2015). 제4차 국민건강증진종합계획(2016~2020)

서울특별시학교보건원 http://www.bogun.seoul.kr

통계청(2015). 2015년 사망원인통계연보

통계청(2016). 2016년 사회조사 결과(가족,교육,보건,안전,환경)

한국건강증진재단 http://khealth.or.kr

한국보건의료인국가시험원. http://www.kuksiwon.or.kr

행정안전부 생애주기별 국민안전교육, http://kasem.safekorea.go.kr/

찾아보기

ㅅ

ㅇ

ㅌ

ㅍ

ㅎ

기타

A

S

T

U

V